D1126878

LAS NUEVAS REGLAS
DE
LA POSTURA

"¡El talento y la destreza de Mary Bond extendió mi carrera de bailarina profesional hasta la edad de 52 años! Cualquier persona que sufre de disfunción en el cuerpo y dolor debe leer este libro. En verdad, debería ser una lectura obligatoria para todas las instituciones que ofrecen cursos de anatomía, de cinesiología y medicina".

BONNIE ODA HOMSEY,
EX MIEMBRO DE MARTHA GRAHAM DANCE COMPANY Y
DIRECTORA ARTÍSTICA DE AMERICAN REPERTORY DANCE COMPANY

"Hace mucho tiempo que he buscado un libro que se dirija al cuerpo humano en su totalidad, y con claridad, orientación y plenitud. Este libro es una joya de muchas facetas que le ofrece todo esto y más. Lo recomiendo con entusiasmo para los instructores de movimiento y a cualquier persona que quiera aprender cómo llegar a ser un mejor ocupante de su cuerpo".

MARIE-JOSÉ BLOM-LAWRENCE,
ESPECIALISTA DE PILATES Y PROFESOR DE ANATOMÍA Y FISIOLOGÍA,
DEPARTAMENTO DE BAILE, SOUTHERN CALIFORNIA
LOYOLA MARYMOUNT UNIVERSITY

"Por fin, a cualquier nivel de conocimiento del cuerpo y el movimiento, todos tendrán el gozo de descubrir que podemos cambiar profundamente nuestras relaciones con nosotros mismos, con otros y con la belleza del mundo".

HUBERT GODARD, PH.D.,
PROFESOR DE MOVIMIENTO E INVESTIGACIÓN,
UNIVERSITY DE PARIS

LAS NUEVAS REGLAS
— DE —
LA POSTURA

CÓMO SENTARSE, PARARSE Y MOVERSE
EN EL MUNDO MODERNO

MARY BOND

Illustrado por Stephen P. Miller

Traducción por B. Haley Salazar

Inner Traditions en Español
Rochester, Vermont • Toronto, Canada

Inner Traditions en Español
One Park Street
Rochester, Vermont 05767
www.InnerTraditions.com

Inner Traditions en Español es una división de Inner Traditions International

Copyright © 2007 de Mary Bond
Traducción © 2012 de Inner Traditions International

Titulo original: *The New Rules of Posture: How to Sit, Stand, and Move in the Modern World* publicado por Healing Arts Press, sección de Inner Traditions International

Todos los derechos reservados. Ninguna parte de este libro puede ser reproducida ni utilizada en manera alguna por cualquier método electrónico o mecánico, incluyendo el fotocopiar, grabar o cualquier sistema de información almacenaje o recuperación de información sin permiso escrito de la editorial.

Nota al lector: *El propósito de este libro es que sirva de guía informacional. Los remedios, métodos y técnicas descritos tienen por objeto servir de complemento, no de substituto a la atención médica profesional. No deben utilizarse para tratar condiciones serias sin haber consultado antes con un profesional calificado de la salud.*

ISBN: 978-1-59477-422-5

Impreso y encuadernado en Estados Unidos por Quad/Graphics

10 9 8 7 6 5 4 3 2 1

Diseño del texto por Jon Desautels; diagramación del texto por Priscilla Baker
Este libro ha sido compuesto en Sabon, con Copperplate, Shelley, y Agenda usada como tipo de imprenta para la presentación

CONTENIDO

EXPLORACIONES Y PRÁCTICAS

4. LA RESPIRACIÓN SALUDABLE

5. CONEXIONES DEL NÚCLEO

6. LOS MENSAJEROS DEL CORAZÓN

7. HUELLAS DE PIE

8. ENCARANDO EL MUNDO

9. CAMINANDO SALUDABLEMENTE

10. VIVIENDO ARTICULADAMENTE

PRÓLOGO

Aunque a veces hay razones estructurales que previenen una postura equilibrada y el buen uso del cuerpo, la mayoría de nosotros somos culpables del mal uso de nuestra maquinaria corporal debido al hábito. Como es el caso con todos los hábitos, los posturales parecen ser una gran parte de nuestra manera de ser hasta que el cambio parece imposible, difícil o innecesario. Lo que Mary Bond ha logrado hacer en este libro agradablemente escrito es desmitificar los procesos requeridos para el desarrollo del mejor uso del cuerpo.

El hecho que la mayoría de las visitas a médicos envuelven el dolor como mayor síntoma y que la mayoría de los problemas de dolor están relacionados con los músculos y las articulaciones, muestra la importancia de un mejor uso del cuerpo. Los músculos y las articulaciones son los tejidos que llevan la tensión —y acaban quejándose— cuando maltratamos nuestros cuerpos mientras estamos sentados, parados, caminando, alzando cosas, conduciendo el auto y haciendo los movimientos múltiples, en una variedad de posturas, que hacen que la vida tenga valor en nuestros trabajos y en nuestras actividades de placer. El uso del cuerpo —bueno o malo— también tiene un impacto directo en cómo nuestro mundo interior de comunicaciones (sistema nervioso), la circulación, la digestión y otras funciones que realizan (o no realizan) sus funciones, y es una representación del estado de humor, sentimientos y la personalidad. En adición al uso saludable de los músculos y las articulaciones, Las nuevas reglas de la postura explica la importancia de la maravillosa red conectiva que cubre y aporta a todos los demás tejidos suaves: la fascia.

Al nivel más simple vale la pena recordar que el sistema músculo-esquelético es el consumidor más grande de la energía del cuerpo por un margen grande, y cuando lo usamos mal y perdemos energía nosotros también estamos echando un peso a las áreas (que serían los pies, las rodillas, las articulaciones pelvianas, la columna vertebral o el cuello) que eventualmente mostrarán su desapruebo debido al mal uso volviéndose cansados, adoloridos y disfuncionales. A medida que nuestras articulaciones y músculos empiecen a quejarse, también nosotros mismos nos encontraremos cansados, adoloridos y menos funcionales.

Sin embargo, los hábitos pobres de postura son solamente una parte de la historia. Este libro también contiene una exploración excelente del respirar, otra área de hábitos pobres que tiene implicaciones enormes relacionadas con el bienestar —tanto físico como emocional.

Mary Bond explica todo este material en un estilo sin complicaciones y elegante. Usando ejemplos y ejercicios de experimentación combinados con ciencia y explicaciones basadas en la experiencia de lo que uno tiene que hacer —y cómo hacerlo— muestra cómo retroceder del inevitable descenso hacia el dolor y la disfunción que sigue al mal uso de lo que se llama la "maquinaria primaria de la vida".

Para cambiar cualquier hábito —y la mala postura y mal uso son principalmente hábitos— exige el entendimiento como un punto de partida. Las explicaciones dadas en este libro preparan la escena para el entendimiento, haciendo posible la próxima etapa del aprendizaje —cómo usar nuestros cuerpos de una manera más eficiente y segura.

Los terapeutas, así como cualquier persona buscando alivio para el dolor que es el resultado de los malos hábitos posturales, deben explorar esta joya de libro y seguir sus consejos.

LEON CHAITOW, N.D., D.O.
COMPAÑERO DE HONOR, COLEGIO DE SALUD
INTEGRADO UNIVERSIDAD DE WESTMINISTER, LONDRES

PREFACIO

Una de mis estudiantes me dio la tarea de escribir este volumen. Yo estaba ayudándole a descubrir cómo sentarse y pararse de una manera que reduzca los efectos de su estrés relacionado con el trabajo. Ella quedó impresionada de que las cosas simples que le mostré puedan hacer tanta diferencia en su nivel de comodidad. "Debiera haber un manual", ella dijo, "un manual de usuario para el cuerpo".

Las nuevas reglas de la postura es aquel manual. Las reglas son nuevas porque son distintas de las reglas de antes que enseñaban la postura como alineación del cuerpo sin ninguna relación con nuestros sentimientos. Estas reglas nuevas se aplican a nuestra experiencia entera de vivir en nuestros cuerpos mientras nos movemos en relación con el mundo alrededor. Son holísticas porque se enfocan en la postura como la expresión junta de la mente y el cuerpo.

Una colaboradora relevante de la perspectiva holística del cuerpo era Ida Rolf, que durante la década de los años cincuenta desarrolló una técnica que llamó Integración Estructural (Structural Integration). La contribución de Rolf fue ver la postura humana en relación con el jalar de la gravedad. La Integración Estructural, mejor conocida por el apodo de "Rolfeando", manualmente libera las tensiones físicas que previenen la alineación equilibrada que llamamos la buena postura.

En el año 1969, como bailarina siempre buscando más flexibilidad y equilibrio, me di cuenta que Rolfeando proveía lo que quería. También me introdujo a una inteligencia dentro de mi cuerpo, una experiencia tan profunda que abandoné el estudio de baile para estudiar con Ida Rolf. Lo que no sabía en ese entonces fue que compartir con otros la experiencia de vivir en el cuerpo se convertiría en la misión de mi vida.

La gente que ha experimentado la Integración Estructural sabe que es mucho más que una terapia manual. "Rolfeando" es, en efecto una filosofía; es una indagación dentro de la naturaleza de la encarnación humana. Mi deseo es que *Las nuevas reglas de la postura sirve para ayudar a involucrar la investigación de* Rolf en la conversación común.

Desde la muerte de Rolf en 1979, mucha gente han avanzado su teoría y sus técnicas. Tres de estos contribuidores han influenciado profundamente mi entendimiento de la postura y el movimiento. El modelo de caminar presentado en el capítulo nueve, está basado en el trabajo de Gael Ohlgren y David Clark del Instituto Rolf. Hubert Godard de la Universidad de Paris y El Instituto Rolf han revivido las ideas de Rolf en una teoría que trata de la naturaleza perceptual de la interacción del cuerpo con la gravedad. Mi énfasis en la reeducación del cuerpo por el entrenamiento de los sentidos proviene de mis estudios con Godard. Si las ideas de Rolf son la fundación de este libro, las de Godard son la clave.

Mi agradecimiento a Ruth Barnes, Caroline Lewis Burton y Sally Sevey Fitt por sus útiles consejos, a Stephen P. Miller por su encantador trabajo artístico, a Susan Davidson y el personal de Healing Arts Press y a Katherine Kirby, D.C., cuya redacción hizo toda la diferencia.

¿QÚE SON LAS NUEVAS REGLAS DE LA POSTURA?

"Hola", dijo la cajera bonita mientras que alcanzó del mostrador para escanear mis compras. En un instante su sonrisa amigable se disolvió. "¡Ay! Tengo que irme al quiropráctico". Yo miré mientras volteaba su torso de un lado al otro tratando de aliviar el dolor sin que llame demasiada atención, pero yo sí noté. ¿Por qué estaba quejándose de su cuerpo una jovencita bonita de veinte y algo años a una cliente como yo? Seguro, fue hora de cerrar al final de un día largo, pero solamente era miércoles, y la nueva tienda, Target, abrió hace menos de una semana. Su etiqueta decía Carmen. Pensé que tal vez ella estuvo en un accidente menor de automóvil y por esto estaba buscando a un médico. Pero fue menos probable que la manera de usar su cuerpo la tenía totalmente restringida.

Como terapeuta de movimiento, es mi trabajo corregir la postura pobre y los malos hábitos de movimiento que subyacen las quejas y los síntomas de mis clientes. Con frecuencia, la gente consulta conmigo como último recurso cuando los enfoques de la medicina convencional no han logrado darles alivio. A veces, toma meses de cambios graduales para que alguien transforme su postura lo bastante para eliminar el dolor, pero a veces hay una solución rápida y fácil. Me pregunté si pudiera encontrar un comentario para poner Carmen en el camino a una postura saludable.

Si yo diría algo útil, necesitaría darle en blanco con mi evaluación y proveerle con una solución que funcionaría rápidamente. La mayoría de la gente no tiene paciencia con consejos complicados sobre el mantenimiento de su cuerpo. Escaneé su cuerpo, tratando de no ser muy obvio. Después de todo, no había pedido mi ayuda.

La observé moviéndose detrás del mostrador. Mientras sacaba mi cambio, doblándose al nivel de la cintura como seguramente había hecho docenas de veces este día, pude sentirlo en mi propio cuerpo "¡Ay!" Allá mismo, estuve segura: dolor de la espina dorsal baja. Carmen está entre el 85 por ciento de americanos

Somos todos escultores y pintores, y nuestro material es nuestra carne, sangre y huesos.

Henry David Thoreau

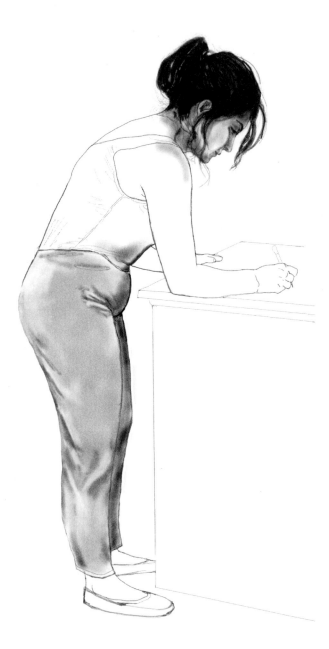

Fig. I.1. La manera en que Carmen está agachada para hacer su trabajo revela un pobre apoyo abdominal.

que experimentan dolor de la espalda alguna vez en su vida.

Revisé una lista mental de posibles problemas ergonómicos. El cajón de la cajera era de altura correcta para su talla. No era tan bajo que le obligara a agacharse, ni tan alto que le hicieran alzar sus hombros para operar la registradora.

Entonces consideré la iluminación de la tienda. Aunque las luces fluorescentes eran demasiado brillantes, el mostrador estaba cerca de una ventana que permitía bastante luz natural para contrarrestar el resplandor. Carmen no estaba entrecerrando los ojos, pero ¿cómo era su vista? A veces la vista cansada hace que la gente se encorve sobre sus trabajos. La postura mala causada por la vista débil puede persistir aunque el problema haya sido corregido. Pero el cuello de Carmen parecía libre, sin evidencia de la tensión producida por el cuello forzado hacia adelante que acompaña la vista o el oído defectuoso.

Eché una ojeada al suelo. Solamente una estera de goma delgada protegía los pies de la cajera contra el piso de hormigón. Las superficies duras exigen su cuota hasta en los mejores pies. Sin buenos zapatos, tanto los pies como la columna sufrirán el efecto de las horas de estar parados sobre una superficie tan inflexible, pero los zapatos de Carmen parecían cómodos. No había problemas obvios de los pies que yo podía ver, los zapatos parecían dar bastante apoyo.

Pues, entonces, ¿qué pude observar en la columna de esta mujer joven? Mientras ella estaba parada, la columna lumbar parecía equilibrada, no demasiado recta ni demasiado curvilínea. ¿Podía doblarse libremente y luego enderezarla? Cuando se dobló hacia adelante, yo observé una soltura de los músculos espinales que dejan separar un poquito las vértebras como tienen que hacer para permitir el doblarse correctamente. Entonces, no había problema con su flexibilidad. Sus nalgas no estaban tensas tampoco —un hábito que pudiera mantener la espina dorsal lumbar en una posición doblada que hace el erguirse doloroso. Me parecía que su columna era tan adaptable como aparentaba.

Por fin vi el problema y la solución. Carmen estaba trancada en un patrón que usualmente asocio con mujeres de más de treinta años, por esto me tomó tiempo en reconocerlo. Camuflada en sus jeans apretados había una barriga flácida —no una barriga realmente gorda, pero hipó activa. Miré mientras se agachó para recoger una caja de pañuelos que había caído al suelo. Se enderezó para agacharse otra vez en busca de una bolsa de compras. Y cada vez que se dobló, su barriga sobresaltó. En el doblamiento saludable, los órganos abdominales entran en la cavidad abdominal. Debido a la flacidez de los músculos abdominales de Carmen, sus órganos caían hacia adelante, haciendo un jalón innecesario sobre sus vértebras lumbares. Ella necesitaba desesperadamente el apoyo abdominal.

Si solamente pudiera mostrarle como usar lo que yo llamo el corsé interior. En mi imaginación, ella se había convertida más escultural. La imaginé con jeans que le quedaran mejor, su pecho erguido y abierto, sus hombros relajados y el dolor de espalda una memoria distante. Y, con más apoyo abdominal, Carmen podría beneficiarse de forma imprevista de la digestión mejorada. Emocionalmente, ella controlaría mejor sus "reacciones viscerales" y se llevaría mejor en sus relaciones con otros.

A este punto, ella ya tenía mis compras en la bolsa. Tomaría solamente minutos para explicarle cómo mejorar su postura.

Pero fue tiempo de cerrar. Los compradores, muchos de ellos sin duda también en necesidad de un ajuste quiropráctico, se impacientaban en la línea detrás de mí, apurados para ir a casa y poner sus niños en cama antes de las diez. Le di a Carmen mi tarjeta personal. "Pudiera ayudarle con su espalda", le dije mientras el cliente detrás de mí me obligó a salir. La cajera me dio una mirada en blanco y me dijo "buenas noches".

SU POSTURA ES SU HISTORIA

El libro que tiene en mano es mi intento de mostrarle a usted lo que quería demostrarle a Carmen: la relación entre su postura, el dolor y los hábitos de movimiento con relación al proceso del envejecimiento. En nuestra cultura se supone que envejecer significa que la postura se deteriore y que el cuerpo se convierta en una carga. Si esta es nuestra creencia, no es sorprendente el hecho que preferimos no pensar ni cuidar de nuestros cuerpos.

Tal vez, como Carmen, usted ya está en sus años veintes y todavía no está pensando en envejecer. Pero el proceso de envejecimiento ocurre a todos y saber cómo usar su cuerpo de una forma correcta hará una diferencia enorme en cómo se experimenta este proceso. Carmen, si no cambia su manera habitual de hacer las cosas, se encontrará a la edad de cincuenta años con los hombros encorvados, la cabeza baja, una cintura gruesa y un estómago sobresaliente. Si ella tratara de erguirse, el acto de mantenerse erecto exigirá demasiado esfuerzo. En adición a su dolor de espalda, habrá muchos otros síntomas: dolores de cabeza, tal vez un hombro adolorido, problemas de digestión y, aunque no le gustara hablar de esto, incontinencia urinaria. Ella encontrará difícil disfrutar de las cosas que ahora le gusta hacer como salir a bailar salsa los viernes en la noche.

Tal imagen es familiar, pero no tiene que ser verdadera una vez que usted entiende como dirigir su cuerpo en harmonía con los principios dados en este libro. Usted puede tener un cuerpo que se levanta ágilmente y se mueve sin esfuerzo por toda la vida, una vez que aprenda a usarlo de una manera consistente con el diseño. Nunca es demasiado temprano ni demasiado tarde para crear una postura más saludable.

La mayoría de la gente piensa que la postura es el alineamiento del cuerpo o la posición cuando uno está sentado o parado sin moverse. La buena postura se define en términos de los contornos de la parte superior del cuerpo —el pecho, los hombros, la columna y el cuello. Aunque la gente crea que el equilibrio sobre los pies tiene algo que ver con la buena postura, usualmente no es lo que se considera primeramente.

Si ésta es su definición, me gustaría ayudarle a expandirla. Veo la postura no como usted mantiene su cuerpo cuando está sin moverse, pero como lo lleva cuando está en movimiento. Esta distinción revela una postura dinámica en vez de una actitud estática. Su postura es generada por su movimiento y la manera en que se lleva cuando procede con su vida.

Para determinar si su postura es saludable o no, desearía observar cómo usted se mueve y tomaría en consideración el movimiento del cuerpo entero desde las plantas de los pies hasta la corona de la cabeza. La postura saludable se caracteriza por una gracia natural con movimiento que fluye sin esfuerzo entre las extremidades y el tronco. El movimiento de alguien con la postura no saludable parece desconectado y fatigoso.

Cómo manejamos nuestro cuerpo evolucionó de cómo eramos apoyados y tratados por otra gente desde la infancia. La forma en que Carmen se agacha pudiera derivar de cientos de experiencias que han dado forma al uso de su cuerpo. Ella al ser una adolescente alta, tal vez tuvo la tendencia a estar encorvada para estar al nivel de ojo a ojo con sus novios no tan altos. O pudiera haber sido un deseo de no llamar la atención. Tal vez se siente encarcelada por su trabajo o resentida por su propia vida. Tal vez la compresión de su estomago tiene que ver con el golpe de béisbol que le cortó la respiración cuando tenía catorce años. Cualquiera que sea la fuente de sus tensiones, estas han distorsionado su cuerpo hasta el punto en que a la edad "avanzada" de veintidós años su postura le causa dolor.

En el caso suyo, su propia postura ha evolucionado desde sus interacciones con el mundo alrededor. Esta postura emerge de cómo usted se orienta a los diferentes asuntos de la vida, cómo éstos le caen a su cuerpo y cómo se mueve hacia las personas o las cosas o se separa de ellas. Con el tiempo, sus respuestas programan la manera de pararse y empezar a moverse.

Adicionalmente a ser formado por su historia personal, la postura es influenciada por criterios culturales y religiosos, por rasgos geográficos como calles congestionadas o terreno abierto, por el clima, la ropa y por las imágenes de propaganda en los diferentes medios de comunicación que dictan las condiciones de ser atractivo. Debajo de todas estas condiciones de vivir en su ambiente, hay otro mundo tal vez más fundamental: su relación con la gravedad terrestre.

El cuerpo es inherentemente inestable porque fue diseñado para la movilidad. El esqueleto —básicamente un ensamblaje de partes individuales como riostras, zancos y palancas— y tiene cientos de articulaciones móviles. Los músculos y los otros tejidos que unen el esqueleto y los órganos contenidos en ellos, son casi 70 por ciento acuosos, haciéndolos aun más móviles. La inestabilidad de este diseño deja que el cuerpo sea bastante plástico para adaptarse a las fluctuaciones internas de la respiración, la digestión y otros procesos vitales, como también la variedad de posiciones que asumimos mientras estamos en moción. Pero, sin una manera de asegurar este sistema móvil contra la fuerza de la gravedad, sería imposible dar ni un paso. La gravedad, como dijo Sir Isaac Newton hace mucho tiempo, dicta la caída.

En mayor parte, no caemos porque el cuerpo está programado para negociar con la fuerza de gravedad. Mientras crecemos, entre arrastrándonos y gateando hasta poder caminar en dos piernas, el sistema nervioso coordina nuestras mociones con aumentada sofisticación. Como niños muy pequeñitos que se estiran para alcanzar por una pelota roja y brillante, empujamos primeramente con las rodillas y más tarde con los pies mientras luchamos para entender la gravedad y movernos hacia nuestra meta. A fuerza de equivocarnos, aprendimos a hacer estable el cuerpo para controlar nuestras extremidades y movernos intencionadamente. Una vez que caminamos, descubrimos como correr, jugar y trabajar siempre suspendidos entre caer y no caer.

No podemos separar la postura del movimiento, ni la actividad de la manera como estabilizamos el cuerpo para actuar. Cómo nos estabilizamos determina nuestra postura y libertad, la eficiencia y la gracia con que nos movemos. La esencia de la postura, entonces, es la manera única en la cual cada uno de nosotros negocia entre el movimiento y permanecer quieto sin movernos con relación a la gravedad.

LA ORIENTACIÓN Y LA ESTABILIDAD

Organizamos nuestra postura de dos maneras: por la orientación corporal en el espacio y por la estabilización para que podamos movernos sin caer.

La orientación es el proceso de saber donde está usted antes de moverse. Si está perdido en las montañas, uno se orienta buscando puntos de referencia. Al despertar de un sueño, uno se orienta mirando el reloj en la mesa de noche. Con respeto al cuerpo, uno se orienta por el apoyo del suelo y prestando atención al espacio que le rodea. Aunque usualmente no son reacciones conscientes, estas impresiones sensoriales permiten que uno se sienta bastante seguro para moverse. Estas percepciones también ayudan a alinear su estructura física automáticamente, poniéndolo al centro de una línea vertical entre la tierra y el cielo. De esta manera, sus percepciones de orientación le ayudarán a resistir las exigencias de la gravedad.

Para la mayoría de nosotros, una de nuestras percepciones de orientación es menos evidente que la otra. Si la sensación de apoyo del suelo es débil, inconscientemente nos sentimos insubstanciales. Entonces nos apuntalamos con tensión como una manera de seguir en contacto con el suelo, o tal vez literalmente aumentamos de peso para contrarrestar el sentido de estar a la deriva.

Por otra parte, si nuestra conciencia del espacio alrededor del cuerpo está limitada, nos volvemos demasiado arraigados para movernos de una manera más expansiva. Con la limitación de nuestro punto de vista, demasiado en el suelo puede mantenernos aferrados a nuestras creencias, al trabajo o relaciones mucho después de la llegada a un punto final. Si estamos o no estamos demasiado aferrados al suelo, nuestras percepciones erróneas nos hacen sentir inseguros, y nos hacen buscar la estabilidad de manera inconsciente.

Aunque uno se orienta por la percepción sensorial de lo que está afuera del cuerpo, el acto de estabilización toma lugar en la actividad muscular interior. Estabilizamos el cuerpo al hacer rígida una parte para dar palanca a otra parte. Por ejemplo, cuando usted abre un tarro, una mano estabiliza el objeto para que la otra mano pueda desentornillar la tapa. Si la tapa es difícil de abrir, usted endurece los músculos inconscientemente a lo largo de un lado del cuerpo para ayudar a inmovilizar el tarro. De manera similar, cuando uno camina los músculos de una pierna se contraen para dar un instante de estabilidad que permite que su otra pierna pueda oscilar hacia adelante.

Los músculos envuelven el esqueleto por capas, como estratos de ropa. En general, los estratos de músculos exteriores producen las mociones visibles de los brazos, las piernas y el tronco mientras músculos interiores proporcionan el apoyo para las articulaciones y los órganos internos. La contracción de estos músculos internos nos ayuda a crear la estabilidad que necesitamos para controlar nuestras acciones.

Si estamos bien orientados en nuestro medio ambiente, podemos estabilizarnos de diferentes maneras que permiten que el cuerpo se mantenga abierto y expresivo. Pero si la orientación no es suficiente, compensamos con demasiada estabilización. Contraemos los músculos de manera que podamos disminuir nuestras dimensiones, haciendo el cuerpo más corto, más delgado o más plano, y efectivamente cerrándolo. Utilizamos contracciones sutiles de músculos que yacen en los estratos más internos del cuerpo. Estas acciones internas de estabilizar y proteger son tan expresivas como cualquier gesto exterior como la mano estirada de un policía que señala: "¡Pare!"

Tal cierre interno comprime las articulaciones y los órganos y limita nuestra capacidad de adaptarnos a las exigencias de la vida. Cuando nos aferramos con relación a los asuntos del mundo alrededor, estamos creando poco a poco los malos hábitos del movimiento y la postura no saludable.

Acumulamos estos hábitos de cierre interno por nuestros intentos repetidos de estabilizar nuestras vidas. Cuando nos sentimos abrumados, experimentamos en algún nivel la deficiencia de nuestra percepción del suelo o el ambiente o ambos. La inseguridad resultante revive un temor básico —que es el temor de caer. En cambio, esto aumenta la necesidad de estabilizar el cuerpo.

Imagínese que usted está interactuando con un jefe abusivo. Sin darse cuenta, usted inmoviliza una parte de su cuerpo para mantenerse quieto y dirigir sus acciones durante la confrontación. La tensión en la mandíbula, la garganta o los hombros le previene de perder el control y su trabajo consecuentemente. La tensión en las caderas o los pies le previene salir repentinamente del cuarto. Tensiones similares pueden ocurrir cuando usted está tratando con las expectaciones de su familia o durante un desacuerdo con un amigo.

El dolor exige la estabilización. Cuando algo le duele, instintivamente agarramos la parte herida con las manos. Tratando de mantener la parte herida tan quieta como sea posible, movemos el resto del cuerpo alrededor de la parte en cuestión. Cuando algo nos duele intensamente, inmovilizamos casi todo el cuerpo, Por ejemplo, la gente que sufre del dolor de la espina dorsal lumbar se mueve de esta manera.

También sostenemos el cuerpo sin movimiento en respuesta a los peligros de la vida o los insultos, las memorias o hasta asuntos imaginados. Las amenazas pudieran haber sido físicas o no. Usted pudiera haber sido golpeado por una pelota de béisbol, atropellado por un camión, lastimado con palabras severas o cualquiera que sea el caso. En ese momento, se siente como si fuera una amenaza contra su propia vida. Cuando los acontecimientos giran fuera de control, la mayoría de la gente responde constriñendo el interior de su cuerpo. Este puede ser un intento de proteger los vulnerables órganos internos o como un conejo arrinconado por un coyote, tratando de mantenerse tan quieto que se convierte invisible. A diferencia de un conejo que se sacude y salta cuando la amenaza ha pasado, los humanos tienden a retener la tensión interna. Los movimientos poco elegantes de mucha gente en las aceras de las ciudades son manifestaciones de este tipo de cierre de proteger.

Cuando las amenazas son repetidas, nuestras respuestas para protegernos se convierten en tensiones crónicas —frecuentemente escondidas hasta de nosotros mismos— mantenidas en el núcleo del cuerpo. Las respuestas se hicieron habituales porque funcionan —después de todo seguimos sobreviviendo. Aunque el peligro inicial haya pasado hace mucho tiempo, seguimos experimentando una versión de la reacción original siempre que experimentamos estrés. Hasta un estrés sin mucha consecuencia —como una uña rota, un embotellamiento de tráfico o una mala conexión telefónica— evoca un rasgo de la tensión de emergencia.

Poco a poco, las tensiones protectoras erosionan nuestra orientación abierta a la tierra y el cielo. Nuestros cuerpos elásticos y móviles se cierran y se endurecen por las maneras en las cuales nos estabilizamos. Demasiada estabilización nos hace más chatos mientras que envejecemos. Y la reducción del rango de moción de las articulaciones limita el gozo y la expresión de la vida. Con demasiada estabilización, caemos en cámara lenta en los brazos de la gravedad.

Este libro le da las herramientas para prevenir o reversar este proceso.

LAS SEIS ZONAS DE LA POSTURA SALUDABLE

Ahora será evidente que sanar su postura no puede tener una solución rápida, aunque los programas de mejorar la postura usualmente hacen tales promesas. Los programas convencionales se enfocan en reformar la forma exterior del cuerpo. Le enseñan a alinear el cuerpo con una línea vertical que pasa por las orejas, los hombros, las caderas y los tobillos —la línea vertical de la gravedad— y a fortalecer los músculos para mantener este alineamiento. Aunque es verdad que la mayoría de la gente mantiene el cuerpo detrás del axis de la gravedad, colocando el cuerpo más adelante es simplemente un ajuste mecánico. No hace nada para cambiar su relación perceptual con la gravedad ni con el mundo alrededor. La actividad de cambiar sus percepciones es lo que hace que los cambios de una postura saludable sean sostenibles.

Sus hábitos fundamentalmente arraigados de orientarse y estabilizarse determinan la rapidez de sostener cualquier ajuste exterior a su postura. Por ejemplo, examinamos el mando "pon los hombros erguidos". No es cómodo mantener esta posición con los hombros para atrás por un tiempo largo si la tensión en el cuerpo está jalando el torso para abajo y adelante. En una lucha entre lo interior y lo exterior, entre los hombros y la barriga, la barriga siempre gana. En adición a fortalecer los hombros para mantenerlos erguidos, necesitamos practicar la creación de nuevas sensaciones interiores en la barriga y el pecho. Sanar la postura significa más que solamente fortalecer los músculos para mantener el cuerpo en alineamiento.

Por el enfoque presentado por este libro, se dará cuenta que la postura saludable no es una forma ideal que tiene que alcanzar o aun algo que debe hacer diferentemente con el cuerpo. En vez de esto, es algo diferente que uno aprende a sentir. Acercando el cambio postural desde el interior hacia el exterior, las nueva reglas de la postura le ayudan a desarrollar nuevas memorias sensoriales de cómo se siente el ser equilibrado y estable. Estas sensaciones automáticamente llevan el cuerpo hacia el alineamiento con la gravedad. Para la mayoría de la gente, esto significa que el cuerpo se equilibrará más adelante sobre los pies. En adición, el cuerpo se alargará y se verá más alto.

Esto no significa que una buena forma física es irrelevante a su postura. Sin la fortaleza y la flexibilidad, no se puede mantener una relación adaptable con la gravedad. Si su único ejercicio es hacer clic con el control remoto, es más probable que usted va a tropezarse en el borde de la acera o desmoronarse emocionalmente por una relación enmarañada, que no sería si usted se tomara el tiempo para una caminata diaria o para hacer ejercicio.

De todas maneras, el ejercicio sin conciencia corporal puede empeorar la mala postura. Con endurecer los músculos alrededor de una infraestructura comprimida, usted cierra el cuerpo aún más, solidificando los

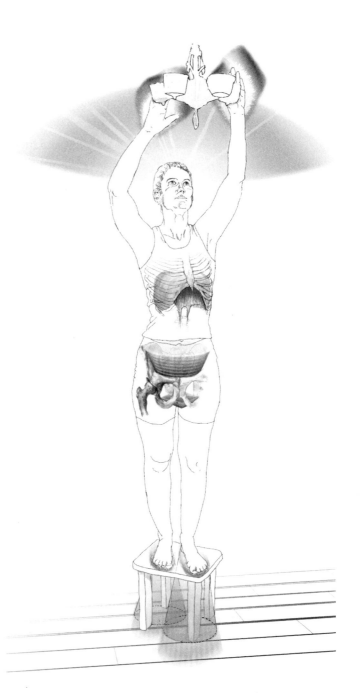

Fig. I.2. Las seis zonas de la postura.

desequilibrios del cuerpo. Con la identificación y la corrección de las tensiones específicas en el cuerpo, como este libro le mostrará, usted añadirá beneficios que le ayudará a mejorar la postura con cualquier programa de ejercicio físico.

Las nuevas reglas de la postura le ayudará a explorar las seis regiones del cuerpo involucradas en crear la estabilidad abierta o cerrada, dependiendo de la manera en que usted use estas regiones. Las zonas de la postura incluyen los músculos de respiración, los abdominales, los del suelo pélvico, los de las manos, los pies y la cabeza. Las tres primeras de estas áreas claves son estructuras que contienen el núcleo corporal y sirven para la estabilización interna. Los últimos tres le ayudan a orientarse y relacionarse con el mundo. Las seis regiones son conectadas anatómicamente. Entonces, la actividad —la tensión o soltura— en un área siempre afecta los demás.

Con aprender el uso correcto de cada zona de postura, usted construye la estabilización abierta dentro del cuerpo y la orientación abierta al mundo alrededor. Mientras trabaja con las zonas de postura, usted identificará las tensiones que cierran y comprimen el cuerpo. Reemplazará las tensiones cerradas con nuevas sensaciones de estabilidad y nuevas maneras de orientarse a las sensaciones y a la gente. Gradualmente, cambiará el cerrarse por una estabilidad abierta que le hace sentir aun más seguro porque le permitirá moverse de una manera más libre. En adición, porque la postura es generada por el movimiento, la manera de moverse cambiará de esta manera: restaurará el alineamiento natural del cuerpo. Entonces, con la gravedad como un socio dinámico, le ayudará a alcanzar su potencial de ser lleno de gracia, eficiencia y vitalidad.

Este libro le entrena en este proceso, y como cualquier buen entrenador, le enseñará a entrenarse a sí mismo.

CÓMO USAR ESTE LIBRO

Las nuevas reglas de la postura no es el típico libro de autoayuda porque no le ofrece a usted una fórmula que trabaja igual para todos. Esto no puede ser porque la postura de cada persona es el resultado de un juego complejo de hábitos mezclados de una manera única. Lo que este libro ofrece son los principios de la estructura y el movimiento que le ayudará a usar su cuerpo de la mejor manera. Mientras usted se auto entrena a través de los ejercicios siguientes hará que su cuerpo se armonice mejor con estos principios.

El libro está organizado en cuatro partes. Parte 1, "La conciencia" (capítulos 1 y 2), le prepara a usted para el trabajo transformacional que viene en las siguientes partes. En la parte 2, "La estabilidad" (capítulos 3–5), usted aprenderá sobre las maneras de estabilizar el núcleo de su cuerpo. La parte 3, "La orientación" (capítulos 6–8), explora la relación entre cómo usted se contacta y percibe su ambiente y de qué manera se estabiliza y se mueve. Cada capítulo incluye exploraciones para aumentar su conciencia, ejemplos de la anatomía simple que le darán una base firme para su conciencia en la realidad física, y consejos de cómo usar esta nueva conciencia en su vida diaria. Los problemas específicos como el dolor de la espalda baja y las lesiones causadas por el estrés repetitivo también son tratados en este texto. La parte 4, "La moción" (capítulos 9 y 10), junta todo en una experiencia comprensiva de la postura saludable en la vida diaria. Esto incluye cómo caminar y las maneras de incorporar los principios de la postura saludable en su plan de mejoramiento físico.

Al abordar la postura desde lo interior a lo exterior, usted no estará tratando de entrenar a los músculos hacia una forma ideal. En vez de esto, estará desarrollando las sensaciones y percepciones que permiten que ocurra la postura saludable. Esto involucrará un estilo de hacer ejercicios de una manera distinta de lo que usted está acostumbrado.

Los ejercicios de este libro son de dos formas. Las exploraciones son ejercicios que usted hará una o dos veces para empezar a apreciar sobre cómo funciona o pudiera funcionar su cuerpo. Para hacerlos, necesitará dejar el libro, buscar un lugar donde no tenga distracciones, y dedicar algunos momentos familiarizándose más con su cuerpo. Otros ejercicios, llamados prácticos, requieren más tiempo y compromiso. Aunque no exigen un esfuerzo muy grande, esos sí necesitan su atención total. Las prácticas son más como meditaciones que como ejercicios convencionales y no serán efectivos si son hechos de una manera mecánica. Su habilidad de enfocarse en las sensaciones corporales sutiles aumentará a través del libro y más aún mientras las prácticas aumentan en complejidad.

Las exploraciones junto con las prácticas lo llevarán en un viaje por las tensiones internas que determinan la forma exterior de su postura. Mientras usted explora la sutileza de sus tensiones, tal vez encontrará a su cuerpo —y su mismo ser— de maneras inesperadas. Tal vez, descubrirá tensiones que usted no sabía que tenía y reanimará otra vez partes de su cuerpo que habían perdido la sensación.

Para este viaje, necesitará traer su curiosidad y un espíritu de aventura. De paso, encontrará a un grupo de personajes que, como Carmen, necesita ayuda para mejorar el entendimiento del cuerpo. Usted podrá ver como ellos transforman posturas corporales pobres y se alivian del dolor mediante un compromiso con la conciencia del cuerpo. Los personajes son compuestos de mis estudiantes y sus historias fueron escogidas para dar vida a los problemas posturales típicos y sus soluciones.

Sugiero que el lector primero lea todo el libro para obtener una perspectiva general del programa. Esta perspectiva inicial tal vez será desalentadora porque usted tal vez va a prestar más atención a las influencias múltiples que influyen su postura. No permita que esto le detenga. En lugar, vuelva al comienzo y empiece a explorar el libro, capítulo por capítulo. Experimente cada capítulo, haga el trabajo y confíe que la postura saludable se envolverá. No trate de controlar todo al mismo tiempo. Porque si lo hace, usted usará la parte cerebral que es bueno para analizar las cosas pero es tosca para la coordinación del cuerpo. Con el desarrollo de cada zona, todo su cuerpo mejorará porque todas las zonas están interconectadas.

Si el prestar atención a su cuerpo es algo nuevo para usted, siguiendo el programa puede tener altibajos. Algunas prácticas aparecerán confusas o tan sutiles que usted se preguntará si realmente ha logrado hacer algo. Se lo aseguro que si continua prestando atención, usted sí progresará. Continúe a través del libro, saltando cualquier práctica que usted no entienda. Al volver a ellas más tarde, tendrán sentido. Entrene gentilmente. Adopte los atributos de los mejores entrenadores: la paciencia, la persistencia y un sentido de humor.

La cantidad de tiempo que puede dedicar al desarrollo de la postura saludable depende de usted. Si solamente dispone de quince minutos al día, empiece con esto. Inclusive pocos minutos de conciencia enfocada tendrá un efecto beneficioso. La mayoría de las prácticas pueden y deben ser incorporadas en su vida diaria una vez que usted las entienda. Esto significa que la práctica de la postura se puede hacer mientras usted está caminando, tendiendo la cama, sentado en su escritorio o haciendo ejercicio en el gimnasio.

De hecho, la conciencia que ganará trabajando con este libro amplificará los beneficios que usted saca de cualquier ejercicio. Mejorará su rendimiento en cualquier actividad. Por los métodos expuestos aquí, he visto golfistas refinar su golpe, corredores mejorar sus tiempos y gente que hace yoga encontrar el equilibrio sin esfuerzo. Amantes han reportado que hacen el amor más satisfactoriamente.

Si usted puede, comparta su aventura en la conciencia corporal con un amigo Los nuevos hábitos se mantienen mejor cuando hay testigos. Aun mejor, forme un grupo para explorar las nuevas reglas de la postura, usando este libro como su marco de referencia. Encuentre sugerencias cómo hacerlo en la parte final del libro.

El tiempo que tomará para sentir el mejoramiento varía de persona a persona. Como dije anteriormente, no hay una solución rápida para algo tan complicado como la postura. Una vez que usted decida que en verdad es importante sanar la postura y dedicarle el tiempo, la transformación tomará lugar. A medida que usted aumente el uso del cuerpo cómo fue diseñado a hacerlo, lo mejor que se convertirá su postura y lo mejor que usted se sentirá. En la otra mano, el uso incorrecto invita a la deterioración. Usted puede mejorar o empeorar, pero la gravedad terrestre no lo permite quedarse igual. Lo que esto significa es que mantener la postura saludable es un intento para toda la vida. Este libro es su referencia, su manual de cómo hacerlo y su guía en el proceso.

Las nuevas reglas de la postura dichas simplemente son:

- Hay que cultivar la postura por un proceso de auto estudio. Usted necesita crear nuevas memorias sensoriales para lo que se siente equilibrado y estable usando los métodos sugeridos en los siguientes capítulos.
- Acuérdese que su postura es una actividad dinámica, no una posición estática que asume y entonces olvida. Su postura es el proceso perceptual sin interrupción por el cual se orienta con la gravedad y sus relaciones con la gente, objetos y acontecimientos del mundo que le rodea.

VIVIR EN SU CUERPO

Imagínese a sí mismo ambulando por un barrio bonito una tarde llena de sol. Usted nota que hay niños de cinco años bailando a través de una regadora, sus cuerpos rebotando como corchos. Con sus columnas fuertes y los brazos en el aire, los niños brincan, saltan y se agachan sin ningún esfuerzo evidente.

Adelante, pasando por un Burger King, usted ve los mismos niños pero diez años más tarde, con el pecho desinflado, los hombros encorvados, la rabadilla metida y la cabeza gacha. ¿Qué trauma en ese intervalo de diez años, qué vergüenzas, qué presión social, qué nueva moda, qué rebelión o qué falta de educación física ha creado tan malas posturas?

Diez años después (en la cafetería Starbucks ahora), la postura se manifiesta en esta gente como un dolor de tensión en la mandíbula de vez en cuando, las jaquecas y dolor en el cuello, el hombro o la espalda baja. Con tales quejas intermitentes la mayoría de esa gente de veinte y tantos años llega a los treinta, tal vez comenzando con algún programa de ejercicio físico, o tal vez dependiendo solamente del vigor de la juventud que les queda. Aunque creativos en el adorno del cuerpo, todavía no han tomado la responsabilidad para el bienestar corporal.

Largas horas pasadas en la terminal del trabajo y aun peor en los asientos incómodos de autos toman su cuenta. En sus años cuarenta, cincuenta o más adelante, las barrigas prominentes, las jorobas, la ciática y juanetes ganan el control sobre la gente y les hace conseguir ayuda. Ciertamente los médicos están listos para succionar, cortar y medicar, pero la gente que es sabia y más afortunada trata yoga, programas de salud alternativa como Pilates, y métodos alternativos incluyendo acondicionamiento físico y terapia de movimiento.

Como veremos, Carmen no espera hasta que tenga cincuenta años para reconocer la necesidad de una postura más saludable.

PRIMERA PARTE

CONCIENCIA

Dime y olvido. Muéstrame y recuerdo.
Involúcrame y entiendo.

PROVERBIO DE CHINA

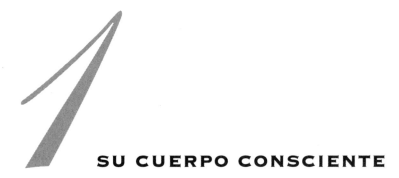

SU CUERPO CONSCIENTE

Una mañana, mientras usted está afuera de una Starbucks, un movimiento en la siguiente cuadra le llama la atención. Es la manera de caminar de una mujer que se aproxima que tiene algo familiar y un ritmo conocido como una canción popular que usted no ha escuchado hace muchos años. Usted estira el cuello para ver mejor. Aunque no puede distinguir la cara, usted sabe que tiene que ser Mika, su vecina que vivía en Oak Street —¿cuando era?— por lo menos hace diez años.

Ella se acerca. Sí, es Mika, de seguro. Su postura individual y sus movimientos la identifican.

Los misterios del alma están revelados en los movimientos del cuerpo.

MICHELANGELO

La capacidad de afinarse con el ritmo, la energía y la forma de moverse de alguien familiar permitía que nuestros ancestros pudieran distinguir amigos de enemigos. Su reconocimiento empático de los movimientos de alguien le dice quién está subiendo las gradas —el repartidor del servicio U.P.S. o el hermano suyo— simplemente por el sonido de sus pasos. Tal vez hasta podrá reconocer su estado de humor, pues depende del nivel de cómo usted conoce a la persona. Pero pocas veces usamos esta destreza de leer el movimiento con nosotros mismos. La mayoría de nosotros ignoramos el cuerpo hasta cuando nos duele o no funciona de la manera en que queremos. Las exploraciones de este capítulo le ayudarán a afinarse con el ritmo, la energía, la forma y la disposición de sus propios movimientos e identificar las maneras que usted usa para estabilizarse en relación con la gravedad. Las exploraciones involucran dos actividades que dan forma a su postura constantemente.

Cada día, respiramos alrededor de 20.000 veces y caminamos por lo menos

10.000 pasos. Caminar y respirar están tan involucrados en nuestro comportamiento que la mayoría de nosotros no pensamos en ellos como hábitos que tal vez necesitamos cambiar. Sin embargo, con nuestras formas de caminar y respirar perpetuamos nuestros hábitos de postura, sean buenos o malos. Nuestra manera de estabilizar el cuerpo determina nuestro potencial para la respiración saludable y la libertad de caminar eficientemente y con gracia. Primeramente vamos a examinar la manera en que está acostumbrado a respirar y caminar, y entonces examinaremos como el estrés influye a las dos actividades.

LA RESPIRACIÓN NEUTRAL

Los movimientos de la respiración fluctúan dependiendo de lo que usted está haciendo en ese momento. Usted respira de una forma diferente, por ejemplo, cuando está durmiendo o cuando está lavando el auto. Por la mayor parte, el respirar es automático —toma lugar sin que usted piense en ello. Pero, también tiene un control voluntario sobre la respiración que le permite, por ejemplo, cantar, bucear o reprimir un bostezo. En el momento que usted piensa en su respiración, interrumpe su fluir involuntario. Así, el experimento que sigue solamente puede darle un sentido aproximado de su respiración. Sin embargo, con el desarrollo de la curiosidad sobre su propia respiración, usted empezará a vislumbrar sus hábitos involuntarios.

EXPLORACIÓN: SU RESPIRACIÓN NEUTRAL

Si usted está leyendo este libro mientras está acostado en el sofá, debe sentarse para hacer esta exploración. El acto de respirar es diferente cuando está acostado que cuando está sentado, y por ahora queremos evaluar la respiración en circunstancias ordinarias cuando usted está despierto.

Observe su inhalación y la exhalación por algunos momentos. Sea curioso de esto, como si fuera un fenómeno que nunca antes había notado. En adición a las sensaciones del aire pasando por sus pasajes nasales, la boca y la garganta, ¿dónde más en el cuerpo puede sentir el movimiento de la respiración? Cierre los ojos para concentrarse mejor y pase un minuto observando las sensaciones de la respiración como son sentidas en todo el cuerpo. Entonces siga leyendo.

Tal vez, usted sintió la barriga moviéndose adentro y afuera y la circunferencia de las costillas ensanchándose, su pecho levantando y cayendo y hasta posiblemente algún movimiento de los omoplatos —deslizándose el uno del otro o subiendo un poquito mientras usted inhala. Tal vez haya tenido un sentido de todo el cuerpo hinchándose un poco durante la inhalación y luego equilibrándose o disminuyendo durante la exhalación —como si la superficie de la piel se puso un poquito más inflada y entonces más delgada con cada ciclo de la respiración.

Debido a los vínculos de cada parte del cuerpo con las demás, usted puede sentir el movimiento de la respiración en lugares lejos de los pulmones —en las muñecas o los tobillos, por ejemplo. En el capítulo dos, aprenderá sobre el tejido conectivo, el medio en el cual esto ocurre. Si usted no tuvo éxito en sentir la respiración lejos de los pulmones, no se preocupe. Basta saber que tal conciencia es posible.

Para el mejor entendimiento de la respiración será beneficioso tomar una excursión a la anatomía relacionada con ella. Después de esto, volverá a examinar su respiración neutral y a explorar lo que pasa bajo circunstancias estresantes.

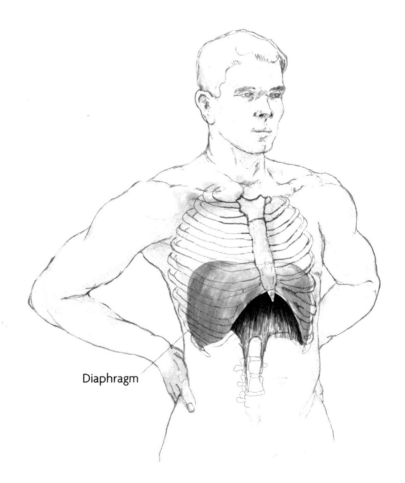

Diaphragm

Fig. 1.1. El diafragma en forma de paraguas es el músculo primario de su respiración.

LA ANATOMÍA: ENTENDIMIENTO DEL DIAFRAGMA

En la respiración normal la barriga se mueve hacia afuera cuando usted inhala y se retira cuando exhala. Este movimiento ocurre porque el diafragma —el músculo primario de la respiración— hace presión sobre los órganos abdominales cuando se contrae, empujándolos hacia adelante. Por eso el diafragma es crucial en su postura, y lo visitaremos muchas veces a lo largo de este libro.

El diafragma es como una hoja de músculo de aproximadamente una octava de pulgada y es simultáneamente el techo del abdomen y el suelo de la caja torácica. Es uno de los cuantos sitios donde el tejido del músculo está horizontal en el cuerpo —más o menos perpendicular a su postura vertical. La periferia del diafragma se conecta por todo alrededor de los bordes de las costillas, desde la espina dorsal hasta la parte de abajo del esternón. La corona de la cúpula del diafragma está situada entre las costillas bajas y la línea de los pezones. Los pulmones y el corazón están situados sobre el hígado y el diafragma. El estómago y los intestinos están debajo de él.

El diafragma está fijado al tejido conectivo —llamada la *pleura*— que envuelve a los pulmones. Cuando se contrae el diafragma, haciendo que su cúpula esté más plana contra el abdomen, esta moción jala hacia abajo los pulmones. Este estirar de los pulmones crea un vacío dentro de los millones de pequeños sacos de aire que hacen el tejido pulmonar. El aire entra rápidamente por las vías respiratorias para llenar el vacío. La exhalación ocurre cuando el diafragma se relaja, empujando este aire afuera cuando resume su forma de paraguas. El respirar, entonces, es una reacción automática, no algo que usted está obligado a hacer con el cuerpo.

Tome un momento ahora mismo para visualizar y sentir las mociones del diafragma moviéndose de arriba a abajo como los pistones. Aunque el diafragma desciende solamente cerca de una pulgada, puede crear una presión considerable en el abdomen, algo que usted haya notado después de comer una cena pesada. Los movimientos del diafragma masajean los órganos del intestino, lo cual ayuda con la digestión.

Las mociones del diafragma tienen dos influencias importantes sobre la postura. Cuando usted inhala, la presión atmosférica negativa entre la caja torácica levanta el pecho. Cuando usted exhala, la acción mecánica del levantamiento del diafragma ayuda a prevenir que su pecho se hunda. Entonces, si no hay nada que bloquea el movimiento del diafragma, el respirar contribuye en alzar su postura. Pero como usted verá, la acción del diafragma es una acción fácilmente trastornada por las tensiones en otras partes del cuerpo.

Sintiendo sutilezas

▼

Cuando usted inhala, el movimiento en ambos lados, el derecho y el izquierdo, del diafragma tal vez no se sentirán igual. Esto se debe a su anatomía interna. En el lado derecho, el diafragma desciende contra el hígado, el órgano más denso del cuerpo. Y en el lado izquierdo, empuja hacia abajo en el estomago, que en caso que usted no haya comido recientemente, es una cámara vacía. Tome algunos momentos para sentir las diferentes sensaciones en los dos lados del diafragma. Mientras continúa trabajando hacia una postura más saludable, su capacidad de notar sensaciones sutiles dentro de su cuerpo aumentará.

OTROS MÚSCULOS DE RESPIRACIÓN

Aunque el diafragma es el músculo principal usado en la inhalación, hay otros músculos que ayudan a expandir la caja torácica. Pequeños músculos entre las costillas causan que ellas giren individualmente en las articulaciones que las conectan con la columna. Probablemente usted ha sentido expandir o ensancharse su caja torácica durante la inhalación, pero el hecho que las costillas giren individualmente tal vez le sea sorprendente. La moción de las costillas de la espalda hace que el pecho se levante. También las costillas mantienen un espacio entre las vértebras, así que cuando estas se tornan expanden un poquito la columna, ayudándole a mantenerse flexible.

Para sentir la moción de las costillas, ponga las manos sobre la parte detrás de la caja torácica de una manera que las yemas de los dedos tocan la columna y las bases de las manos y los pulgares tocan las costillas de lado. Deje que los dedos descansen ligeramente. Debido a la sensibilidad de las yemas y las palmas, no es necesario aplicar ninguna presión sobre la caja torácica para sentir la moción de su respiración. De hecho, mientras más duramente presione, así de menos sentirá. Visualice y sienta la acción giratoria de las costillas. Imagine que sean las tablillas de un juego de persianas abriendo y cerrándose.

Justo en la intersección de las costillas y la columna, la respiración está inextricablemente vinculada con la tensión de la espalda. La tensión excesiva en los músculos en ambos lados de la columna previene que las costillas giren, haciendo que su respiración se restrinja. Para la respiración saludable, las costillas deben moverse en relación a la columna; y para que la columna sea flexible, el aliento tiene que estar sin restricciones. Para sanar la columna, hay que sanar la respiración y viceversa. Y para sanar la postura hay que sanar a las dos. La respiración saludable es una de las nuevas reglas de la postura.

Otro grupo de músculos de la respiración se extiende por ambos lados del cuello y se conectan con las primeras dos costillas. Cuando estos músculos —los *escalenos*— *se* contraen, las costillas superiores se levantan. Ponga las yemas sobre el lado del cuello inferior justo encima de la clavícula. (Ponga la mano derecha al lado izquierdo del cuello, y viceversa.) Deje que las yemas descansen ligeramente en lugar sin ninguna presión. Cuando usted inhala, la contracción de los escalenos causa un endurecimiento sutil del tejido debajo de los dedos.

Los escalenos ayudan en la respiración normal y no forzada, pero son activados con más fuerza si los otros músculos de respiración están bloqueados. Esto pudiera pasar en cualquier emergencia. Para sentirlo, tome un "respiro de emergencia" —una inhalación rápida y aguda. Mantenga los dedos sobre el cuello y sentirá un empuje hacia arriba de los escalenos debajo de las yemas. Si ha experimentado alguna forma de trauma, los escalenos podrían estar crónicamente tensos porque los asuntos abrumadores interrumpen el movimiento del diafragma y causan que los escalenos tomen el control. La tensión crónica del vientre también restringe al diafragma y hace que los escalenos trabajen excesivamente. Debido al hecho que estos músculos tienen que funcionar para doblar y voltear el cuello, restricciones en la respiración y problemas con el cuello con frecuencia ocurren simultáneamente.

En la respiración tranquila, la exhalación ocurre por la relajación del diafragma. Durante periodos de actividad o estrés, los músculos abdominales ayudan a éste a empujar el aire hacia afuera. Estos músculos que son membranas delgadas de tejido que entrecruzan sobre el abdomen como una faja antigua, comprimen la barriga durante la exhalación forzada, como cuando usted está corriendo una maratón, riéndose o tosiendo. Trate de toser ligeramente ahora mismo y sienta como los músculos abdominales fuerzan al diafragma hace arriba en la caja torácica.

Cuando el tono de los músculos abdominales es saludable, soporta la columna y a la vez ayuda con la digestión y la respiración. Pero la tensión constante del abdomen superior previene que el diafragma descienda y bloquea la elevación natural del pecho que la respiración debe crear. Tal tensión se puede desarrollar por el intento habitual de apretar los músculos de la barriga para aparentar ser más delgado, por hacer ejercicios abdominales de una manera incorrecta, o por restricciones emocionales y también por problemas digestivos. Como usted verá en el capítulo cinco, la tensión incorrecta de los músculos abdominales contribuye a empeorar y no mejorar la postura.

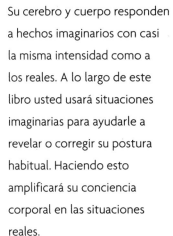

El efecto de la visualización

▼

Su cerebro y cuerpo responden a hechos imaginarios con casi la misma intensidad como a los reales. A lo largo de este libro usted usará situaciones imaginarias para ayudarle a revelar o corregir su postura habitual. Haciendo esto amplificará su conciencia corporal en las situaciones reales.

EXPLORACIÓN: UN MOMENTO ESTRESANTE

En esta exploración usted descubrirá lo que pasa a su respiración neutral cuando está bajo estrés. Recuerde de un incidente un poco irritante que le pasó recientemente —no un trauma mayor pero una irritación simple como perder las llaves del auto momentáneamente o no tener más comida para el gato. Escoja una situación que solamente tenga que ver con usted, nada que tenga relación con otra persona. Tenga la visión del asunto en colores vivos, trate de escuchar los sonidos del incidente, acuérdese del olor y del ambiente. Cierre los ojos y pase como veinte segundos estando presente con su irritación. Entonces abra los ojos y estire el cuerpo para que el sentido de estrés salga de usted. Haga esto antes de continuar la lectura.

La gente que ha estudiado las artes marciales, los deportes submarinos, el canto o la meditación tal vez ha aprendido a regular su respiración bajo estrés, pero a la mayoría de la gente, el estrés les hace respirar de una manera superficial, más rápidamente y por la parte superior del pecho. Comparada con la respiración neutral, probablemente durante la exploración usted sintió que el diafragma se movía menos. Usted usó el diafragma para estabilizar su cuerpo como respuesta al estrés imaginado —no un buen uso del músculo de respirar.

¿Qué más notó? ¿Sintió el cuerpo más grande o más pequeño que antes? ¿Más espacioso o más compacto? ¿Más o menos flexible, fluido o elegante? ¿Y sus percepciones? ¿Estuvo más o menos consciente de su ambiente? Para la mayoría de la gente, un momento estresante cierra el cuerpo y la mente.

La armadura muscular y el cuerpo fluido

En nuestro intento de controlar las situaciones estresantes, muchas veces contraemos los músculos en una manera que bloquea el movimiento en vez de crearlo. Entonces estos músculos se convierten en una forma de armadura que nos previene de movernos libremente. La armadura muscular limita la moción de las articulaciones. Cuando los músculos de los lados opuestos de una articulación se contraen al mismo tiempo, la articulación afectada se pone más rígida. Bajo el estrés, esta forma de antagonismo puede ocurrir en cualquier parte del cuerpo, hasta en el núcleo interno. Para experimentar la sensación de tener una armadura muscular, imagínese que está con mucho apuro. Permanezca sentado pero piense en la larga lista de todo lo que tiene que hacer. Imagínese que todas estas cosas son urgentes. Dese más y más prisa, pero no mueva ni un músculo. Entonces, sosteniendo esta tensión en su cuerpo, levántese y camine un poco.

Cuando usted trata de moverse con esta forma de tensión en el cuerpo, tiene que vencer la resistencia de los propios músculos. El esfuerzo para resistir la resistencia hace el moverse aun más difícil. Porque usted está tratando de moverse y no moverse al mismo tiempo, su potencial para la eficiencia y la elegancia cae en picada. Usted tal vez haya visto esto en una tenista que no puede encontrar su propio ritmo o haya notado en un músico que no puede encontrar el tempo. Tal vez esto lo haya experimentado si una vez trató de cocinar la cena cuando estaba enojado, o tratando de expresar una opinión cuando estaba cohibido. La armadura muscular hace que su movimiento sea pesado y torpe como si tuviera puesta una prenda muy apretada. Esa prenda apretada hace que el mundo mismo también disminuya.

Usualmente, la armadura muscular es un intento de sentirse más seguro y menos vulnerable por el hecho que el cuerpo se siente más sólido. Pero, esta solidez interfiere con el funcionamiento normal del cuerpo porque interrumpe su naturaleza esencialmente fluida. La composición del cuerpo es entre 60 y 70 por ciento líquida, dependiente de su edad y el nivel de actividad. Esto incluye a los músculos, aunque estos se ponen densos cuando están contraídos. La tensión muscular crónica destruye la fluidez natural. Cuando usted ha recibido un buen masaje, los músculos recuperan su fluidez y se levanta de la mesa con más habilidad que antes de moverse libremente. La relajación es la restauración de la fluidez del cuerpo.

El núcleo corporal donde todos los órganos internos están situados, es aun más fluido que los músculos. La cavidad abdominal es como un acuario suave, poblado densamente con plantas acuáticas enrolladas una a la otra, en una moción gentil y constante. Cada vez que el estrés comprime las articulaciones y los músculos, haciendo más compacto el cuerpo, hay literalmente menos campo para la circulación de los fluidos y para que los órganos puedan flotar y deslizarse. No es sorprendente que la armadura inducida por el estrés muscular lleva problemas funcionales sean digestivos, circulatorios o de otras funciones.

Algo de esta tensión es inevitable. Es la contracción muscular, después de todo, que nos permite hacer las cosas. El problema viene cuando tensamos los músculos y los mantenemos tensos —cuando nuestra encarnación de estrés empieza a ser tan habitual que ni notamos o, peor aún la percibimos como lo normal.

Cuando las reacciones del estrés se convierten en hábito, su postura, su movilidad y la manera de percibir las alternativas sufren. El hábito de encarnar el estrés es algo que puede cambiar. Usted ha tomado el primer paso con notar la reacción de su cuerpo a un problema menor.

EXPLORACIÓN: UNA SATISFACCIÓN SIMPLE

El siguiente experimento debe contrarrestar los resultados anteriores. Recuérdese de un momento agradable que involucró solamente a usted. No es necesario convocar un sentimiento de felicidad completa ni de éxtasis, solamente la memoria de un placer simple: el olor de galletas frescas saliendo del horno, una noche estrellada, un baño caliente o el sonido de una lluvia bienvenida. Deje que su cuerpo se deleite en estas sensaciones. Siga leyendo tan pronto cuando usted haya alcanzado esta simple satisfacción.

Usted va a notar una diferencia en la respiración entre este ejercicio y el de antes. Esta vez la respiración ha sido más despacio, más baja en el pecho y más completa. Otras sensaciones típicas del placer son un sentido de apertura en la garganta, sentir los rasgos de la cara más suaves y la relajación de la barriga, como también un sentido de alargar la anchura a través de los hombros y el pecho, y la largura del cuello y la columna. Las manos y los brazos tal vez se sintieron más sueltos; las piernas y la caderas más conectadas al resto del cuerpo. En general, su cuerpo probablemente se sintió más abierto, más fluido y más vulnerable.

El sentido de vulnerabilidad tal vez tomará tiempo a que se acostumbre, especialmente si usted está en la presencia de otra gente. Dejando que su cuerpo mantenga su movilidad natural puede invocar un sentimiento de estar expuesto, abochornado e inclusive avergonzado. Pero también es capaz de permitir más creatividad y auto-expresión. La mayoría de nosotros cuando éramos niños aprendimos a restringir el placer de estar "vivos", limitando nuestra exuberancia para quedarnos sentados sin movernos en la escuela. Aunque hay estudios que sugieren que los estudiantes aprenden mejor cuando al cuerpo le es permitido moverse, nuestra sociedad continúa asociando un cuerpo expresivo con una falta de disciplina. Para sanar su postura tal vez será necesario que usted reconsidere su relación con las opiniones culturales o religiosas que degradan el placer de la expresión sensual.

Cuando usted conscientemente recuerda una memoria corporal agradable, induce más espacio en las articulaciones, más alzamiento en la columna y más gracia en cada movimiento que tenga. Los placeres simples, entonces, son recursos para la transformación de la postura.

Reconociendo su caminar

Tal como usted reconocería a una amiga de mucho tiempo atrás por su manera de caminar, así también usted es reconocido por su postura al caminar, su energía, su ritmo y su uso del espacio. Los humanos, hasta los más sedentarios del siglo veintiuno, caminamos más que cualquier otra actividad. Las características de nuestro modo de andar son determinadas por muchos factores incluyendo las influencias culturales, religiosas y familiares, así como accidentes, enfermedades y otros incidentes de nuestra historia personal. Las exploraciones del caminar a continuación tal vez le harán más consciente de algunas de estas influencias.

Las exploraciones de esta sección le ayudarán a identificar los detalles de su estilo de andar. Le darán una imagen de "antes" que usted puede usar para medir su progreso a través del libro. Haga las exploraciones en un espacio bastante grande para moverse sin chocar contra las paredes ni tropezar con los muebles. Camine desde un lado al otro por lo menos una vez para cada cuestión. Haga nota de sus impresiones que servirán como una base de comparación mientras reexamina su manera de caminar en los siguientes capítulos. Mejor todavía si puede conseguir algunos extractos de video de su caminar de "antes".

Camine de una manera ordinaria pero con un sentido de propósito como si estuviera cumpliendo un recado. La meta puede ser algo simple como caminar a través del cuarto para recoger una revista. Trate de caminar de una manera natural y sea observante al mismo tiempo. Las preguntas atraen la atención a los detalles de una variedad de hábitos ambulantes, así algunas preguntas serán más relevantes a su cuerpo que otras. Porque hay muchos detalles para observar, tal vez deseará extender las exploraciones a través de algunas sesiones más. Si una pregunta no tiene sentido para usted, puede saltar hacia la siguiente. Siempre puede revisar el inventario más tarde para aclarar los resultados.

EXPLORACIÓN: UN INVENTARIO DE SU CAMINAR

Mientras usted camina, ¿siente que cualquier región del cuerpo se siente más presente y más viva que las demás? Haga nota de su primera impresión.

Su respuesta a esta pregunta indica el área de su cuerpo que se mueve más libremente. Recibimos nuestro sentido de ser vivos por el movimiento. Las áreas que se sienten menos vibrantes son las que son más tensas y menos móviles. Áreas de tensión indican que usted está estabilizando esa parte innecesariamente. Pero no crea absolutamente en esta primera impresión. Vamos a continuar y examinarla con más detalle.

Imagine una línea de división entre el lado derecho y el lado izquierdo del cuerpo. Por un momento, preste su atención solamente al lado derecho mientras continua caminando.

Entonces, pase un minuto con el lado izquierdo. Tome nota de cualquier diferencia entre ambos lados.

¿Le parece que un talón golpea el suelo más enfáticamente que el otro? ¿Toma una zancada más larga con una pierna que la otra?

¿Oscila más ampliamente un brazo o con más fuerza?

La mayoría de la gente tiene alguna falta de equilibrio de movimiento entre los dos lados. Las razones para esto incluyen cual mano es más dominante, el entrenamiento atlético (un golfista de lado derecho dominante, por ejemplo, oscila el torso con fuerza de derecha a izquierda, una y otra vez), actividades repetitivas de trabajo, la compensación por una herida (dar favor a una pierna lastimada mientras uno está sanándose), los huesos más cortos de una pierna que la otra, la curvatura de la columna vertebral o un patrón emocional como hacer una mueca cuando hay atención negativa.

EXPLORACIÓN: EL MEJOR PIE

Esta exploración le da más información sobre el equilibrio entre los dos lados. Párese cómodamente como si estuviera esperando en la cola para tickets del cine. Entonces tome un paso hacia adelante hasta la ventanilla. Note cual de las piernas usó en el paso, y cual le dio la propulsión.

Párese cómodamente otra vez y entonces dé un paso hacia adelante con el otro pie. Lo más probable es que en el acto de no poner su "mejor pie" adelante se sentirá raro, no familiar y sin coordinación.

Lo importante de notar no es el pie que toma el paso sino el otro. El lado de donde viene la propulsión hacia adelante es el lado que usted usa para estabilizar el cuerpo. Usted tendrá la tendencia de descansar el peso sobre esa pierna cuando asume una posición casual. El pie del empuje será más fuerte y hasta parecerá más musculosa a la vista. Pero también será menos adaptable y menos libre para moverse como la otra. Con frecuencia la pierna de este lado es la que experimenta el dolor crónico o tiende a ser lastimada.

Cuando usted ha observado esto sobre las piernas, notará que este hábito se expresa sutilmente con cada paso. La pierna más fuerte le da su modo de andar y un ritmo moderadamente irregular. Las articulaciones y los músculos de la pelvis y la columna se adaptan al hábito de las piernas. Una preferencia fuerte por una pierna puede causar un mal alineamiento tan lejos como en la mandíbula.

Nadie tiene el cuerpo perfectamente simétrico. Si usted observó una leve falta de equilibrio entre un lado y el otro, no se preocupe demasiado. Pero una fuerte falta de equilibrio entre los dos lados, el derecho o el izquierdo, le puede hacer más susceptible a lastimarse o sufrir de dolor crónico. Si usted siente que éste es su caso, pudiera ser beneficioso que consulte con un terapeuta profesional con especialidad en alineamiento corporal.*

---

*Vea el apéndice para referencias acerca del acondicionamiento estructural.

EXPLORACIÓN: GOLPE DE TALÓN

Ahora ponga toda su atención en los pies. Mientras camina, considere las porciones traseras y delanteras de cada pie: ¿Usted siente más presión en los talones o en la punta de los pies?

Mucha gente no tiene conciencia de la parte delantera del pie. Aunque es natural que el talón llegue al suelo antes que el resto del pie, el contacto enfático del talón indica que éste está literalmente escarbando el suelo para encontrar apalancamiento para llevar el cuerpo hacia adelante. La relación del cuerpo con la gravedad no está en equilibrio. En vez de centrarse en su axis vertical, el cuerpo se mantiene detrás de éste. Si usted nota este detalle en su manera de andar, es probable que los músculos a lo largo de la parte de atrás de las piernas sean cortos y tensos. (Para averiguar esto, agáchese y trate de tocar los dedos de los pies.) Estos músculos se han convertido en riendas restringiendo las piernas. Cuando éste es el caso, los músculos delanteros de las piernas o las caderas sobre trabajan, lo cual los hace tensos también.

Si este es su estilo de caminar, probablemente no tenga sentido que la propagación de su cuerpo esté en las piernas mientras éstas marchan detrás de usted. Tal vez esté consciente de las piernas mientras caminan delante de usted, pero no cuando están siendo arrastradas o cuando se impulsan desde los dedos de los pies. Cuando camina empujándose desde los dedos de los pies y los glúteos de la "pierna de atrás", éste da apoyo a la columna, levanta el pecho y le da un sentido de poder, relajación y confianza. Las prácticas a lo largo de este libro desarrollarán su habilidad de caminar de esta manera.

Ahora, imagine una línea por el centro de cada pie desde el medio del talón hasta el segundo dedo del pie. Mientras usted camina, ¿siente que está equilibrándose más en los bordes exteriores de los pies o más en los interiores? Cualquiera que sea el patrón indica que el cuerpo no recibe bastante apoyo de los pies. Una relación insegura de los pies con el suelo exige una sobre estabilización compensatoria en otra parte del cuerpo. Trataremos del uso saludable de los pies en el capítulo siete.

EXPLORACIÓN: LA MOVILIDAD PÉLVICA

Resuma caminando y ponga su conciencia en las caderas. Articulaciones esféricas conectan los huesos a la pelvis. Trate de imaginarlas trabajando profundamente en el tejido muscular de los glúteos.

La tensión crónica de las caderas y la pelvis puede hacer que sea difícil sentir la moción en esta área. Tal tensión puede ser el resultado de las creencias culturales sobre la belleza y la sexualidad. Porque nuestra cultura decreta que

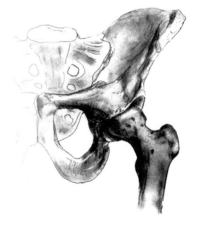

Fig. 1.2. El diseño esférico de las articulaciones de las caderas permite una moción refinada de la pelvis y las piernas mientras uno camina.

ser delgada es ser linda, muchas mujeres tensan los músculos alrededor de las caderas en un intento de aparentar ser más delgadas. La gente que es demasiado gorda comprime esta región para esconder la sensación de la grasa vibrando en los muslos o la barriga. Porque nuestra cultura interpreta la moción pélvica como algo femenino, los hombres tienen la tendencia a desarrollar la tensión en las caderas para evitar una apariencia femenina. La tensión en las caderas también puede ser un intento de esconder la potencia de la región pélvica, manteniéndola inmóvil. Lo menos que usamos cualquier parte del cuerpo, lo menos que la sentimos, hasta que llega a aparecer casi invisible. Cualquier experiencia de trauma sexual aumenta la probabilidad de tensión en las caderas y la pelvis.

La función de las articulaciones de las caderas es la comunicación de moción entre la columna y las piernas. Mientras las piernas alternativamente se columpian, la pelvis y la columna deben girar en una moción muy sutil alrededor del axis vertical del cuerpo. Cuando la tensión en la cadera bloquea estos movimientos, el cuerpo entero está siendo afectado.

Resuma caminando y note el abdomen. ¿Puede sentir un movimiento sutil del ombligo hacia adelante, en dirección de la pierna que va adelante? Es un movimiento muy pequeño —el ombligo solamente se mueve entre cinco y diez grados a lo más. Si usted siente esto, entonces la pelvis está girando como debe hacer.

¿Gira el pecho en la dirección opuesta de la pelvis? Cuando la columna, la pelvis, las piernas y los brazos están funcionando conjuntamente, el caminar involucra unas mociones sucesivas que giran alrededor del axis central del cuerpo. Si la caja torácica empuja el abdomen, no hay campo en el tronco para que esta moción pueda ocurrir. Tal compresión del núcleo corporal puede ser un reflejo de las tensiones emocionales, la disfunción digestiva, los hábitos respiratorios no muy buenos o todas esas causas al mismo tiempo.

EXPLORACIÓN: LA OSCILACIÓN DEL BRAZO

Ahora, afínese con los movimientos de los brazos mientras usted está caminando. Tome nota de la oscilación del antebrazo desde el codo. Sienta la parte superior del brazo columpiando desde la articulación del hombro. Trate de sentir una moción deslizante de los omoplatos contra la parte trasera de la caja torácica.

Si la moción del codo fue el aspecto más obvio de la oscilación del brazo, usted está llevando demasiada tensión en las partes superiores de los brazos, los omoplatos o la columna. Puede haber muchas razones para esto. La tensión del hombro tal vez refleja el dolor o la inestabilidad de las partes inferiores del cuerpo: uno tal vez levanta los hombros en un intento de disminuir el peso en la espalda o en una rodilla dolorosa como compensación para los pies que no le apoyan bastante.

La tensión en el hombro es común en la gente que vive de una manera sedentaria. Largas horas sentadas con la moción primariamente tomando lugar en los brazos desde los codos hacia abajo —como es normal en las ocupaciones de computadoras o el conducir un automóvil— dejan muy poca oportunidad para que los hombros se muevan. Mucha de la tensión de "apúrese y espere" que usted experimentó algunas páginas atrás probablemente tomó lugar en los hombros.

Así como la tensión pélvica y abdominal puede ser un intento de disfrazar nuestra forma o tamaño, la tensión en el hombro o el pecho puede ser una manera de ocultar los pechos. Este hábito es común entre las mujeres que desarrollan los senos tempranamente en la pubertad, las que tienen los senos grandes o las que tal vez habían sido objeto de atención impropia.

Frecuentemente, aunque no siempre, la tensión alrededor de los omoplatos actúa en conjunto con la restricción emocional. Los movimientos de los brazos y los hombros reflejan nuestras conexiones con otra gente: cómo damos y recibimos y cómo nos protegemos. Con gestos pertinentes como éstos, los hombros actúan de guardianes del corazón. Todos sabemos cómo uno se siente cuando alguien le da el "hombro frío", lo cual significa que no le presta ninguna atención. O tal vez también hemos sentido el peso de "cargar sobre los hombros" demasiadas responsabilidades.

Mientras que el empujón vertical de las piernas y el tronco organizan nuestra postura y el impulso hacia adelante, los movimientos de los brazos definen nuestras interacciones sociales. Cuando los brazos están totalmente extendidos, hacen un gesto horizontal que es la expresión de un corazón abierto. Los brazos extendidos juntos con la postura vertical forman el símbolo antiguo de la cruz. El corazón está situado en la intersección de los brazos y la postura. Cuando los movimientos expresivos de los brazos son restringidos, la disfunción se apropia del cuerpo. Usted no puede caminar con poder ni con gracia con los brazos encadenados. Ni puede respirar libremente con los hombros pesados.

EXPLORACIÓN: LA MOVILIDAD DE LA COLUMNA VERTEBRAL

Caminando otra vez, note el movimiento de la columna.

Mucha gente siente muy poca y a veces ninguna moción en la columna mientras están caminando. Otros solamente notan un patrón de oscilación de un lado al otro. Hay dos versiones comunes para esto. Una es que los hombros y el pecho oscilan de un lado al otro por encima de la cintura. Esta oscilación ayuda a las piernas a vencer la resistencia de la tensión restringida en las articulaciones de la cadera. En otras palabras, la oscilación compensa por la falta de moción debajo de la cintura. La actriz, Rosie O'Donnell, frecuentemente camina de esta manera.

En el segundo patrón común de la oscilación, todo el cuerpo se mece desde una pierna a la otra, usualmente con las piernas en posición un poco separadas. Este patrón es la manera estereotípica de caminar del hombre atlético o "jock". Es una compensación común para la tensión de la espalda, la cadera y el núcleo. Con esta manera de andar usando los bordes del cuerpo, la persona evita la sensación de movimiento por el centro y expresa solamente las límites de su propio ser. Usted puede ver esta manera de caminar en las películas tempranas de Arnold Swarzenegger o en cualquier campo de fútbol.

Cuando la columna está funcionando bien, se mueve en tres planos mientras usted camina. Un plano es la contra-rotación de la pelvis y el tórax descrito antes. Otro es una oscilación muy ligera hacia un lado. El tercero es la undulación sutil desde adelante hacia atrás. Cuando todos de los tres planos de movimiento ocurren simultáneamente, el resultado es una moción de espiral, como la moción del agua. Usted ha visto esta moción de múltiples planos en los documentales de los animales salvajes, pero muy rara vez se nota entre los peatones alrededor de usted.

Cuando usted encuentra impresionante la gracia y la sensualidad del movimiento de otra persona, es porque está apreciando una columna saludable. Imagínese el basquetbolista de leyenda, Michael Jordan, cuando estaba en lo mejor de sus destrezas o la actriz de cine, Catherine Zeta-Jones. Tal gracia y sensualidad dependen de una capacidad para estabilizar el cuerpo sin cerrarlo con tensión.

EXPLORACIÓN: CABEZA Y CUELLO

Preste atención a lo que está haciendo la cabeza mientras usted está caminando en su manera habitual. ¿Está estirado el cuello con la cabeza hacia adelante o está colgando hacia abajo? ¿Y está el mentón cerca de la garganta, enderezando así el cuello, o está empujando adelante su barbilla, comprimiendo la nuca?

El cuello necesita el apoyo de la estructura del cuerpo por debajo. Los hombros encorvados y el pecho restringido no dan al cuello ninguna base de descanso. En este caso, el cuello tiene que mantenerse erguido y también balancear una cabeza que pesa de ocho a doce libras.

El alineamiento no muy bueno del cuello frecuentemente tiene que ver con la percepción —esforzándose para ver mejor algo, oírlo o entenderlo. También puede reflejar un intento de bloquear la percepción, cuando estamos buscando privacidad al mirar al suelo. El estrés es otro problema para el cuello, especialmente cuando se trata de alcanzar nuestros objetivos. Desorganizamos el cuello cuandoquiera que nos empujamos demasiado.

La tensión del cuello afecta la movilidad de la columna entera. Porque las costillas pivotean al punto de contacto con la columna cuando respiramos, la tensión del cuello puede inhibir la respiración y bloquear la postura levantada que crea la respiración saludable. Problemas de visión y oído también afectan su postura. Cuando usted necesita voltear el cuello para ver algo con el "buen" ojo o usar la oreja que oye, las rotaciones compensatorias corren a lo largo de toda la columna, como también la pelvis y las piernas, mientras el cuerpo busca apoyo por la falta de equilibrio en sus órganos sensoriales. Esto significa que un problema sensorial crónico puede afectar al cuello y acabar causando tensión en la cadera o la rodilla.

¿ESTO SIGNIFICA QUE YO TENGO QUE APRENDER A CAMINAR OTRA VEZ?

Aunque sea desconcertante encarar de frente a sus patrones posturales, usted ya sabe por experiencia que observar directamente cada problema es el primer paso a su solución. Porque usted renueva la postura —por bien o por mal— con cada paso, incorporar las nuevas reglas de la postura involucrará cambios en cómo camina.

Aprender a caminar de una manera diferente tomará tiempo. Un infante requiere entre tres a seis meses para adquirir una destreza nueva como el uso de una cucharita o cómo sentarse o gatear. Para los adultos que tienen que desaprender sus movimientos habituales mientras aprenden los nuevos, y a diferencia de los infantes que no tienen nada que hacer sino explorar el cuerpo, es probable que tome un tiempo considerablemente más largo. La cura verdadera siempre toma tiempo.

EXPLORACIÓN: ACCIONES PARA LA ESTABILIZACIÓN

La siguiente exploración le ayudará a observar cómo sus relaciones afectan al cuerpo. Mientras camina, imagine dos escenarios similares en los cuales observará los efectos contrarios del estrés y el placer sobre la respiración.

En la primera situación, una vieja amiga, alguien con quien usted se siente cien por ciento cómodo encontrándose, le está mirando desde el otro lado del cuarto. Párese en una posición neutral. Mire a su amiga. Camine hacia ella, dejando que su entusiasmo afecte su cuerpo de una manera autentica.

Note como la experiencia afecta la postura de andar. Es típico sentir que los brazos están oscilando libremente, el pecho está levantado, hay una apertura a través de las clavículas, en la garganta y cuello un leve estiramiento, los músculos de la cara más suaves, una relajación del vientre, las caderas con moción fluida, energía en las piernas y los pies y firmeza en la mirada.

Trátelo una segunda vez. Note su ritmo, su énfasis y sus pasos. Note cómo usted ocupa el espacio —qué tan largos son sus pasos, y qué tan generosa es la oscilación del brazo.

Para el segundo experimento, imagínese que usted está acercándose a alguien que admira y quiere encontrar pero que tal vez no tenga una opinión favorable de usted. Empiece por pararse de una manera neutral. Mire a la persona a través del cuarto. Entonces camine hacia ella.

¿Cómo difiere esta manera de caminar con la de antes? Note el contacto de su talón, la moción pélvica, la tensión del vientre, la oscilación del brazo y el nivel de la vista. Encuentre las palabras para describir las diferencias en su ritmo, sentido del espacio y energía. Note cualquier sentido de esfuerzo y dónde lo siente en el cuerpo. Así mismo, como la primera exploración probablemente mejoraba su patrón de caminar, la segunda probablemente exageraba sus peores cualidades.

De hecho, la postura cambió aun antes de empezar a caminar. ¿Lo notó? Piense usted en el momento cuando estaba parado de una manera neutral. Su postura cambió en el instante que usted vio a cada persona. Trate el experimento otra vez si usted no está seguro. En el momento que vio a su amiga, probablemente usted inhaló y sonrió. El cuerpo se alzó y se expandió, creando espacio en todas las articulaciones para facilitar el movimiento. Cuando caminaba, los pies andaban seguros sobre el suelo. Ésta es la apertura que se siente con la estabilización.

En el caso segundo, con la persona intimidante, tal vez notó una sensación sutil de cierre en el cuerpo antes de empezar a moverse. Puede ser que el vientre se le enderezó, la mandíbula se puso dura o los glúteos se estrecharon. O notaba tensión en los pies, como si estuviera parado en un suelo muy frío. Tal vez la cabeza se inclinó hacia abajo o hacia un lado para distraer la mirada. En todo caso, su cuerpo entero se comprimió un poco.

LA CONCIENCIA CORPORAL PRÁCTICA

La primera reacción a una situación es de estabilizar el cuerpo. La postura es la expresión compuesta de sus acciones habituales de estabilización. Esencialmente, su postura es la manera en que usted se aproxima a la vida. Cómo percibe una relación o una situación afecta la manera en que usted se mueve, y cómo se mueve da forma a la postura y su punto de vista. Si su percepción del mundo es que la gente generalmente es bien intencionada, los movimientos del cuerpo tendrán más libertad que si en cambio usted esté inseguro o ansioso sobre sus interacciones con otras personas. Esto se aplica a todos los movimientos de la vida diaria —su manera de caminar y pararse, cómo se agacha y se endereza, cómo hace para alcanzar las cosas y su manera de alejarlas, inclusive cómo usted se sienta, escribe y baila. Y hasta afecta su manera de respirar. Las acciones diarias moldean un cuerpo flexible hacia una forma habitual.

Las exploraciones en este capítulo han acentuado la conexión entre la postura, el movimiento y las emociones. La palabra *emoción* se deriva del latín que significa "desde el movimiento". La palabra sugiere que nuestros antepasados han debido tener un entendimiento sobre la relación entre el cuerpo y la mente: experimentamos las sensaciones físicas antes de imbuirlas con significado. Lo que llamamos las emociones viene de nuestra interpretacion de las sensaciones corporales del movimiento.

Para desarrollar un mejoramiento sostenible en la postura, necesitará estar consciente del interfaz entre sus hábitos físicos y sus conexiones emocionales con su mundo. Esto requiere un distinto tipo de conciencia corporal a aquella que se usa en un gimnasio o un estudio de ejercicio físico. Capítulo por capítulo, este libro le ayudará a refinar el uso de esta forma de conciencia.

Por ahora recuerde las sensaciones que usted experimentó en las exploraciones: Un momento estresante (vea la página 21) y Una satisfacción simple (vea la página 23). Trate de sustituir con sensaciones agradables en vez de estresantes en situaciones comunes. Esto no significa que usted puede cambiar las circunstancias catastróficas por buenos tiempos, pero simplemente que usted se niega a permitir que la impaciencia o la irritación le compriman, le inmovilicen o dejen a su cuerpo adormecido. Cuando le hacen esperar en el teléfono para el apoyo técnico es una perfecta oportunidad para poner esto en práctica. Otras oportunidades incluyen cuando usted está sentado en el auto esperando por el semáforo o en una línea de pagar en el supermercado. Usted encontrará que las sensaciones agradables en el cuerpo le promueven el pensamiento positivo.

Afínese con su "cuerpo de placer" antes de empezar cualquier rutina de ejercicio físico. Recuerde de mantener una sensación de fluidez en el cuerpo como cuando se acercaba a su buena amiga. Afínese a estas sensaciones mientras usted camina, corre o nada o durante su práctica de baile, yoga o Pilates. Mientras usted continua por este libro, recogerá más recursos para manejar el estrés en su vida sin cerrar la postura. Cultivando el placer simple del cuerpo es una manera muy buena de empezar.

En el siguiente capítulo, investigaremos el sistema increíble que conecta todas las partes del cuerpo y les da forma para la restricción o para la libertad.

Encontrándose con Mika

Siempre apurada, Mika pasa casi rozando el pavimento, como si la gravedad no se aplicara a su caso. Con los brazos ceñidos a los lados del cuerpo y la frente fruncida e inclinada hacia adelante, su cuerpo parece aerodinámico para la velocidad.

Su ritmo aminora al verlo a usted. Con la barbilla hacia adelante, entrecierra los ojos un poco para ver mejor porque ella no confía en su vista. Entonces aparece una sonrisa grande acompañada por una gran apertura de brazos, como si ella pudiera volar sobre la docena de metros entre ustedes. Curiosamente, este gesto de volar parece darle a su cuerpo sustancia. Sus pasos se alargan enfáticamente y momentáneamente usted está sujeta firmemente en un abrazo.

"Tengo que correr", dice ella, después de cinco minutos de ponerse al día. Usted mira mientras el cuerpo de ella se condensa en su postura característica otra vez, pensando que tal vez ella llegaría a las destinaciones en su vida tan rápidamente y con mucha más gracia con los pasos extendidos, los brazos columpiándose y el pecho abierto que acompaña su "que feliz de verse" actitud.

La postura de Mika deriva de cómo se mueve el cuerpo. Si ella cambiara cómo usa el cuerpo durante las acciones diarias, ella podría cambiar su postura. Solamente necesita notar que su manera de moverse hace una diferencia y decidir si esta es una diferencia que vale la pena cultivar.

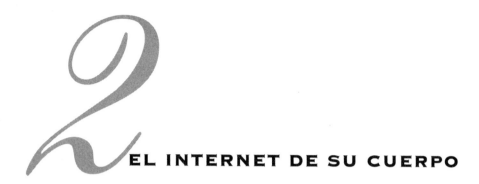

EL INTERNET DE SU CUERPO

Mientras usted está esperando el cambio del semáforo con la mente en su lista de compras, su mirada sigue ociosamente a algunas personas en el paso de peatones. Una mujer, encorvándose para controlar el carrito de compras, grita a un niño de cinco años, "¡Mira donde estas yendo, Rico! ¡No corras!"

Ella consiguió su atención y no la del hijo. De hecho, cuando usted empieza a prestar atención a su propio cuerpo, empezará a notar los dramas del baile de los peatones por todas partes.

Canto el cuerpo eléctrico.

WALT WHITMAN

Un adolescente fuerte con sus cordones de zapatos y pantalones sueltos, se pavonea al ritmo de un "rap" interno. Sin ninguna razón aparente, da un giro alrededor del carro de compras de la mujer, y con una gracia como Michael Jordan, alza el niño con un brazo y agarra el carro con la otra. "Rockie, eres un ángel", declara la mujer apurándose detrás de él.

Cuando el semáforo cambia a amarillo, un hombre encorvado de pelo gris da un paso desde el borde de la acera. Usted le mira apretando los labios y pensado a sí misma, "¡dale, dale, viejito! ¡Tú puedes hacerlo". Los automóviles a través de la intersección avanzan muy lentamente mientras el anciano arrastra los pies. Que horrible es ser viejo, usted piensa, mientras observa la lucha del viejo. Con un suspiro, usted afloja las manos en el volante y reflexiona que tal vez sea posible que no sea totalmente una cuestión de edad. Después de todo, su papa ya en los setenta camina tan vigorosamente en la calle que usted tiene que apurarse para mantener el paso.

¿Por qué la gente se mueve de maneras tan diferentes? En el mundo natural, las criaturas similares se mueven en forma, paso y ritmo similar. Con la excepción de soldados marchando, el baile de un grupo de ballet y cómo pasean los amantes nuevos, el movimiento humano tiende a ser idiosincrático y sin harmonía. El ajetreo de la mujer agachada, el brincar fácil del niño, el brío descuidado del adolescente, el tambalear del viejo —cada uno muestra su combinación de velocidad, ritmo, forma corporal, energía y un rango espacial.

Muchos factores contribuyen a las variaciones del movimiento humano. La herencia genética, la historia personal, los orígenes culturales, la nutrición y el ambiente, todo está involucrado. Las circunstancias del lugar donde vive el individuo varían mucho, y cómo nuestra fisiología individual da respuesta a los asuntos de la vida varia aun más. Se entiende que la postura y el movimiento comúnmente involucran complejas actividades en nuestro sistema esquelético, muscular y nervioso. Investigaciones recientes han revelado que el tejido conectivo —que une todos los otros sistemas— tiene su propio sistema. El sistema del tejido conectivo está involucrado en el enfoque holístico de este libro de una manera especial. Este aspecto poco entendido de la fisiología del movimiento es el tópico de este capítulo.

LO HOLÍSTICO CONTRA LO MECÁNICO

La mayoría de la gente dirige sus quejas físicas a las partes individuales del cuerpo: "Mi cuello es demasiado corto". "Mis caderas son demasiado anchas". "No puedo estirar el brazo detrás de la espalda". "Me duele agacharme". En el paso de peatones de nuestro barrio, podemos ver a la Señora García con los hombros muy redondeados y el estómago sobresaliente y el Señor Carlsen tiene su columna rígida y las rodillas dolorosas.

Profesionales de la medicina convencional y la terapia física observan a los cuerpos como agregaciones de partes dañadas. Darían a la Señora García una abrazadera y le enseñarían algunos ejercicios para fortalecer los músculos abdominales. Para el señor Carlsen, le recomendarían una medicación para quitar el dolor y eventualmente cirugía de rodilla. Aunque el modelo médico del cuerpo puede salvar vidas, muchos problemas crónicos —como los demostrados por las dos personas en el paso de peatones— serían mejor servidos por un enfoque holístico. Desafortunadamente, la medicina convencional aprueba un punto de vista mecánico del cuerpo que influye nuestra cultura, especialmente en la manera en la cual consideramos y tratamos al cuerpo.

Entre los sistemas complejos que interactúan de una manera intrincada, el sistema de la conexión de los tejidos impregna y provee la estructura para los demás. Como el Internet global electrónico, este sistema es una red de comunicaciones que puede conectar cualquier parte del cuerpo a las demás. Una investigación breve del tejido conectivo hará más claro por qué el proceso de sanar la postura involucra más que solamente reposicionar la parte del cuerpo que es problemática.

CUERPO DE AGUA

Sabemos que la vida empezó en el océano. A través de millones de años, los compuestos orgánicos que derivaron del agua salina se desarrollaron en proteínas. Algunas de estas proteínas formaron una membrana acuosa que permitió que alguna forma de vida evolucionara que fue contenida y sostenible. Esta membrana era una forma primitiva del tejido conectivo. Colecciones de células primitivas gradualmente se desarrollaron en funciones distintas y cientos de millones de años más tarde, evolucionaron en criaturas marítimas primordiales. Estas criaturas se movían con facilidad por el agua, pero sus mociones de espiral, con forma de oleaje, no eran apropiadas para la vida terrestre. Tomó millones de años más para que sus cuerpos fluidos evolucionaran tejidos más sólidos, huesos y ligamentos que les permitió moverse en la tierra sólida donde los efectos de la gravedad son experimentados de una manera más fuerte.

Los cuerpos humanos son una encarnación de la transición de la vida desde el agua hacia la tierra. La piel y los tejidos conectivos todavía contienen el agua salina que infunde todos nuestros tejidos y células. Nuestros huesos nos hacen funcionales con la tierra, capaz de caminar y gesticular, trabajar y jugar. Pero dentro de nuestro contenedor hecho de piel, somos esencialmente acuáticos.

Porque la mayoría de la gente inconscientemente concibe el cuerpo como algo sólido, es sorprendente aprender que la composición de éste sea aproximadamente setenta por ciento de agua. Entender esto puede darnos una nueva perspectiva sobre cómo transformar nuestra postura porque es claro que el cuerpo no es ni denso ni inmutable.

MAQUINADO PARA LA MOCIÓN

La idea convencional del alineamiento pone las masas corporales una encima de la otra como una pila de bloques de un niño, alineándolos así para que el axis de la gravedad pase por sus centros y confiando que el esqueleto pueda sostener el peso. El problema con este modelo es que una pila de bloques es inmovible.

Para un modelo que es más de acuerdo con la naturaleza fluida del cuerpo, tomamos prestado las perspicacias del ingeniero visionario Buckminster Fuller. Es famoso por el invento de la cúpula geodésica —la estructura más ligera, más fuerte y más barata diseñada hoy en día. Usando materiales flexibles, Fuller tomó ventaja de la tensión en vez de la compresión para sostener sus estructuras. El llamó este sistema de diseño "tensegrity" (una combinación de tensión e integridad).

Si aplicamos el modelo de Fuller al cuerpo, podemos ver que es la fuerza de la tensión de los tejidos suaves que nos mantiene erguidos y no la fuerza de la compresión de los huesos. Flotando entre un mar de tejidos fluidos, los huesos sirven para mantener el espacio interno del cuerpo en vez de actuar como vigas que resisten la compresión. La longitud y la tensión de los tejidos conectivos se adaptan a los cambios en la orientación de los huesos y distribuyen la fuerza de la gravedad a través del cuerpo cuando nos movemos.

Para mantener nuestra postura derecha hay un proceso de la moción perpetua. No hay tal cosa como estar parado sin moción, ni aun estar sentado sin moción, porque el diseño estructural del cuerpo es inherentemente inestable. En primer lugar, toda la masa del cuerpo está posicionada por encima del apoyo dado por la base angosta provista por los pies. Segundo, el armazón corporal —el esqueleto óseo— es segmentado, y los finales redondeados donde los huesos se encuentran entre ellos configuran las articulaciones para promover la movilidad en vez de la estabilidad.

Sin sus cables de soporte hechos de tejidos suaves, un esqueleto erguido, aunque perfectamente alineado rápidamente se desplomaría en un montón de huesos. Usted ha debido experimentar esta tendencia al fin de un día muy ocupado cuando su cuerpo por fin cae sobre el sofá. Aunque a veces pensamos que estamos parados sin moción, nuestros nervios y músculos están haciendo cientos de pequeños ajustes a cada segundo para orientar otra vez nuestras armaduras inestables contra el tirón de la gravedad. En la exploración siguiente usted puede experimentar como esto se siente.

EXPLORACIÓN: EL BALANCEO POSTURAL

Párese con las piernas un poco separadas y el peso distribuido igualmente sobre ambos pies. Si su postura usual es amplia —con los pies más anchos que los hombros— entonces haga una postura un poco más estrecha que lo usual. Deje que los brazos cuelguen cómodamente a los lados. Olvídese de mantener una postura buena (no hemos llegado a esa parte todavía), y simplemente párese de una manera cómoda y ordinaria. Cierre los ojos. Si mantenerlos cerrados es incómodo, haga la exploración con los ojos abiertos. Tener los ojos cerrados simplemente le ayuda a percibir mejor las sensaciones.

Con los ojos todavía cerrados, usted sentirá que el cuerpo se está oscilando un poco. Visualice el esqueleto flotando en el mar de los tejidos suaves. Experimente el juego de las tensiones a través de los tobillos, las rodillas, las caderas y la columna mientras el cuerpo negocia el equilibrio con la gravedad. Observe el movimiento por un minuto más o menos, sin resistir ni tratar de controlarlo.

Tal vez sentirá un cambio de presión en las plantas de los pies o sentirá el torso oscilando como las ramas superiores de un árbol. El movimiento tal vez parece ser al azar o puede repetirse en un patrón obvio. Si usted no puede percibir la moción, trate de pararse sobre una superficie un poco inestable como un almohadón o una frazada doblada.

Lo que usted está experimentando se llama la oscilación postural. Todo el mundo se oscila un poco cuando están parados. El personal militar en posición de atención trata de prevenir la oscilación al contraer los músculos. Peculiaridades de su patrón de oscilación indican faltas de equilibrio en su postura. Digamos, por ejemplo, que usted haya notado que se mueve más fuertemente a la izquierda que a la derecha. Esto pudiera indicar que usted tiene el hábito de balancearse un poco a la izquierda del centro corporal y tal vez pudiera predecir tensiones compensatorias en la pierna izquierda, la cadera izquierda y al lado izquierdo de la columna. Estabilizándose a la izquierda del centro —o a la derecha, hacia adelante o atrás de este centro— crea un acortamiento y hace más espeso el tejido conectivo de este lado.

EL ÓRGANO DE LA POSTURA

"Tejido conectivo" es un término general para todos los tejidos que separan, contienen y conectan cada parte del cuerpo. Aunque hace más de dos mil años que los anatomistas occidentales han estado estudiando el cuerpo, no fue hasta el siglo veinte que el tejido conectivo llegó a ser el enfoque de estudios. Anteriormente, los anatomistas lo extirpaban para revelar los músculos, los nervios y los órganos debajo de él. Inclusive hasta ahora, pocos libros de anatomía presentan gráficamente el tejido conectivo, aunque esta substancia sea tan vital como los sistemas reproductores, digestivo y otros

El tejido conectivo está compuesto de una matriz viscosa, también conocida como "sustancia fundamental", y ésta puede ser más fluida o más sólida, dependiendo de las exigencias puestas sobre él. Fibras de proteína contribuyen una estructura a la sustancia fundamental, como las venas que se puede ver en las hojas de las plantas. Cuando el tejido conectivo más denso es requerido para cerrar una herida, por ejemplo —hay células especializadas dentro de la sustancia fundamental que trabajan para producir fibra adicional. Una cicatriz es tejido conectivo fibroso que se forma para estabilizar y proteger el área lastimada.

El tejido conectivo adquiere nombres distintos dependiendo de su ubicación y función. Los *ligamentos* son el tejido conectivo fibroso que conecta hueso a hueso. Los t*endones* conectan el músculo al hueso. Las membranas delicadas que envuelven el cerebro y la médula espinal son tejidos conectivos llamados *meninges*. El hueso es una forma de tejido conectivo altamente mineralizado. La tubería alrededor de los nervios y los vasos sanguíneos son compuestos de tejido conectivo, como son las capas alrededor de los órganos y los músculos. Este último tipo de tejido conectivo es conocido como la *fascia*.

La fascia no solamente envuelve los tejidos; pero los impregna, separando el hígado y el cerebro en lóbulos y el corazón en cavidades. Al nivel microscópico, la fascia forma envases separados para cada célula del cuerpo. Si compara las membranas en un segmento de naranja con la fascia que envuelve a un músculo, entonces la telilla delgada que separa las partículas pegajosas de la naranja son como las membranas celulares microscópicas.

Entonces, nuestros cuerpos contienen una red a tres dimensiones de fascia con bolsas y tubos para nuestros varios órganos y músculos y con compartimientos para cada célula. Los tejidos conectivos están en todos partes; de hecho, hacen cerca de veinte por ciento del peso total del cuerpo. Los anatomistas han determinado que si removieran los demás tejidos del cuerpo incluyendo —el hígado, el pulmón, el cerebro, el músculo, la sangre, la grasa el nervio y así sucesivamente— todavía podrían reconocer la forma humana hecha solamente de tejido conectivo.*

Cápsulas fasciales contiguas forman capas continuas que al mismo tiempo separan los músculos que están próximos y conectan las regiones más lejanas en el cuerpo. Por ejemplo, la fascia a lo largo de la corona de la cabeza es parte de una serie de conexiones fasciales sobrepuestas que están en la parte trasera del cuerpo y que van hasta las plantas de los pies. Usted puede experimentar la continuidad fascial desde la cabeza hasta los dedos de los pies con el siguiente experimento. Para hacerlo usted necesitará una pelota de tenis y los pies descalzos.

EXPLORACIÓN: LA CONTINUIDAD FASCIAL

Párese y agáchese como si usted quisiera tocar los dedos de los pies. Relaje el cuello para que la cabeza pueda colgar. No es necesario forzar su estiramiento —solamente preste atención al punto en el cual pueda levantarse fácilmente. Y vuelva a la posición parada.

Ahora masajee uno de los pies con la pelota, presionándolo sobre ésta lentamente y rotando la pelota a través de la planta del pie. Incluya los dedos del pie y el talón en el masaje. Usted está estirando la fascia densa a lo largo de la

*Thomas Myers, *Anatomy Trains* [Trenes de anatomía] (Edinburgh: Churchill Livingstone, 2001), 23–29.

planta del pie y porque ésta es frecuentemente tensa, es posible que se sienta alguna incomodidad. Pase cerca de un minuto haciendo esto. Entonces remueva la pelota. Repita la flexión original de agacharse, notando cualquier diferencia en cómo esto se siente. Hágase esto antes de seguir leyendo.

Sentirá que un lado del cuerpo —el lado del pie masajeado— ahora se puede estirar más hacia el suelo. Por la continuidad de la fábrica fascial desde la corona hasta la planta del pie, estirar cualquier parte afecta la totalidad. Es importante masajear el otro pie para que esté equilibrado antes de sentarse otra vez.

La vía fascial a lo largo de la parte de atrás del cuerpo es solamente una de las muchas vías que pasan por su "Internet" fascial. Un pasaje más central corre desde el arco interior del pie hacia arriba por la parte interior del muslo, por el suelo pélvico, y a lo largo de la superficie interior de la columna detrás de los intestinos. Este incluye el diafragma y la fascia que rodea al corazón, y va hacia arriba en la garganta, adentrándose en la mandíbula y el cráneo y conectando las vías que pasan por los brazos hacia las manos. Las seis zonas de la postura saludable son unificadas por esta profunda vía de fascia.

LA COMUNICACIÓN DEL TEJIDO CONECTIVO

Los tejidos conectivos proveen una red de comunicación distinta de otras maneras que el cuerpo emplea como las de los sistemas endocrinos y nerviosos. Porque la sustancia fundamental del tejido conectivo tiene una estructura cristalina y líquida, conduce la energía bioeléctrica. Ambos la compresión y el estiramiento mandan corrientes muy pequeñas por la fascia, y éstas dan señales de los cambios en su estado. Mantener una postura habitualmente cerrada induce que la fascia produzca más fibra. Así es cómo la mala postura llega a ser crónica.

Los científicos solamente han empezado a entender cómo el tejido conectivo trabaja como un sistema integral. Hay investigaciones que sugieren que las vías meridianas de la medicina china son corrientes de energía operando a través de los planos de fascia.[*] Otros estudios indican que la fascia contiene células musculares similares a los que forman el tracto digestivo.[†] Estas células son responsables por la parte del sistema nervioso que controla el funcionamiento inconsciente —*más evidencia que* sugiere que nuestro "órgano de la postura" también sirve como un órgano de comunicación.

Piense otra vez en el ejercicio del capítulo uno cuando usted fue invitado a sentir los efectos de la respiración en los tobillos. Ahora que entiende más sobre la naturaleza del tejido conectivo, esa idea no debe parecer tan fantástica. La fascia del

[*]Helene M. Langevin y Jason A. Yandow, "Relation of Acupuncture points and Meridians to Connective Tissue Planes" [La relación de puntos y meridianos de acupuntura a los planos de tejido connectivo], *The New Anatomist* 269 (2002): 257–65.

[†]Robert Schleip, "Fascial Plasticity—A New Neurobiological Explanation" [La plasticidad fascial— una nueva explicación neurobiológica], *Journal of Bodywork and Movement Therapies* 7 (2003): 104–16.

La integración estructural

▼

Los enfoques terapéuticos convencionales para el mejoramiento postural usualmente son de eficacia limitada en el tratamiento de las adhesiones faciales fuertes. Los programas de estiramiento son demasiado generalizados para referirse a las distintas tensiones que producen las posturas individuales. Los programas para incrementar la fortaleza física frecuentemente sobreponen demasiada masa muscular sobre un armazón desequilibrado que hace que empeore la postura.

La Integración Estructural (Structural Integration), desarrollada en los años cincuenta por Ida Rolf, es una terapia manual que restaura el equilibrio postural al soltar las adhesiones del tejido conectivo. Rolf, de hecho, fue la primera persona que reconoció la fascia como "el órgano de la postura". La lenta y penetrante presión de este estilo de tratamiento toma ventaja de la propiedad única de la fascia de relajarse cuando una presión estable está siendo aplicada. Han habido varias conjeturas sobre cómo la presión manual causa que la fascia cambie de estado. La investigación corriente sugiere una combinación de respuestas mecánicas, bioquímicas y neurológicas.*

Los terapeutas de la integración estructural —a veces llamados "Rolfers"— están entrenados para percibir los efectos holísticos de cada intervención localizada y cómo adaptar el ritmo y la profundidad de su toque en conjunción con el desarrollo de la conciencia corporal del cliente. Esto previene que el proceso sea intensamente doloroso. Para los lectores que piensan que necesitan más que este proceso de autoayuda, una serie de tratamientos de Integración Estructural puede ser un aumento al proceso sugerido en este libro.†

---

*Robert Schleip, "Fascial Plasticity —A New Neurobiological Explanation" [La plasticidad fascial —una nueva explicación neurobiológico], *Journal of Bodywork and Movement Therapies* 7 (2003): 11–19.

†El apéndice de este libro provee información de contacto para profesionales de la Integración Estructural.

---

diafragma y los pulmones está conectada con los planos fasciales que están ubicados a lo largo de la superficie interior de la columna y descienden por la pelvis y la ingle. Esta fascia en torno continúa con vías que corren hacia abajo por el interior de las piernas hacia los pies. Durante la inhalación, cuando el descenso del diafragma jala hacia abajo la fascia alrededor de los pulmones, transmite señales bioeléctricos hasta los tobillos. Otra vez, pruebe la exploración: Su respiración neutral del capítulo uno (vea la página 17). Sienta la moción de su respiración en los tobillos.

La fascia disminuye y se hace dura en respuesta a cualquier tipo de estrés: físico, ambiental o psicológico. Cuando la postura está cerrada por un periodo extenso, la presión que pasa por la sustancia fundamental cristalina manda señales a las células especializadas en la fascia para que produzcan más fibra. Esto causa que las cubiertas fasciales se adhieran una a la otra. Los nudos que sentimos en nuestros músculos cuando estamos tensos son el resultado de capas fasciales adyacentes que están adheridos. La tensión crónica en la parte superior de los hombros, por ejemplo, causa que la fascia alrededor de los músculos involucrados forme adhesiones que hacen difícil soltar la tensión al estirar. En el caso más extremo, la fascia forma una especie de fortaleza en la intersección del cuello y el tronco para estabilizar la curvatura exagerada de la columna superior conocida como "joroba de viuda".

Al hacer esto, la fascia solamente está cumpliendo con su trabajo —estabilizando la postura— para que usted no tenga que seguir activando los nervios y músculos para mantener la manera en la cual está parado o sentado. En vez de esto, el tejido conectivo le mantiene en posición, pegado como con Velcro. Con tiempo, mientras la proporción de la fibra dentro de la sustancia fundamental sea más grande, más lentos se hacen los intercambios metabólicos y le llevan hacia la dureza crónica experimentada comúnmente como la vejez.

Debido al "internet" de conexiones fasciales por todas las regiones del cuerpo, las adhesiones en un lugar pueden crear tensión en otras áreas alejadas. Una rodilla rígida puede ser el derivado de la organización fascial restringida en el pie o la cadera, desde adhesiones alrededor de los órganos digestivos o hasta de la falta de equilibrio en la posición de la cabeza debido a la pérdida de un oído. Cualquier región inmovilizada jala las cuerdas distantes de la fábrica holística, distorsionando el órgano de la postura en su totalidad.

La condición dolorosa llamada síndrome de túnel carpiano ocurre porque los nervios y los vasos sanguíneos están atrapados entre las adhesiones fasciales de los músculos del antebrazo y la muñeca. El dolor de la mano puede ser causado por las adhesiones fasciales en los músculos escalenos del cuello que comprimen los nervios que afectan a los brazos. De cualquier manera, el dolor de la mano es una consecuencia de la postura mala en su totalidad. Una posición incorrecta de sentarse, la respiración pobre y el insuficiente tono muscular abdominal, todo esto tiene una influencia en las tensiones fasciales a lo largo de los hombros y los brazos.

Cuando la fascia es saludable, ella forma capas sedosas alrededor de los músculos, los huesos, las articulaciones y los órganos. Estas capas lisas permiten que las estructuras a sus alrededores se deslicen una encima de la otra mientras respiramos y nos movemos, ayudando a que el funcionamiento sea saludable.

Una manera en la cual el deslizamiento saludable de la fascia puede ser bloqueado es por la tensión en las estructuras horizontales del cuerpo. La mayoría de los músculos y sus fascias que los rodean pasan por arriba y por abajo a lo largo del esqueleto, pero en algunas regiones importantes, los músculos y la fascia pasan a través del cuerpo desde adelante hacia atrás y de un lado al otro. El diafragma, con su forma de paracaídas, introducido en el capítulo uno, es un ejemplo. Descansa horizontalmente, sobre un plano que es casi perpendicular al axis vertical del cuerpo. El suelo pélvico y la base de la boca también son ejemplos de estructuras orientadas horizontalmente. La manera de que usamos las manos y los pies también los pone en la misma categoría.

Los músculos arreglados verticalmente nos posibilitan movernos, mientras los horizontales dan apoyo a los órganos internos y nos ayudan a dirigir nuestras interacciones con el ambiente en el cual estamos. Los músculos transversales son los sitios de las mociones más internas de protección. Se restringen cada vez que nos resguardamos cuando estamos bajo presión. Usted puede imaginar estos tejidos transversales como válvulas ubicadas a lo largo del axis vertical del cuerpo. Cuando la tensión causa que una válvula se cierre, ésta bloquea la vía directa de la gravedad a través del cuerpo. Si la tensión cierra el diafragma, el suelo pélvico o cualquier otra estructura horizontal, el cuerpo se comprime en este sitio. Tal tensión frecuentemente se extiende por los planos profundos de fascia, cerrando también otras estructuras horizontales Tal cierre distorsiona tanto la postura como el movimiento. El cierre habitual en estas regiones le previene tener una buena postura aun cuando usted esté esforzándose. Las zonas de la postura descritas en este libro en su totalidad están relacionadas con las estructuras fasciales orientadas a lo horizontal.

Si usted tiene una postura mala, sabe que sus intentos de "enderezarse" no duran por mucho tiempo. Sus músculos son prisioneros de las capas fasciales. Si es que estas capas fasciales no pueden deslizarse libremente una sobre otra, la función de cualquier cosa que está contenida dentro de ellas está restringida en algún grado, manteniendo la postura y los hábitos de movimiento fijos.

Cuando no está impedido por el cierre postural, el deslizamiento adaptable de las capas fasciales que son vecinas facilita la integración del movimiento que percibimos como facilidad, sensualidad y eficiencia. La fascia restringida afecta a los músculos de manera que el movimiento parezca y se sienta torpe. La columna, los brazos y las piernas se articulan de una manera libre solamente cuando su fábrica holística puede adaptarse a la relación momento a momento del cuerpo con la gravedad. Cuando usted admira la gracia de las estrellas del deporte, baile o cine como Michael Jordan, Mikhail Baryshnikov o Catherine Zeta-Jones, más que la coordinación muscular, usted está admirando el sistema saludable del tejido conectivo.

VIVIR ELOCUENTEMENTE

El concepto de la elocuencia usualmente se asocia con la comunicación verbal. Cuando una oradora es elocuente, se expresa con facilidad y claridad en sus palabras, conectándolas y convirtiéndolas en ideas relevantes. Los cuerpos son elocuentes cuando son capaces de hacer secuencias de movimientos que son eficientes, elegantes y llenos de significado. Esto es lo que admiramos en atletas, bailarines o actores.

En la terminología anatómica, la articulación es otra palabra para conjuntos o lugares donde un hueso se mueve en relación a otro. También significa la manera como trabajan juntas las partes de una articulación. Cuando las capas fasciales que están sobrepuestas son libres para deslizarse una a través de la otra, también están siendo articuladas. Idealmente, cada estructura en el cuerpo debe articularse libremente en relación a sus estructuras vecinas. Los órganos, los vasos sanguíneos, los nervios y los músculos deben deslizarse fluidamente sobre sus bases de tejido conectivo, y todos de nuestros cientos de articulaciones deben disfrutar de un movimiento libre. No obstante, cuando una adhesión reduce una articulación, el movimiento de ésta se hace entrecortado.

Los cuerpos articulados de los actores del cine como Cate Blanchett, Johnny Depp o Anthony Hopkins les posibilitan asumir una variedad extensiva de papeles. La adaptabilidad de sus cuerpos les hace más versátiles. En contraste, si un actor es muy musculoso (por ejemplo considere "El Rock"), él no será capaz de mover las articulaciones tan libremente y su presentación será menos sutil. El físico articulado también separa al atleta élite de "un guerrero de fin de semana" (Tiger Woods de "tu tío Federico") y separa al viejo noble como Morgan Freeman de esa vieja persona encorvada que cruzó la calle. Cuando los cuerpos no son articulados, la gente aparenta y se siente vieja.

Aunque la mayoría de nosotros no tenemos aspiraciones a desempeñarnos como la élite, la comodidad y la elegancia de nuestra vida diaria dependen de la capacidad corporal para la moción. Cuando las articulaciones y la fascia están duras, el sistema nervioso no puede coordinar el movimiento de manera fluida y eficiente.

Los ejercicios a lo largo de este libro son diseñados para aumentar la capacidad corporal para la articulación. Con mantener los tejidos conectivos flexibles, usted no solamente mejorará su postura pero también contribuirá a su salud entera. Restaurar la articulación de la columna, por ejemplo, promueve la función saludable de los órganos digestivos, ayudando a los nervios y los vasos sanguíneos que causan que estos órganos se deslicen libremente dentro de sus

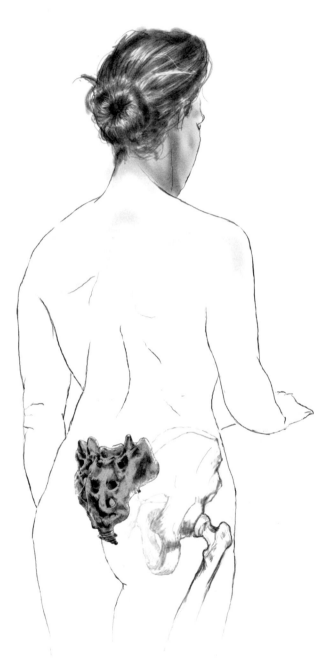

Fig. 2.1. El sacro es la base de su espina.

lechos de fascia. Los ejercicios que siguen le ayudarán a empezar a restaurar la articulación de la pelvis y la columna.

ENTENDIENDO LAS ARTICULACIONES DEL SACRO

En esta sección, usted examinará el sacro, la articulación entre el hueso triangular grande en la base de la columna, y los dos huesos pélvicos en ambos lados de él, la *ilia*.

Para clarificar esta investigación, vamos a empezar dando una gira breve por la anatomía involucrada. Mire en su espejo su espalda inferior. Usted verá dos hoyuelos arriba de los glúteos en ambos lados de la columna. La cresta del sacro se tiende entre estas dos hendiduras. Parada de una posición neutral, ponga las manos detrás y toque los hoyuelos con los dedos del medio de cada mano. Entonces deje resbalar los dedos diagonalmente hacia abajo y todavía juntos para encontrarse justo encima de la rabadilla *(el cóccix)*. Usted acabó de trazar el sacro. El sacro es la base de la columna y es un hueso grueso —cerca de media pulgada en la cumbre. Directamente delante de él están el recto y el útero o la próstata.

Ahora ubique sus huesos ilíacos. Otra vez ponga los dedos del medio sobre los hoyuelos y estire las membranas de los pulgares hacia adelante a través del borde superior de cada ilium justo debajo de la cintura. Entonces, resbale los pulgares hacia adelante a lo largo de la cresta hasta que usted llegue al borde. Mantenga los pulgares allí y deje que los demás dedos resbalen hacia adelante y abajo, a lo largo de los lados de los glúteos. Extienda los dedos abiertamente. Ahora sus manos están cubriendo los dos huesos con forma de abanico, la ilia.

Las articulaciones entre el sacro y los dos ilia (las articulaciones sacro ilíacas *de derecha e izquierda,* o "las articulaciones SI") son formadas para que encajen juntas como dos cucharas poco profundas. Las superficies redondas en el sacro están orientadas hacia afuera y caben perfectamente en los huecos de la ilia adyacente.

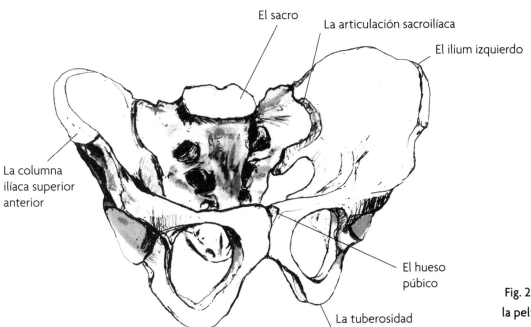

El sacro

La articulación sacroilíaca

El ilium izquierdo

La columna
ilíaca superior
anterior

El hueso
púbico

La tuberosidad
isquiática izquierda

Fig. 2.2. Una vista de frente de
la pelvis, mostrando la relación
entre el sacro y las dos ilia.

La forma de las articulaciones de la sacro ilíaco permite el movimiento en una área que la mayoría de la gente suponen ser inmóvil. De hecho, las articulaciones del sacro ilíaco son bastante elásticas y flexibles para que cada ilium pueda deslizarse de tres a cuatro milímetros hacia adelante o hacia atrás, a través del sacro. Aunque es solamente una moción mínima, su presencia o ausencia afecta el movimiento del cuerpo entero. En el caminar saludable las dos ilia deben rotarse en direcciones opuestas en harmonía con las acciones de las piernas. Es decir que cuando un ilium se inclina aunque my ligeramente hacia adelante, la otra se inclina hacia atrás. Entre las ilia, el sacro se balancea un poquito de lado a lado.

En el siguiente experimento, usted evaluará su propia movilidad del sacro ilíaco. Siéntese erguido en una silla sin apoyarse en el espaldar. Deslice los dedos debajo de las nalgas para ubicar los "huesos de sentarse" de la derecha y la izquierda Entonces saque los dedos y quédese sentada con conciencia de estos huesos debajo de usted.

Gire la columna para mirar atrás del hombro derecho como si estuviera en un restaurante saludando a amigos sentados en una mesa detrás de usted. Note cómo el hueso de sentar de la derecha se ha deslizado un poquito hacia atrás, mientras que él de la izquierda se ha inclinado hacia adelante. Este fenómeno se invierte cuando usted gira en la dirección opuesta.

Si usted fue capaz de sentir la columna girando hacia abajo hasta los huesos de sentarse, entonces las articulaciones del sacro ilíaco sí están articulando. Pero si usted se sentía girando desde la cintura hacia arriba o solamente en el cuello, entonces las articulaciones del sacro ilíaco están rígidas. Las articulaciones mismas son móviles pero pueden estar restringidas por la tensión muscular alrededor de la pelvis y las articulaciones de la cadera.

PRÁCTICA: MECER SACRO ILÍACO

Esta práctica le ayudará a restaurar la movilidad sacro ilíaca que usted necesita para la postura y el caminar saludables. Camine alrededor del cuarto un poco antes de empezar para darse una impresión fresca del estado de "antes" del cuerpo. *Entonces* acuéstese sobre la espalda en un tapete de ejercicios o en la alfombra. Descanse los brazos dondequiera que estén en una posición cómoda. Ponga la cabeza para que los ojos miren directo hacia arriba. Si la parte superior de la columna está redondeada tal vez estar acostado planamente comprime la garganta cuando la cabeza cae hacia atrás. Si este es el caso, ponga una toalla doblada debajo del cuello y la cabeza. Este apoyo permite que la garganta y la tráquea estén abiertas. Mantenga las caderas y las rodillas dobladas para que los pies estén plantados en el suelo, las piernas mutuamente paralelas y alineadas con las articulaciones de la cadera.

Apriete ambos pies uniformemente contra el suelo mientras que estira las canillas hacia adelante, alejándolas de la cadera. El movimiento es sutil y gradual. Usted necesitará solamente algunas onzas de presión en los pies. Sus muslos deben sentir como si estuvieran alargándose desde las caderas. Su moción causará que la cresta del sacro ruede hacia atrás entre los hoyuelos, levantando el hueso de la cola un poquito encima del suelo. Para completar este movimiento, lentamente relaje las piernas y permita que el sacro vuelva a la posición original. Imagínese que el sacro sea suficientemente suave para desdoblarse de arriba a abajo.

Si usted aprendió un ejercicio llamado levantamiento de la pelvis, esta práctica tal vez le aparecerá similar. No obstante, hay una distinción importante. En el levantamiento pélvico usted usa los glúteos y los abdominales para levantar las caderas del suelo. En la versión presentada aquí, la pelvis no se levanta pero en lugar de esto rueda hacia atrás. Manteniendo los glúteos y los músculos abdominales relajados, enfoque el movimiento en las articulaciones del sacro ilíaco. Estirar las canillas hacia adelante es muy importante. Esto estirará los

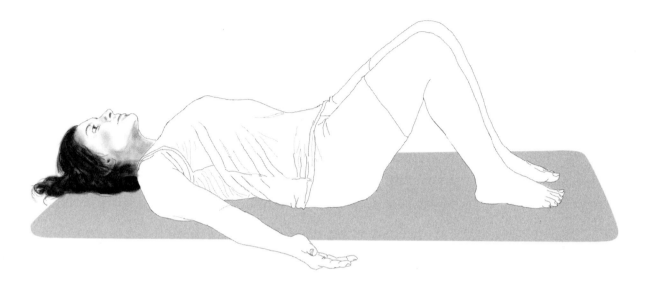

Fig. 2.3. Posición para la práctica: Mecer sacro ilíaco.

músculos y la fascia de las caderas y la pelvis para que el sacro y la ilia tengan campo para articular.

Mesa el sacro otra vez. Apriete los pies mientras usted empieza a exhalar, completando el rodeo hacia arriba del sacro al mismo tiempo que termina de exhalar. Inhale con el vientre relajado y suave y entonces, mientras usted exhala otra vez, gradualmente baje el sacro a la posición del comienzo.

Cuando usted puede sentir el sacro meciéndose, estará listo para alternar la moción de un lado al otro. Empuje hacia abajo en el suelo con el pie derecho y entonces estire hacia adelante la canilla derecha. Cuando lo haga, deje que el sacro rueda hacia atrás y hacia la articulación SI y el hoyuelo izquierdo. Suavemente vuelva a la posición neutral y luego invierta el movimiento. Esta vez empuje hacia abajo con el pie izquierdo, estirando hacia adelante la canilla izquierda y ruede hacia atrás hacia la articulación SI derecha. Otra vez, vuelva a lo neutral. Sincronice sus mociones para que coincidan con exhalaciones largas y suaves.

Usted puede visualizar el movimiento como un "X" llano entre cada pie y su articulación "SI" opuesta. El movimiento debe sentirse como si estuviera tomando lugar dentro del cuerpo y tan sutilmente que alguien en el cuarto no notaría que usted está moviéndose. Las rodillas deben moverse hacia adelante no más que una pulgada mientras el sacro se mece entre los hoyuelos. Si usted rueda más allá de los hoyuelos hasta la carne de los glúteos, no logrará el estiramiento específico de las articulaciones del sacro ilíaco. En vez, estará meciendo la pelvis entera sobre las articulaciones de la cadera.

Tal vez notará que es más fácil relajarse en una articulación SI que en la otra. Dedique más tiempo y atención en el lado restringido. Imagínese que los tejidos están derritiéndose alrededor de la articulación SI más rígida.

EXPLORACIÓN: EL IMPACTO HOLÍSTICO

Para experimentar cómo la tensión pasa por el tejido conectivo hasta las regiones más distantes del cuerpo, trate la siguiente variación del ejercicio de mecer el SI. Mesa el sacro cómo lo hizo anteriormente al mismo tiempo que apriete los labios como si usted estuviera enojado. Haciendo esto endurecerá los músculos y la fascia de la cabeza, la mandíbula y la garganta.

Note cómo la moción disponible en la columna inferior y las caderas baja de nivel. Tensar la mandíbula también puede causar tensión en los hombros y los brazos. Cada tensión muscular local está comunicada por el internet fascial. Hasta un grado pequeño de dicha tensión, adoptada en la vida diaria, reducirá la habilidad de responder del cuerpo entero.

Lo más flexible que sea el tejido conectivo, lo más libremente que sus músculos pueden moverse y lo más adaptable será el cuerpo a cualquier movimiento que usted necesita hacer, especialmente un movimiento repentino e inesperado, como tropezarse en un juguete en el corredor. Si el cuerpo está articulado, usted tendrá mejor probabilidad de recuperar su equilibrio sin hacerse daño. Cuando cualquier articulación está restringida por fascia que se ha espesado, usted no puede mover esa parte del cuerpo libremente. Esto reduce su habilidad de calibrar su equilibrio. Usted tiene más tendencia para caerse y es más probable que los tejidos restringidos se desgarren o se rompan.

EJERCICIO EN CÁMARA LENTA

Cuando hace la práctica Mecer sacro ilíaco (vea la página 48) o cualquier otro ejercicio en este libro con moción en cámara lenta, usted encontrará vacilaciones que previenen que el movimiento sea fluido. Al hacerlos extremadamente despacio usted interrumpirá la tensión habitual alrededor del las articulaciones SI. Estas vacilaciones indican que el sistema nervioso está revisando la tensión. Si usted se mece rápidamente, no desafiará su hábito al nivel donde el cambio está requerido.

Asegúrese de respirar de una manera continua. Mucha gente aguanta la respiración cuando están enfocándose intensamente. Suelte cualquier tensión que haya entrado en la mandíbula, la garganta, las manos o los pies sin que usted la note. Tenga cuidado de no tratar de controlar el movimiento al apretar los glúteos muy juntos o meter el hueso de la rabadilla hacia abajo. En el capítulo tres, usted aprenderá porque esto es importante.

Este estilo meditativo de hacer ejercicios es bastante diferente del enfoque que postula que sin el dolor no hay progreso. Su propósito es liberar las tensiones en vez de aumentar la fuerza o la flexibilidad. Explore estos ejercicios gentilmente, sin forzar y nunca empujándose a través de cualquier dolor que usted encontrará. El dolor es un límite del movimiento. Si usted procede lentamente con respeto total en relación al límite, gradualmente tal vez pasará más allá de éste. Si usted trata de empujarse hará que los tejidos se pongan más defensivos.

El movimiento de mecer la pelvis es también un masaje para los órganos que están situados dentro la cavidad pélvica —el intestino grueso y delgado, los órganos reproductores y la vejiga. Todos éstos son fluidos, como criaturas marítimas enroscadas dentro del abdomen inferior. Usted tal vez oyó algunos borboteos en la barriga mientras su movimiento redistribuyó las presiones dentro de los órganos.

Pasando tiempo enfocándose en el sacro, uno puede entrar en un estado de conciencia corporal intensificada. En tal estado, las sensaciones en esta región del cuerpo pueden revivir emociones profundas desde la infancia o la niñez.

Cuando alzamos un bebé recién nacido, nuestras manos automáticamente acunan delicadamente con sobrecogimiento el pequeño cráneo y el sacro. Nuestros dedos tocan las fuentes energéticas de la existencia del infante —la cabeza y el rabo del embrión de donde evolucionó esta vida nueva. El contacto sensible en el sacro, inclusive en un adulto, puede evocar profundos sentimientos de aflicción si la vida temprana fue amenazada, o de paz, si las experiencias de la vida temprana eran seguras. Si mover el sacro le hace sentir vulnerable, o le causa ganas de llorar, haga la práctica en sesiones cortas para fortalecer su tolerancia hacia ello. Restaurando el movimiento y la sensación a esta parte del cuerpo es integral para sanar su postura.

PRÁCTICA: CONTRA ROTACIÓN DE LA PELVIS Y EL PECHO

Para esta práctica, usted simplemente continúa meciendo el sacro ilíaco mientras esté enfocando la atención en el pecho y la parte superior de la columna. Note que mientras usted se mece atrás a la izquierda hacia la articulación SI, el esternón se inclina muy levemente a la derecha. El esternón y el ombligo se mueven en direcciones opuestas. El desplazamiento es muy sutil, solamente algunos grados a lo más. Usted tal vez prefiere sentir el movimiento internamente, notando que mientras los intestinos se deslizan a la derecha, el corazón se encuentra un poquito a la izquierda.

La contra rotación de la parte superior e inferior del tronco es una caracteristica importante del caminar saludable. Si usted encuentra esto difícil de sentir, adopte la práctica: Mecer sacro ilíaco (vea la página 48) como algo que haga diariamente, preparando la columna para el caminar saludable que aprenderá en el capítulo nueve. La siguiente práctica de curvando y arqueando y otros en los capítulos siguientes, también le ayudará a liberar la columna.

Practique meciendo la pelvis y dejando que el cuerpo superior se rote por algunos minutos. Entonces ruede hacia un lado y empújese hasta una posición sentada. Oriéntese antes de pararse. Para acabar la práctica, camine alrededor un poco, notando las sensaciones que son distintas a su caminar de "antes". Estas sensaciones tal vez sean específicas al sacro o pueden ocurrir distantes de él. Algunos de ustedes tal vez se sentirán más bajos o más cerca al suelo. Quizás usted notará que el peso está más uniformemente distribuido sobre los dos pies. El sacro tal vez se sentirá más sólido, más vigorizado o más vivamente presente. Inclusive, quizás usted sentirá una insinuación de rotación en la parte superior de la columna.

PRÁCTICA: CURVAR Y ARQUEAR

Hay diecisiete vértebras en la columna, sin incluir las del cuello. Cada una debe moverse independientemente de las demás. Esta práctica evoca los movimientos hacia adelante y hacia atrás (*flexión y extensión*) entre las vértebras que son esenciales para la articulación saludable de la columna. Si es posible antes de empezar este ejercicio, pídale a un amigo que masajee a lo largo de su columna, apretando suavemente las vértebras una por una. Esto le dará una nueva experiencia sensorial de la columna.

Póngase de manos y rodillas (de cuatro patas), con las palmas directamente debajo de las axilas, y las rodillas directamente debajo de los pliegues de la ingle. Extienda los dedos de las manos para que haya espacio entre ellos y haga un contacto firme entre las manos y el suelo. Sienta el suelo a través de la piel a lo largo de las canillas, los tobillos y las cumbres de los pies. (Usted descubrirá el significado de la superficie de la piel en el capítulo seis.) Si los tobillos están

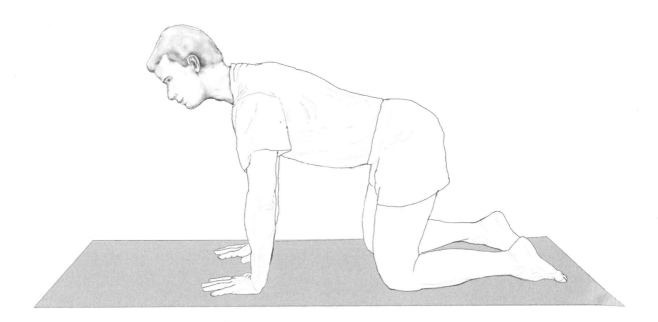

Fig. 2.4. Posición para el comienzo de la práctica: Curvar y arquear.

demasiados tensos para tocar el suelo, ponga una toalla doblada debajo de ellos. Para que no se meta abajo la rabadilla, imagínese que los dos huesos de sentarse están separándose uno del otro. Relaje el cuello y permita que la cabeza cuelgue de una manera suelta.

Imagínese que las vértebras sean diecisiete joyas de un collar elástico. Usted estará enroscando la columna hacia el techo joya por joya. Empiece con la joya justo debajo del cuello y levántela hacia el techo. Mientras usted hace esto, aumente levemente la presión de las palmas en el suelo. Levante cada vértebra sucesivamente, contando lentamente hasta diecisiete. Mantenga un contacto firme entre la piel y el suelo con los dedos, las palmas, las canillas, los tobillos y los dedos de los pies. Imagínese que las joyas son magnéticas, con cada una individualmente atraída hacia el techo. Mientras usted se enfoca en las vértebras inferiores, el sacro girará hacia abajo. Mantenga un sentido de anchura entre los huesos de sentarse para prevenir la tendencia de apretar los glúteos juntos. Tal vez será difícil al comienzo sentir la moción independiente de cada vértebra. Persista imaginándolas, dando a cada joya un momento de atención.

Luego, invierta el ángulo de la pelvis, permitiendo que la rabadilla gire hacia arriba. Mientras esto ocurra, las vértebras justo encima del sacro se hundirán hacia el suelo. Baje las vértebras una por una, como si ahora las joyas fueran magnetizadas hacia suelo, contando lentamente hasta diecisiete mientras usted procede a lo largo de la columna. Lentamente levante la mirada hacia el techo para invertir el giro del cuello. Al final, la columna se convertirá en un arco largo hacia abajo desde la corona hasta el hueso de la rabadilla.

Repita el curvar y arquear, tomando tiempo para permitir que los músculos restringidos y el tejido conectivo alrededor de las vértebras registren el estiramiento. Respire con un ritmo constante por todo el movimiento y enfoque su respiración en las áreas que se sienten tensas. Si usted se da cuenta que la columna está tensa, debe comprometerse a practicar este ejercicio por algunos minutos dos veces al día.

Si usted no está cómodo de rodillas, puede hacer esta práctica parado. Agáchese hacia adelante desde las caderas, relaje las rodillas, y ponga las manos en el asiento de una silla o sobre una mesa.

BALLET DE PEATONES

Nuestros cuerpos no son máquinas. Son flexibles organismos, dinámicos, vestigios del mar encapsulados en la tierra. Sanar la postura involucra restaurar la habilidad corporal de moverse de una manera libre pero eficiente —para moverse de manera que reconcilie nuestra necesidad de movernos con la de estabilizarnos.

Examinemos otra vez a los peatones en la introducción de este capítulo. Recuerde el viejo Señor Carlsen con la panza sobresaliente, las articulaciones artríticas y su titubeante manera de andar. Todas estas señales sugieren un estilo de vida sedentario, la nutrición pobre y la respiración inadecuada. Imagínese que este viejito ha deambulado en un asilo de personas mayores que están en medio de una clase de ejercicios orientales de "tai chi". Digamos que él está lo bastantemente curioso para que se quede y empiece a tratar el programa. El movimiento fluido y curvilíneo de tai chi mandaría energía a través de sus vías fasciales, invitando que su respiración sea más eficiente, y haría maravillas en su mente en adición a su cuerpo.

La siempre animada Señora García va a tener una joroba, a menos que ella se enrole en un club de ejercicios local y empiece a mover los hombros y los brazos en vez de involucrarse en problemas ajenos. Qué bien sería que ella empezara a nadar o inclusive que aprendiera a hacer el baile de vientre hasta llegar a una manera más abierta de expresarse y una postura más saludable.

Actualmente, Rockie tiene la bendición de una coordinación sin defecto, la vitalidad y la elegancia. Esperemos que continúe viviendo y moviéndose de una manera que preserve esto. Y con respeto al pequeño Rico, esperemos que el sistema de educación no disminuya su espíritu lo bastante para embotar el gozo de su cuerpo.

En la parte segunda, La estabilidad, usted observará como las tensiones en las estructuras alrededor de los órganos internos pueden apoyar o distorsionar la postura. Usted empezará, en el capítulo tres con la exploración del suelo pélvico, lo cual es la raíz del canal interior donde a lo largo de él ocurre la estabilización, y es la primera de las zonas de la postura saludable.

SEGUNDA PARTE

LA ESTABILIDAD

*El cuerpo no es más que un par de tenazas situadas encima de un fuelle
y una olla para sopa y todo el conjunto se sostiene en un par de zancos.*

SAMUEL BUTLER,
AUTOR BRITÁNICO DEL SIGLO DIECINUEVE

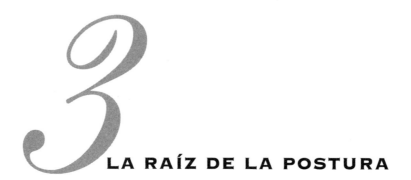

LA RAÍZ DE LA POSTURA

Nuestro cuerpo físico posee una sabiduría la cual falta en los que lo habitan. Le damos órdenes que no tienen ningún sentido.

HENRY MILLER

En este capítulo, usted explorará la primera de las seis zonas de la postura, el "suelo" pélvico. La posición sentada es la más fácil para que uno se haga consciente de esta región del cuerpo, Así es cómo este capítulo tratará el sentarse saludablemente. Con aprender el secreto de sentarse bien, usted reconcilia el diseño corporal hecho para el movimiento con la realidad de oficinas donde uno trabaja sedentariamente. El equilibrio en el suelo pélvico también afecta a la movilidad de la columna y las piernas y así es cómo es esencial para el caminar saludable. Además, el suelo de la pelvis es la raíz del apoyo abdominal y el respirar saludable.

La silla ergonómica de Alison

El mes pasado, después de su nueva promoción, Alison gastó bastante dinero en comprar una silla ergonómica. En el año pasado, ella había gastado una fortuna en los exámenes médicos, terapia física y drogas calmantes. A lo largo, ella pensó que esta silla cara acabaría ahorrándole dinero.

El dolor fue un misterio. Alison no había sufrido ningún accidente de auto, ni nunca siquiera se fracturó un hueso. Ella se mantenía en buena forma con yoga y saliendo a correr. Pero recientemente ha estado trabajado en la oficina durante los fines de semana. Después de esto, el dolor de la espalda siempre se le empeora.

Alison es delgada, con pelo rubio. Ella pagó su escuela de diseño trabajando como modelo y todavía camina como un modelo en la pista, con las caderas salidas hacia adelante. Su pecho es un poquito hundido, pero ella es tan linda que la gente no considera esto como no atractivo.

Ya hacen seis semanas y ella está frustrada. Lo tratado todo y cada uno de los ajustes de su silla —el ángulo del asiento, la altura del brazo de la silla, el apoyo lumbar y la posición del cabezal. Inicialmente con cada nuevo ajuste, se sentía cómoda. ¡Ahh, así es mejor! Pero al cabo de una hora su cuerpo se siente adolorido, prisionero de la silla.

Los logros increíbles de la era tecnológica —desde la cirugía con rayos laser hasta los teléfonos celulares— nos seducen a pensar que cada problema puede ser solucionado con un aparato. La silla de Alison apoya a su cuerpo de una manera que parece ser buen alineamiento. No obstante, con todas sus opciones, la silla no puede dirigirse a la raíz del problema —la tensión alrededor del suelo pélvico.

La pelvis de Alison metida hacia adentro tiene menos que ver con haber sido modelo y más con una caída fuerte sobre el hueso de la rabadilla cuando tenía doce años. Su hermano la empujó y ella cayó desde un árbol. En vez de quejarse, ella sufrió en silencio porque no debería haber estado jugando afuera. El incidente dejó un residuo de tensión pélvica cargado de vergüenza y enojo de su niñez. Debido a este incidente aparentemente menor, Alison ha protegido esta área de su cuerpo por veinte años. Se sienta demasiado hacia atrás sobre la pelvis. Debido a esto, ni el diseño más ergonómico puede apoyarle. La tensión habitual sabotea la orientación de su cuerpo.

Alison no es la única que sufre así por sentarse de esta manera. Setenta por ciento de los americanos pasan la mayoría de las horas que están despiertos sentados detrás del volante o adelante de una pantalla de computadora. No importa si el trabajo sea una alegría o un deber, la mayoría de ellos están incómodos.

Sentarse por mucho tiempo está asociado con una lista larga de quejas físicas. La postura pobre en forma de "C" de la mayoría de los empleados sedentarios pone una presión desigualada sobre los discos espinales, irritando los nervios y provocando dolor. Debido a que esta

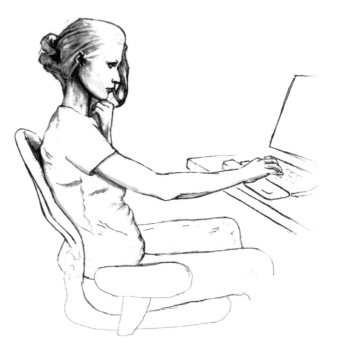

Fig. 3.1. La silla de Alison posiciona su pecho detrás de su pelvis, poniendo estrés en la espalda baja, el pecho, los hombros, y el cuello.

postura comprime los órganos internos, puede ser relacionado con problemas digestivos y urogenitales también. Y en adición a esto, el diafragma no puede descender totalmente si el abdomen esté comprimido, y así la respiración en la parte superior del pecho que es el resultado, puede atraer problemas que son creados por esta disfunción.

Andar con los hombros caídos causa que la cabeza sobresalga hacia adelante y a la vez tuerce las articulaciones entre el cuello y la parte superior de la espalda. Esto puede resultar en un bulto de fascia no muy atractivo que se junta para estabilizar las vértebras mal alienadas. La posición adelantada de la cabeza también comprime las articulaciones entre el cuello y la cabeza, causando dolores de tensión en la cabeza y la concentración pobre. Además una posición adelantada de la cabeza comprime el área entre la clavícula y los brazos, restringiendo los nervios y vasos sanguíneos que suministran las manos y llevándonos al dolor, la debilidad, la falta de sensación o los hormigueos en las manos y las muñecas.

Los investigadores ergonómicos están de acuerdo en que las quejas de los empleados son directamente relacionadas con la postura de sentarse. Cada año hay nuevos diseños de sillas basadas en las evaluaciones revisadas de los contornos del asiento y la inclinación, el ángulo del espaldar, la altura y la facilidad de ajuste. Aunque los diseñadores de sillas han estudiado el cuerpo, todavía faltan dos datos importantes sobre la estructura humana. En primer lugar, el cuerpo no está creado para sentarse quieto, está diseñado para estar en movimiento. Segundo, la postura que lleva a la mayoría de las quejas empieza con el apoyo inadecuado de la pelvis.

La silla de Alison tiene un asiento con dos lados separados por un contorno que hace que cada nalga y cada muslo está acunado separadamente. Este contorno previene que ella haga los movimientos de menearse que combaten la tensión en la columna. Porque ella ha aprendido desde los seis años que sentarse sin moverse es lo apropiado, fue fácil convencerla a comprar una silla que verdaderamente le da demasiado apoyo.

Alison necesita sentarse de una manera que quite la presión del hueso de la rabadilla, que libre la columna y la caja torácica para la respiración, y que le permita agacharse o alcanzar las cosas de una manera eficiente mientras está completando sus tareas. Su comodidad y el apoyo dependen no solamente del diseño de la silla, pero también en los cambios que ella tiene que hacer en la orientación pélvica.

ENTENDIENDO SU PELVIS

Para entender porqué el suelo pélvico es tan crucial a la postura saludable, usted necesita ver la relación entre la pelvis y la columna. La pelvis es una cuenca de dos niveles. El sacro, que usted exploró en el capítulo dos, es la pared de atrás.

Si usted no está familiarizado con la anatomía humana, los contornos de tres-dimensiones de la pelvis puede ser difícil visualizar. La mejor manera de entender la forma de la pelvis es poner las manos sobre ella. Los párrafos siguientes le llevarán por una palpación simple de su propia pelvis.

EXPLORACIÓN: LA PALPACIÓN PÉLVICA

Como usted hizo en el capítulo dos, ponga sus dedos del medio sobre los hoyuelos cerca de las articulaciones SI. Entonces extienda la piel entre los pulgares y los dedos índices a lo largo de las crestas de hueso justo debajo de la cintura. Deslice los pulgares hacia adelante a lo largo de estas crestas hasta que cada pulgar llegue a un promontorio.

Este sitio es comúnmente pero incorrectamente conocido como el hueso de la cadera. Su nombre anatómico es la espina ilíaca *anterior superior*. Con el pulgar en este promontorio, y la piel entre el pulgar y el índice y los talones de las manos situadas a lo largo de las crestas, deje que los dedos se deslicen hacia abajo para cubrir la ilia, con forma de alas anchas, que forman las paredes del lado de la parte inferior del vientre.

Ahora, deslice los pulgares hacia adelante sobre los dos huesos de la cadera y más abajo aun hasta los pliegues entre la pelvis y las piernas. Aquí las ilias se conectan a las dos ramas de hueso *que convergen* en el centro de la pelvis para formar el *hueso púbico*. Desde atrás hacia adelante, el sacro, las dos ilias y el hueso púbico forman el borde de la cuenca superior poco profunda que contiene la bolsa de fascia que a su vez contiene los intestinos.

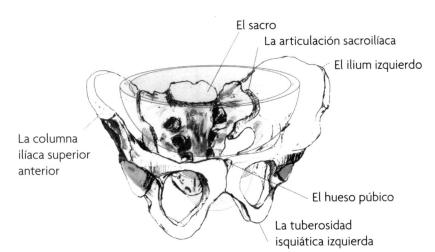

El sacro

La articulación sacroilíaca

El ilium izquierdo

La columna ilíaca superior anterior

El hueso púbico

La tuberosidad isquiática izquierda

Fig. 3.2. Una pelvis femenina, mostrando las cuencas superior e inferior. La pelvis masculina es más alta y más delgada.

El nivel inferior de la cuenca pélvica está formada por dos huesos con forma de media luna que se proyectan hacia abajo debajo de las articulaciones SI y convergen con el lado de abajo del hueso púbico. Ponga la mano derecha entre las piernas y alcance hacia atrás para tocar el hueso de sentar de la izquierda. Entonces pase los dedos hacia adelante a lo largo del borde del hueso hasta la ingle. Sienta como el borde se une con el hueso púbico.

Esta parte de la pelvis se llama el *isquion. Los* dos bordes rodean el nivel inferior de la pelvis, una cuenca pequeña del tamaño de una taza grande de capuchino. Los dos bultos al fondo de los bordes, las *tuberosidades isquiáticas, son los* huesos de sentarse. La vejiga descansa en la cuenca inferior de la pelvis. En mujeres, el útero está justo encima de la vejiga. En los hombres las vesículas seminales y la próstata están detrás y debajo de ella. El ángulo en el cual la pelvis está situada sobre las tuberosidades puede afectar la función de estos órganos pélvicos.

Ruede la pelvis hacia atrás a través de los huesos de sentarse hacia el hueso de la rabadilla, despues hacia adelante sobre los bordes isquiáticos hacia el hueso púbico. *Esta* moción de mecerse toma lugar en las articulaciones de la cadera. El hueso de cada muslo, o el *fémur, tiene el lado superior* redondeado del tamaño de una pelota de Ping-Pong, (la "cabeza" del fémur), que cabe dentro de la órbita un poco hundida, cerca de la base de cada ala de la Ilium. Cuando usted mece la pelvis desde atrás hacia adelante, está rotando la ilia alrededor de la cabeza del hueso femoral.

EL ROMBO PÉLVICO

El suelo pélvico, a veces llamado el perineo, *e* un área en forma de rombo, definida por cuatro huesos ya familiares —los dos huesos de sentarse, el hueso púbico, y el cóccix (el hueso de la rabadilla). Un cabestrillo muscular se extiende

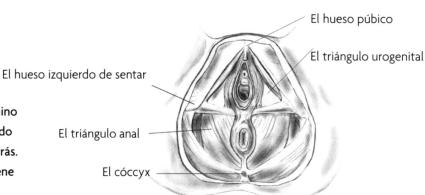

El hueso púbico

El triángulo urogenital

El hueso izquierdo de sentar

El triángulo anal

El cóccyx

Fig. 3.3. El suelo pélvico femenino en forma de rombo, mostrando los triángulos de adelante y atrás. El suelo pélvico masculino tiene también la misma forma.

a través del área y la divide en dos triángulos. El de adelante se llama el *triángulo urogenital;* él de atrás se llama *el triángulo anal.* A causa de ser penetrada por la uretra, la vagina y el ano, el suelo pélvico es la salida del núcleo visceral del cuerpo.

Los músculos del suelo pélvico se retraen hacia adentro y arriba para prevenir el fluir urinario. Muchas mujeres han aprendido a duplicar esta acción con un ejercicio conocido como el Ejercicio Kegel, llamado así por el médico tocólogo Arnold Kegel. Este movimiento ayuda a la restauración de la función del suelo pélvico cuando los tejidos han sido dañados en el parto. Mucha gente —y no solamente las mujeres— han solucionado la disfunción sexual o la incontinencia urinaria al fortalecer los músculos del perineo. En el capítulo cinco, usted explorará el ejercicio Kegel en conjunto con el apoyo abdominal.

Es importante distinguir entre los músculos del suelo pélvico y los que están cerca de él. La actividad del perineo mismo no cambia la inclinación de la pelvis, pero porque los huesos que definen el suelo pélvico son unidos a los músculos de las nalgas y los muslos, la tensión en estos músculos afecta la orientación del suelo pélvico. Las siguientes exploraciones le ayudarán a experimentar las distintas orientaciones de la pelvis cuando usted está sentado.

EXPLORACIÓN: EL ROMBO DEL SUELO PÉLVICO

Siéntese sobre una silla de oficina o de comedor sin apoyarse en el espaldar. Entonces, contraiga los glúteos y las partes traseras de los muslos. Note como esta acción roda la pelvis entera hacia atrás. Ahora su peso está descansando en el triángulo de atrás, la rabadilla, y la parte baja de los glúteos. Los huesos de sentarse van a aparentar estar más juntos, haciendo más angosto el triángulo anal.

Ahora relaje la contracción de los glúteos y los muslos y ruede la pelvis hacia adelante para que el tronco esté suspendido sobre el triángulo delantero. *Esto parece* extender los huesos de sentarse un poco más separados e inclina el hueso púbico más abajo hacia el asiento. Ahora el peso del cuerpo descansa detrás de los muslos superiores, justo delante de los huesos de sentarse. Note también que el espacio pequeño entre el ano y el cóccix se ha alargado. Hay un ligamento muy chico aquí llamado el *ligamento ano-coccígeo.*

EXPLORACIÓN: EL TRIÁNGULO ANAL

Para mucha gente, la relajación de área ano-coccígea es la clave más importante para sanar su postura. Los movimientos de esta exploración son tan sutiles que

Sentarse en una pelota

▼

Sentarse en una pelota de ejercicio es una manera buena de realzar la conciencia del suelo pélvico y relajar la pelvis y las caderas. Mantenga la pelota un poco menos de estar totalmente inflada para que presente una superficie suave que se sienta bien. Imagínese que la pelota es una almohadilla de tinta y que sus nalgas y muslos son un sello de goma. Rodando la pelvis, cubra cada pulgada del sello con tinta. Hágalo lentamente para que los movimientos de la pelvis, la columna y las caderas se sientan lisos, curvados, y continuos. Ponga los pies firmemente en el suelo para que no haya ningún peligro que la pelota ruede lejos de usted.

Esta práctica involucra confiar su peso a la pelota. Para adaptarse a la superficie inestable pero atrayente, usted debe soltar cualquier tensión en las caderas, las piernas y la pelvis. Una vez que se sienta cómodo dejando que la pelota le soporte, trate de encontrar sensaciones similares de apoyo cuando está sentado en una silla ordinaria.

alguien observándole tal vez no los notaría, pero la diferencia en la tensión del suelo pélvico puede tiene efectos de alcance largo en la columna y la postura en general.

Acorte el espacio entre el ano y el cóccix imaginando que el ligamento ano-coccígeo se acortó mucho. Note como esto hace que la pelvis ruede sutilmente hacia atrás. Ahora invierta la dirección. Imagínese que el espacio se alarga para permitir más espacio en el triángulo anal. Esto deja que la pelvis ruede hacia adelante para que el hueso púbico pueda bajar.

Repita la exploración. *Esta vez*, preste atención a los cambios correspondientes en la curva de la espalda baja. Cuando usted rueda la espalda, cerrando el triángulo anal, la espalda baja se aplana, el pecho desciende, y los pies probablemente se sienten más levemente puestos en el suelo. No obstante, cuando el suelo pélvico está abierto, la espalda baja se encurva hacia adelante, el pecho se levanta y las piernas y los pies probablemente se sentirán con más conexión al piso. Note también que esta orientación abierta del suelo pélvico puede facilitar la respiración. Esta corta exploración demuestra como una zona de postura afecta a otras.

¿NO DEBERÍA SER RECTA MI COLUMNA?

Ya usted habrá notado que la curva de la espalda inferior cambia con diferentes inclinaciones de la pelvis. El sentarse saludablemente requiere una inclinación sutíl hacia adelante de la pelvis. Esta inclinación causa una curva gentil hacia adelante en la espalda baja, que muchos de nosotros hemos aprendido que es incorrecta. Para entender la lógica estructural del alineamiento hacia adelante de la pelvis, necesitamos corregir algunas ideas equivocadas sobre el mecanismo espinal.

Cuando un cuerpo parado está bien alineado, el vector de la gravedad corre por el núcleo central. La mayoría de ustedes han visto las ilustraciones de la buena postura en la cual la oreja, la cumbre del hombro, las partes centrales de la cadera, la rodilla y la articulación del tobillo están aplomadas. Por muchos años, los instructores de educación física enseñaron el alineamiento vertical usando la posición de la columna en línea recta. Los estudiantes fueron enseñados a aplanar la espalda contra la pared. Aunque los profesionales bien educados de la forma física no usan este enfoque ahora, esta idea errónea todavía influye nuestras creencias culturales sobre la postura.

Las veinticuatro vértebras de la columna están montadas una sobre otra, como tejas. Sus articulaciones y contornos individuales dan a la columna tres curvas naturales. La forma de las dos curvas hacia adelante —con la superficie convexa orientada hacia adelante— se llama la *lordosis*. Estas curvas ocurren en las *vértebras* cervicales del cuello y las *vértebras lumbares* de la espalda baja. La concavidad de la espalda superior se llama la *cifosis*.

Las curvas de la columna proveen absorción de impacto. Si usted camina con un golpe fuerte de talón, cada paso manda un impacto hacia arriba hasta la columna. Con distribuir las presiones de la locomoción, las curvaturas ayudan a prevenir el daño a los discos (el cojín de cartílago entre las vértebras) y protegen los delicados órganos internos que están suspendidos adelante de la columna.

Algunos de ustedes tal vez han oído las palabras *cifosis* y *lordosis* usadas para describir la pobre postura. La cifosis o la lordosis se convierten en problemas cuando las curvaturas extremas están tan establecidas por la tensión muscular habitual y la adhesión fascial que le acompaña, hasta el punto que la columna

Fig. 3.4. La inclinación pélvica en posturas paradas (de izquierda a derecha: inclinación hacia atrás, inclinación hacia adelante y posición neutral). Note cómo la inclinación pélvica afecta la curva de la espina lumbar.

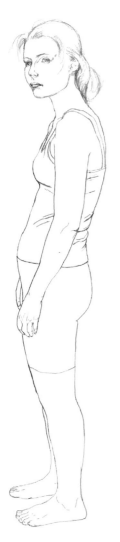
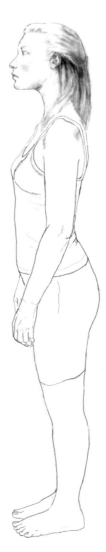
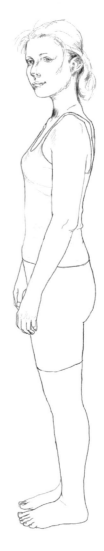

pierde su capacidad de recuperarse y su habilidad adaptiva. A veces, la gente no puede enderezar las áreas cifóticas o doblar las lordóticas. Las curvas mismas por su cuenta son beneficiosas. Solamente son disfuncionales cuando se vuelven extremas o demasiado duras para moverse.

La restricción en cualquiera de estas curvaturas crea la tensión compensatoria en los músculos y la fascia de las curvas encima o debajo de ella. También, porque el sacro —la base de la columna— es el fondo pélvico, la inclinación de la pelvis también afecta a las curvaturas.

Cuando usted mece la pelvis hacia atrás, el triángulo anal disminuye la lordosis natural. Esta posición de la pelvis se llama la inclinación hacia atrás. Sentarse o pararse en esta posición por periodos extendidos pone una presión desequilibrada en los discos lumbares, puede estirar demasiado las articulaciones del sacro ilíaco, causar estrés en los músculos de la columna y comprometer las curvas en la columna superior y el cuello. Este es el resultado inevitable de estabilizar el tronco cuando se cierra el suelo pélvico.

Cuando usted mece la pelvis adelante hacia el triángulo urogenital, aumenta su lordosis lumbar. Este ángulo pélvico es conocido como la inclinación pélvica hacia adelante. Si esta posición es exagerada, comprime las vértebras lumbares y previene que ellas se articulen de una manera apropiada, pero una inclinación hacia adelante sutil da a las vértebras lumbares la mejor ventaja mecánica para el movimiento y la estabilidad. Una curva ligera es la posición neutral de la espina dorsal lumbar.

Sentándose saludablemente

Porque las sillas son omnipresentes en la cultura occidental, suponemos que sentarse en una silla es natural. No obstante, los humanos de la antigüedad no se sentaban en sillas. Sus vidas eran un flujo constante de actividad física —caminando, cazando, buscando que comer, construyendo y deshaciendo sus campamentos. Para tareas domésticas, se arrodillaban o se ponían de cuclillas y cuando estaban cansados se acostaban. No tenían sillas y probablemente no les dolía la espalda.

En los estudios de las culturas actuales en que la gente se sienta de cuclillas en vez de sentarse en sillas, los investigadores han descubierto índices más bajos de degeneración en los discos espinales que en las sociedades donde la gente se sientan en sillas.* En la América moderna, nadie que tenga más de cuatros años se sienta de cuclillas. Nuestras caderas no son lo bastante flexibles para hacerlo porque pasamos demasiado tiempo en sillas y muy poco tiempo usando el cuerpo en la manera en que fue diseñado.

*Galen Cranz, The Chair: Rethinking Culture, Body, and Design, [La *silla: Re-pensando la cultura, el cuerpo, y el diseño]* (New York: W. W. Norton & Company, 1998), 98.

Ya que el cuerpo es maquinado para el movimiento, usted no puede esperar que sentarse en el trabajo por cincuenta horas cada semana no va a tener consecuencias negativas. No obstante, tres factores pueden ayudarle hacerlo con un mínimo de daño al cuerpo:

- Conciencia del mejor uso de la anatomía mientras usted está sentado.
- Una silla en la que cabe el cuerpo y promueve su buen uso.
- Entre mejor sea su salud básica y el vigor físico, más adaptable será el cuerpo al abuso causado por estar sentado por un periodo prolongado. Si su trabajo requiere estar sentado por mucho tiempo, usted tiene tanta necesidad de mantenerse en buena forma como un atleta.

Vamos a examinar los primeros dos factores en este capítulo. Veremos los ejercicios físicos en el capítulo diez.

EXPLORACIÓN: ESTAR ENCORVADO

Busque una silla con una superficie plana, sin contornos ni mucho relleno. Debe ser bastante alta para que las caderas estén más altas que las rodillas cuando usted está sentado. Ponga una guía telefónica o una toalla doblada al fondo del asiento si es contornado o si la silla es demasiado baja. Ponga la guía telefónica debajo de sus pies si la silla es demasiado alta. Siéntese en la silla como si fuera un banco; no se apoye en el espaldar.

Para empezar, piense detalladamente en la curva como la letra "C" típica de cuando uno está encorvado. Continúe y encórvese como si tal vez usted estaría al final de un día largo y difícil. Note que el peso del cuerpo cae en los bordes de las partes de atrás en los huesos de sentarse. El cóccix se mete hacia abajo haciendo más angosto el espacio entre los huesos de sentarse y cerrando el suelo pélvico. Si la lordosis lumbar se aplana es posible que usted sienta estrés en las articulaciones sacro ilíacas. Los pies no tienen firme contacto con el suelo porque las piernas no están contribuyendo a la base de soporte. Su fundación consiste en la pequeña área entre los huesos de sentarse y el sacro.

Sus hombros estarán redondeados y el esternón caído y por esto la caja torácica parece estar descansando sobre el abdomen. Esto no deja mucho campo para los intestinos, que ahora están empujándose afuera contra la pared abdominal. Note también que la cabeza se inclina hacia abajo, en frente del pecho, y esto

Salud pélvica

▼

Debido a que una buena postura de sentarse balancea las tensiones en la región pélvica, el sentarse saludablemente contribuye a su salud en general. Un instinto inconsciente de proteger los genitales y el recto causa que muchos de nosotros llevemos tensión dentro del perineo o en los músculos de los glúteos que le rodean. Casi todos han experimentado algún nivel de trauma en esta área vulnerable, sea un hecho tan común como caerse de bicicleta o algo tan traumático como abuso sexual. Nuestros cuerpos necesitan proteger este lugar. Pero la tensión constante alrededor del suelo pélvico puede resultar en dolor crónico de la pelvis, urgencia urinaria, dolor rectal y disfunción sexual. En muchos casos, estos síntomas están aliviados al reducir la tensión del suelo pélvico.*

*David Wise, Ph.D., and Rodney U. Anderson, M.D., *A Headache in the Pelvis* [*Un dolor de cabeza en la pelvis*] (Occidental, Calif.: National Center for Pelvic Pain Research, 2003), 81.

crea un bulto a la base trasera del cuello. Cuando usted gira la cabeza para mirar atrás desde esta posición, no se puede mirar muy lejos.

Observe que usted no puede tomar un respiro lleno y fácil. El diafragma está prevenido de descender por el abdomen que está debajo de él y las costillas no pueden levantarse debido a la presión del cuello y los hombros encima.

Mucha gente presume que la postura de sentarse encurvado es debido a ser perezoso y que las viejas amonestaciones como —"siéntate recto" y "pon los hombros derechos"— es todo lo que se necesita para que se arregle. No obstante, siempre que la pelvis está inclinándose hacia atrás, usted no estará cómodo con el tronco erguido por más que algunos minutos. A menos que la base del apoyo puede ser transferida hacia adelante, no hay nada que usted pueda hacer para mejorar la configuración para que la parte superior del cuerpo sea sostenida. Aunque es verdad que cuando los músculos espinales están hipo-activos estos contribuyen a la postura pobre, la mayor causa para la mala postura al sentarse es la falta de apoyo de la pelvis y las piernas. La clave de encontrar este apoyo es la sensación de espacio en el rombo pélvico.

EXPLORACIÓN: SENTARSE APOYADO

Para salir de esta postura encurvada, simplemente ruede la pelvis hacia adelante para que usted sienta el triángulo anal ensanchándose y el hueso púbico bajando. Pare cuando el hueso púbico y el cóccix están en el mismo plano horizontal. El cambio en su fundación distribuirá su peso levemente al frente de los huesos de sentarse, dejando parte del peso sobre los muslos. Cerca de sesenta por ciento del peso estará distribuido en la pelvis y cuarenta por ciento sobre las piernas y los pies. Este equilibrio de 60/40 significa que la base de apoyo es profunda, extendiendo el área entera entre los talones y los huesos de sentarse.

Permita que su columna, su pecho y los hombros se ajusten al cambio de esta fundación. Su espina dorsal lumbar ahora debe girar hacia adelante, generando un levantamiento en el pecho y la garganta. Esto en torno apoya una posición más elevada de la cabeza. Observe que usted puede mirar más lejos hacia atrás cuando gira el cuello de esta posición.

Con el peso descansando sobre las piernas, no hay ninguna presión sobre el sacro o el cóccix. En vez de esto, el sacro descansa entre la ilia de una manera que estabiliza las articulaciones sacro ilíacas. La curva lumbar, aunque sutil, da a los órganos abdominales más espacio para funcionar. Ahora con el diafragma libre para descender, usted también tendrá más espacio para la respiración.

Sentarse con una leve lordosis lumbar da al cuerpo una base de apoyo más ancha. Cuando usted está sentado hacia adelante, las piernas se sienten más pesadas y los pies parecen tener una conexión mejor con el suelo.

El sentarse saludablemente requiere que el cuerpo sea adaptable en las caderas, la columna, el pecho, los hombros y el cuello. Si tiene músculos ceñidos en las partes de atrás de las piernas, tal vez usted encontrará que la inclinación de la pelvis hacia adelante pone estrés en las caderas o la espalda baja. Tal vez usted se dará cuenta que si su pecho no puede levantarse, la pelvis no tiene campo para rodar hacia adelante. Si el sentarse saludablemente no le es inmediatamente cómodo, practíquelo hasta donde pueda. Poco a poco, los músculos y la fascia se acomodarán a la nueva orientación, especialmente mientras usted está restaurando el equilibrio de las otras saludables zonas posturales. La continua incomodidad significa que el cuerpo necesita ejercicio, fortalecer los músculos o ambos.

SU ROMBO EN LA VIDA DIARIA

De alzar un juguete a colocar la pelota de golf en el tee, y de cepillar los dientes a cargar una bolsa de compras, agachándose y enderezándose son acciones que usted hace muchísimas veces al día. Corregir la manera de hacer estas simples acciones es esencial a la salud de la columna. Saber cómo agacharse y enderezarse correctamente desde una posición sentada puede ayudarle a entender cómo hacer estas acciones de una forma correcta cuando usted está parado.

La mayoría de la gente alcanza las cosas al doblarse desde la cintura, con el pecho y los hombros encorvándose hacia adentro. Doblándose de esta manera inevitablemente es el resultado de sentarse demasiado hacia atrás sobre el rombo pélvico. Enderezándose de esta posición fuerza a los músculos de la espalda inferior. Si en vez de esto, usted empezara su acción desde el 60/40 equilibrio que hemos estado desarrollando, encontrará que puede inclinar su torso hacia adelante usando las articulaciones de las caderas como bisagras. Cuando usted se inclina hacia adelante de esta manera, sentirá el peso del cuerpo transferido hacia abajo de las piernas hasta los pies. Entonces, cuando se endereza, usted puede usar las piernas para el apalancamiento.

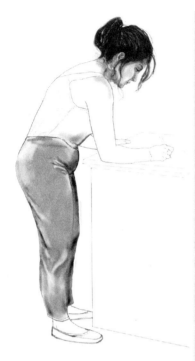

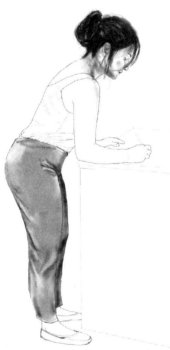

Fig. 3.5. Al relajar el suelo pélvico y las caderas, Carmen ha cambiado la manera en que se agacha.

EXPLORACIÓN: DOBLARSE

Siéntese de una manera que el rombo del suelo pélvico esté abierto, con el triángulo trasero suelto. Mantenga las rodillas en línea con las caderas. Ponga los pies en el suelo para que los tobillos estén justo delante de las rodillas. Tome algunos respiros fáciles, expandiendo la caja torácica inferior y dejando que el aliento llene ambos lados de los pulmones de atrás a adelante. Entonces incline el torso hacia adelante usando las articulaciones de las caderas como bisagras. Permita que el espacio entre los huesos de sentarse se ensanche mientras usted se mueve hacia adelante. Sienta el cóccix levantarse de la silla y el hueso púbico inclinado hacia abajo.

Note que usted puede inclinarse hacia adelante sin doblar la espalda o comprimir el abdomen. Si esta acción se siente torpe, chequee si usted tal vez ha reforzado los músculos de los glúteos, cerrando el suelo pélvico. Relájese, dejando que su peso se recueste sobre la silla, y trate de inclinarse hacia adelante otra vez.

Para volver a una posición erguida, empuje hacia abajo levemente con los pies hacia el suelo. Al mismo tiempo, imagínese que usted está ligeramente empujando el suelo hacia adelante, lejos de usted. Esta acción reabre los pliegues de las caderas y estimula los músculos extensores de la columna. Observe que holística es esta acción. En vez de usar en exceso los músculos de la espalda baja, usa las piernas y la columna para reganar la posición erguida.

Si usted ha tenido un daño en el suelo pélvico o el hueso de la rabadilla, inclinándose de esta manera puede hacer que se sienta vulnerable. Quizás tomará algún tiempo para acostumbrarse a la sensación de relajación en el área cerrada alrededor del triángulo anal.

Experimente con una tarea simple que involucra el acto de escribir. Use las articulaciones del sacro y las caderas para inclinar su cuerpo hacia la superficie donde está escribiendo. No es necesario convertirse en una pelota cada vez que usted escriba su nombre.

Trate de doblarse desde una posición parada. La tendencia de endurecer el triángulo posterior usualmente es más pronunciada cuando usted se dobla que cuando está parado. Escoja algunas actividades diarias que involucran el doblarse y revíselas para incorporar su nueva conciencia del espacio alrededor del hueso de rabadilla. Experimente mientras usted se pone los pantalones, tiende la cama o alza los juguetes de los niños.

En los siguientes capítulos, exploraremos el papel del suelo pélvico en pararse y caminar. Si ya es fácil parar usted sostener el sentido del rombo abierto mientras camina, continúe y practique esto. Si la nueva sensación de anchura en el trasero le hace que su caminar se sienta torpe, esto es porque hay restricciones fasciales y musculares en las caderas y la columna que todavía necesitan su atención. Cuando el sentarse saludablemente se vuelve más cómodo, el rombo abierto también se sentirá más natural en su caminar de manera gradual.

Para Carmen, la cajera de Target, a la que le duele la espalda, la conciencia del rombo del suelo pélvico fue una iniciación a una nueva conciencia de su cuerpo entero. Ella se dio cuenta que siempre había estado avergonzada de su trasero. Siempre que se descuidó de dieta, el peso se acumulaba justo allí. Ella había desarrollado el hábito de tensar las nalgas para sentirse más delgada. Ahora ella intuye como este hábito había bloqueado las articulaciones de las caderas, que a su vez ponía presión en la espalda cuando se agachaba mucho. Al comienzo, ella se sentía rara relajando la tensión alrededor del cóccix, como si quisiera llamar la atención, pero si cambiar un hábito pequeño puede aliviar el dolor, vale la pena tratarlo.

EXPLORACIÓN: LA AFINACIÓN PERCEPTUAL

En el capítulo uno, hemos empezado a explorar la relación entre las percepciones sensoriales y la postura. Recuerde que cuando usted pensó en un placer simple, la postura se le hacía más abierta. La conexión entre la percepción y la postura también trabaja de manera opuesta. Si su cuerpo está bien apoyado, esto afecta su manera de ver el mundo alrededor. Tome algunos minutos para observar diferencias en sus percepciones mientras usted está sentado en algunas posturas distintas.

Empiece por sentarse en su manera habitual. Imagínese en una situación social —por ejemplo en un almuerzo de negocios. Observe su actitud hacia los otros cuando usted está sentado en una postura agachada. Entonces cambie su base de apoyo con reorientar la pelvis, las piernas y la columna. Observe como su posición corporal cambia la percepción de la situación. Algunas variaciones posibles de su punto de vista tal vez incluirán la curiosidad, el interés, y una actitud abierta, en vez de aburrimiento, sospecha o crítica. Claro que la prueba vendrá cuando usted experimente el caso verdadero con gente real.

Ahora imagínese en una situación hostil. ¿En qué postura de sentarse usted se siente más enraizada y lleno de recursos?

Con practicar el sentarse saludablemente, usted también apoya la expansión de sus percepciones. Al adoptar las sensaciones y los puntos de vista que correlacionan con el sentarse saludablemente, usted desarrollará su patrón perceptual para sentarse bien. Esto ayuda a que usted renueve la coordinación y fortalezca los músculos de manera que, con el tiempo, sentarse incorrectamente se convertirá incómodo físicamente y emocionalmente.

SILLAS Y COMPROMISOS

El ochenta y cinco por ciento de nosotros experimentarán dolor de la espalda en algún momento de nuestras vidas. Las quejas del dolor de la espalda han aumentado mucho mientras los lugares de trabajo se han convertido más sedentarios. Es verdad que estas dos tendencias están relacionadas. Si recordamos que nuestros cuerpos son diseñados para el movimiento, no debe sorprendernos que el sentarse por periodos prolongados es dañino para la salud. Aprender a usar la anatomía para su mejor ventaja ayuda a prevenir los problemas causados por las ocupaciones sedentarias. Las crecientes exigencias del cuerpo para las sensaciones saludables del apoyo le ayudarán a seleccionar una silla que proporcionará esto. Tener la silla correcta puede hacer una diferencia enorme cada día.

Los investigadores ergonómicos basan su análisis del buen sentar en lo que pasa al cuerpo cuando está flotando en la gravedad nula o el agua. Cuando el cuerpo está flotando, hay un ángulo ancho entre el tronco y los muslos, de aproximadamente 135 grados. La investigación sugiere que esta posición —básicamente cómo usted se sienta en un sillón reclinado— pone la menor presión posible en los discos lumbares. También involucra un mínimo gasto de energía de parte de los músculos de la espalda.

Los diseños de las sillas de oficina corrientes incorporan este ángulo ancho de la cadera al inclinar el espaldar hacia atrás. La posición reclinada que resulta hace que la persona empuje el cuello adelante para mantener la cabeza erguida. Esto pone tensión no necesaria en los músculos del cuello. Los diseñadores solucionan este problema haciendo la parte superior del asiento cóncavo. Aunque esta curva en forma de "C" deja que el cuello esté apoyado por la parte superior del tronco, también empuja el pecho hacia abajo sobre el abdomen, comprimiendo los órganos internos y restringiendo la respiración. Esta curva "C" también aplana la espina dorsal lumbar, un problema solucionado al añadir una curva hacia adelante en el área lumbar del espaldar. Este apoyo lumbar a su vez desplaza el pecho hacia atrás de la base del apoyo. Este ciclo vicioso de defectos

Asientos de automóviles

▼

Los que diseñan asientos de automóviles tratan de acomodar el cuerpo promedio. Ya que poca gente se sienta con buen apoyo pélvico, los asientos de autos están moldeados para acomodar la pobre postura de la gente común. Esto significa que lograr el buen apoyo en su auto requiere un poco de ingenuidad.

Ajuste el espaldar de su asiento para estar tan erguido como sea posible. Para sentarse con un suelo pélvico espacioso, deslice las nalgas hacia atrás lo más que pueda hasta la esquina donde el espaldar y el asiento se juntan. Entonces, la base del espaldar puede sostener su sacro. Este arreglo dejará algunas pulgadas de espacio entre su espina y el espaldar. Inserte una almohadilla u otro apoyo en este espacio para soportar su pecho. Un apoyo en el área lumbar tal vez va a ser cómodo para algunas personas, aunque ponerlo más arriba, justo debajo de los omoplatos, se sentirá mejor para otras. Otra almohadilla cilíndrica, como una llena de cascos de trigo negro, puede ser ajustada hacia arriba o abajo para relajar las tensiones cambiantes de su columna durante un viaje largo.

Cuando el apoyo está bien posicionado, el torso debe sentirse más alto y más abierto y su cuello debe estar cómodamente centrado sobre el corazón. Tal vez encontrará que esto empuja la corona de su cabeza más cerca del techo del auto. La próxima vez que usted compra un auto, asegúrese que acomode su mejor postura. La altura aumentada de los SUVs (vehículos de utilidad de deporte), las vagonetas y los camiones ofrece bastante campo para la cabeza para permitir que esté sentado con la columna y el pecho erguidos. Esta altura también permite un ángulo más abierto en la ingle. Los asientos de autos pequeños tienden a inclinarse hacia atrás, comprimiendo el cuerpo para caber dentro y forzando el pecho hacia atrás y el cuello hacia adelante.

Tómese tiempo para interrumpir con periodos de actividad física el estar sentado por periodos largos tanto en un auto como en la oficina. Para viajes largos en auto, añada cinco minutos cada hora a su tiempo aproximado de llegar para salir y tratar de disminuir la tensión corporal.

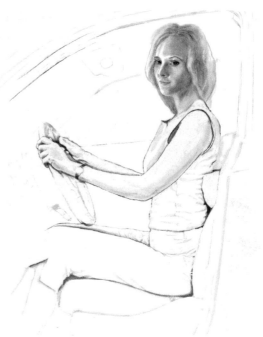

Fig. 3.6. Encontrando amplitud en su suelo pélvico y poniendo un cabezal pequeño justo debajo de los omoplatos, Alison encuentra una manera cómoda de sentarse en su auto.

---

*Vea el apéndice para las sugerencias sobre cómo usar los apoyos de sentarse.

¡Pero mi barriga sobresale!

▼

Tal vez encontrará que sentarse
con una curva lordica neutral y
agacharse con un suelo pélvico
espacioso le hace consciente
de que su abdomen sobresale,
especialmente si es que tiene
un sobrepeso en él. La culpa
no es la nueva postura de
sentarse, ni la nueva manera de
agacharse, pero la falta de tono
en los músculos que contienen
y estabilizan su núcleo. Éste
era el problema de Carmen
en la introducción del libro.
Como Carmen, usted también
encontrará la solución suya en el
capítulo cinco.

de diseño está basado sobre una falacia básica ergonómica —que el problema de sentarse se puede solucionar con solamente el diseño de una silla.

Usted habrá notado que la sección del sentarse saludablemente no mencionó el espaldar. Una columna saludable está perfectamente diseñada para soportar el tronco. Si la columna no necesita de un espaldar cuando usted está parado, ¿por qué va a requerir este apoyo cuando está sentado? La columna no necesita apoyarse en nada siempre que la pelvis y las piernas provean bastante base para dar apoyo.

La creencia que la columna necesita apoyo está basada en la suposición que el cuerpo debe ser protegido contra la gravedad, un mal entendimiento de la maquinaria corporal. Nuestros cuerpos son diseñados para interactuar dinámicamente con la gravedad por medio de nuestros movimientos. La actividad muscular ayuda a disipar los efectos tóxicos bioquímicos del estrés. En adición, los efectos de la gravedad mantienen nuestros huesos y músculos saludables. Los astronautas arriesgan acabar con osteoporosis y atrofia muscular después de solamente tres meses de gravedad nula.

Los espaldares fueron inventados porque nuestros cuerpos en el siglo veintiuno han pasado toda la vida en sillas. Para la mayoría de la gente, adaptarse a sentarse sin el apoyo del espaldar tomará tiempo. Entre tanto, su espalda necesitará apoyo opcional. La mayoría de las sillas ergonómicas para la oficina dan apoyo lumbar. No obstante, el almohadón entendido para el apoyo de la curva natural de la columna puede causar un efecto opuesto. La sensación del almohadón puede hacer que usted empuje su columna contra él, disminuyendo así la curva lumbar.

La mejor manera de proteger la espalda baja cuando usted está sentado es tener el apoyo por encima y debajo del área lumbar. Si usted tiene una silla típica de oficina, ajuste el espaldar o el almohadón lumbar hacia abajo hasta que éste provea una presión ligera en el sacro. Esto apoyará la pelvis, que es la raíz de la postura sentada. Cuando el sacro se siente apoyado, la columna encima de él responde con levantarse automáticamente. El apoyo lumbar solamente trata la columna, y no la pelvis. Algunos de ustedes tal vez apreciaran el apoyo adicional justo debajo de los omoplatos, para elevar el pecho y soportar el diafragma.

Considere los siguientes factores cuando usted está seleccionando o adaptando una silla para el trabajo:

- El asiento de la silla debe ser ajustable a una altura que permite que las articulaciones de las caderas estén un poquito más arriba que las rodillas. Esto significa que los muslos se inclinarán hacia abajo y el ángulo de la cadera será más que 90 grados.

- Cubra los asientos contornados o con demasiado relleno con un material firme.
- Para mantener la curva lumbar, trate una cuña de asiento. Este es un bloc de espuma con la parte de atrás 20 por ciento más alta que la de adelante, disponible en las tiendas de equipo ergonómico.
- Seleccione una silla que tenga bastante espacio entre el asiento y el espaldar para que los glúteos puedan expandirse. En las sillas con un ángulo nivelado entre el espaldar y el asiento, las nalgas están siendo empujadas hacia adelante por el espaldar y la pelvis se desliza gradualmente hacia adelante en el asiento. Este hecho inclina la pelvis hacia atrás y pone su peso sobre el sacro. Algunos asientos previenen este deslizamiento con el borde del frente elevado, pero esta táctica solamente aumenta la inclinación de la pelvis posterior al levantar los muslos.
- Ajuste el espaldar para soportar la pelvis en vez de la espina dorsal lumbar.
- Si usted decide comprar una silla ergonómica, asegúrese que tenga una póliza generosa de retorno. Usted no sabe si la silla le sentará bien hasta que la haya probado y haya trabajado un buen tiempo en ella.*

Ajuste las superficies en su trabajo y acomode la nueva altura de sentarse. Los antebrazos deben inclinarse levemente desde los codos, las muñecas alineadas con los antebrazos mientras los dedos están en el teclado. Evite usar el apoyabrazos. En el sentarse saludablemente, los hombros están apoyados por la columna, eliminando la necesidad de apoyos para los brazos o las muñecas. Usando los apoyabrazos invita que los hombros se inclinen hacia adelante, cerrando el pecho y comprimiendo la columna. Use el apoyabrazos solamente durante periodos de descanso y relajamiento. Los ojos deben estar al nivel de la tercera parte superior de la pantalla de la computadora. Si esto le pone tan alto que los pies no llegan al suelo, usted necesitará un reposapiés para conectar los pies al suelo.

EXPLORACIÓN: RECLINARSE INTELIGENTEMENTE

Mientras usted está en el trabajo, está bien apoyarse en el espaldar de su silla por algunos momentos cuando quiere relajarse un poco para socializar o para la introspección, pero aprenda a hacerlo sin que comprometa el suelo pélvico. El truco es apoyarse en el espaldar sin rodar la pelvis hacia atrás, aplanando la curva lumbar. Usted puede hacer esto al inclinarse directamente hacia atrás desde las caderas. La acción es el reverso de lo que hace al inclinarse adelante hacia la

*Vea el apéndice para una lista de sillas que apoyan el sentarse saludablemente.

actividad. En este caso usted está reclinándose hacia atrás fuera de la actividad.

Trate esto ahora. Empiece desde la posición de sentarse saludablemente con las nalgas bastante atrás en el ángulo del asiento, pero al comienzo sin apoyarse en el espaldar. Entonces, incline el torso superior directamente hacia atrás. Cuando la espalda superior contacta el espaldar, deje que el área lumbar se relaje. *Este* enfoque preserva un grado ligero de la lordosis lumbar. Usted sabrá cuando lo ha hecho de una manera correcta si siente que su peso está apoyado en los huesos de sentarse cuando se inclina hacia atrás, no por el sacro, ni el cóccix. El rombo pélvico continúa siendo espacioso. La postura debe sentirse abierta en el abdomen y el diafragma.

LA MODA CORPORAL

Tal vez usted encontrará que otra gente considerará su nueva postura erguida como un amaneramiento. "Oye, tú tienes una gran postura", puede ser comentado en un tono derogatorio, como si fuera incorrecto escoger cómo ocupar su propio cuerpo. Porque todos queremos estar conectados con los otros, es posible que estemos influenciados a dejar nuestra percepción personal de lo que es correcto. Como en la ropa, los automóviles o los diseños de sillas, hay modas en las posturas corporales. El estilo corporal corriente es sereno y casual pero todavía intenso. Un aire agachadito está de moda.

Mientras usted sana la postura, el cuerpo gradualmente se convertirá más alto, más abierto, más centrado y más poderoso. Su nuevo aspecto tal vez aparezca hasta intimidante a alguna gente. Sea usted mismo quien escoja la manera de organizar su cuerpo, dictado por sus propias percepciones en vez del juicio de otros.

En frustración, Alison hizo una búsqueda en Google sobre como "sentarse correctamente" y encontró un artículo útil en www.newrulesofposture.com. Cuando leyó la parte sobre un rombo a la raíz de la pelvis, de repente se le prendió el foquito. Hace años había oído instructores de yoga enseñando a los estudiantes que "extiendan los huesos de sentarse", pero ahora se dio cuenta que la instrucción no era solamente para la práctica de yoga, pero también para la vida en general. El minúsculo ajuste del pequeño ligamento "allá abajo" le dejaba sentirse estable y abierta al mismo tiempo. La postura le recordaba de estar montada a caballo. Tenía una sensación de control combinada con un sentido de facilidad de movimiento. Ella se sentó de esta manera en su silla vieja en la oficina por toda una semana sin tomar una píldora para el dolor.

El único problema ahora fue que en su nueva silla ergonómica, no cabía su postura nueva. Afortunadamente había un periodo de sesenta días para devolver la silla. Alison suspiró en alivio. La nueva orientación de su suelo pélvico hasta le hacía más fácil respirar. Siempre había sospechado que ella no respiraba "bien". Alison no es la única que piensa acerca de su respiración. En el capítulo cuatro explorará la siguiente clave de la postura saludable —la respiración saludable.

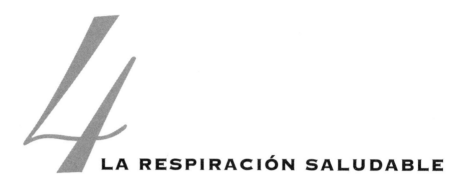

LA RESPIRACIÓN SALUDABLE

Y Dios formó el hombre de polvo terrestre y cuando puso el aliento de la vida en sus fosas nasales, el hombre se convirtió en espíritu vivo.

GÉNESIS 2:7

Usted debe enamorarse de su propio aliento. Entonces, puede empezar a aprender a amar a los demás.

ADNAN SARHAN,
MAESTRO DE SUFI
CONTEMPORÁNEO

El cuarto a media luz está in silencio, con la excepción del sordo golpeteo de los auriculares de Tyler. El muchacho está tan tranquilo que su cuerpo parece estar moldeado en el sofá. Con la mandíbula floja y la barriga distendida, la cabeza de Tyler está tirada hacia adelante en profunda concentración. La luz de la pantalla de televisión le brilla en los ojos. De vez en cuando resopla hacia adentro por la nariz y carraspea la garganta. Aparte de esto, no mueve nada más que sus pulgares sobre el control remoto.

Una voz dice su nombre y entonces el cuerpo de su madre bloquea la pantalla. Estirando el cuello para ver más allá de ella, él alza los cinco dedos. Justo entonces la pantalla explota con acción y Tyler grita. Es difícil saber si es una expresión de alegría o del dolor.

Tyler esfuerza su cuerpo de dieciséis años afuera de la silla. Frota una mano para aliviar un calambre y luego se estira y bosteza. Deambula hasta la cocina para una soda, hoscamente alza el tarro de basura antes de que su madre pueda decir palabra. Parado sobre las gradas detrás de la casa él está emboscado por su hermano menor que quiere jugar básquetbol. "Olvídalo", refunfuña. Últimamente, ejercitar le hace doler el pecho. Ha sido un poco alarmante.

Cuando está jugando juegos de video, Tyler deja de respirar en reacción a las crisis fantásticas que toman lugar. Cuando desaparece dentro del mundo de fantasía, pierde la conciencia corporal. La emoción del juego le quita el aliento y lo deja sin energía. Camina con la postura encorvada arrastrando los pies como un viejito.

Muchos de nosotros —no solamente los adolescentes anonadados por los juegos de video— nos fusionamos con nuestras tareas de una manera que silencia la percepción de uno mismo. Cuando nos encontramos con dolor o estrés, pocas veces pensamos que la culpa se debe a nuestra manera de respirar.

DETENER EL MUNDO

Tal vez ya está consciente que usted no respira "correctamente". Los hábitos de la respiración pobre se desarrollan cuando maltratamos el sistema respiratorio para hacernos sentir más seguros en un mundo inestable.

Como todas las criaturas vivas, predadores y víctimas, los humanos inmovilizan sus cuerpos en respuesta a una emergencia. Mientras nos forzamos a oír el siguiente sonido o ver el siguiente rayo de luz, nuestra falta de moción estabiliza los ojos y el oído para agudizar la percepción y reaccionar rápidamente. Al parecer muertos podemos hacernos invisibles. También mantenemos el cuerpo quieto para restringir la ira, bloquear el miedo o contener la energía de una situación aplastante. Nos quedamos quietos para no mostrar una emoción turbulenta y revelar nuestra intimidad.

Mantenemos quietos los cuerpos con la respiración poco profunda o la falta completa de respiración. Aunque apropiado en una crisis, tal "respiración de emergencia" frecuentemente anula el consistente flujo y reflujo de la respiración normal. La respiración de emergencia puede convertirse en un hábito insidioso que distorsiona la postura y hace daño a la salud.

En el segundo capítulo, usted aprendió que las zonas de la postura incluyen las estructuras que están situadas perpendicularmente al axis central del cuerpo. Cuando están sobre restringidos, estos estabilizadores horizontales pueden cerrar el cuerpo alrededor de su núcleo. En el tercer capítulo, usted experimentó el mejoramiento de su postura con relajar una de estas regiones, el suelo pélvico. En este capítulo, usted explorará el diafragma con su orientación horizontal. Verá cómo la respiración saludable contribuye a una estabilización abierta de su postura y cómo respirar pobremente interfiere con cada cosa que usted hace o siente.

Tal vez recuerde a Mika del primer capítulo, la amiga de mucho antes que se mueve tan rápidamente que los pies casi no tocan el suelo. Usted no tiene que usar mucha imaginación para ver que su respiración es poco profunda. Su hábito de apretar los brazos a los lados del cuerpo limita la capacidad del pecho para expandirse. Su voz tiene una cualidad característica de ser alta y entrecortada y suena especialmente forzada siempre que habla más fuerte. Ella no lo saludó, ¿recuerda? Ella se detuvo, respirando rápidamente y sin profundidad, para que usted le hablara primero.

Volviéndose de corazón ligero

▼

La expansión y contracción de los pulmones masajean el corazón mientras usted respira. Al mismo tiempo, el diafragma jala y empuja el corazón desde abajo, asistiendo el flujo sanguíneo. Cuando la columna está extendida por el buen uso de la mecánica de la respiración, la capa fascial que está alrededor del corazón se estira, contribuyendo al equilibrio de las presiones rodeando este órgano esencial. La postura y la respiración saludable verdaderamente soportan su corazón. Esto da más significado al termino "corazón ligero".

Mika estabiliza su cuerpo achicándose y nunca descansando completamente. El descanso natural que debe ocurrir durante la respiración ocurre solamente cuando ella suspira.

Los maestros de espiritualidad de cada tradición dan énfasis a la importancia del control de la respiración como una clave para la vida equilibrada, tal como para lograr los estados de conciencia más altos. La gente contemporánea del occidente toma la respiración por hecho. Estamos demasiado ocupados para respirar bien. Solamente cuando tenemos algún problema respiratorio —un resfrío o una respiración forzosa al hacer un esfuerzo inusual— ponemos bastante atención a ella.

Por bien o por mal, los hábitos de la respiración afectan cada aspecto del funcionamiento del cuerpo, sea éste lo mental o la eficiencia digestiva. La respiración es central a nuestra postura y a la manera en que nos movemos. Además tiene una influencia profunda en nuestro aspecto físico, la salud, la perspectiva mental, la capacidad de recuperar emocionalmente y la capacidad para dirigir el estrés. Por esto, la respiración disfuncional es tan común en la cultura occidental que realmente se ha convertido en una epidemia.

Tome un momento para explorar cómo usted respira. Como usted recuerda del primer capítulo, tratar de observar el aliento sin controlarlo es como querer poner sus manos en su sombra. No obstante, este intento le dará una idea acerca de sus hábitos inconscientes, y estas claves le ayudarán en reconocer lo que usted hace en las circunstancias reales.

EXPLORACIÓN: LA RESPIRACIÓN TRANQUILA

Descanse atrás en el espaldar de una silla cómoda con la cabeza apoyada. Usted debe estar en una posición que es mitad sentada y mitad agachada. Ponga una mano levemente en el pecho superior y la otra mano en el pecho inferior justo encima del abdomen.

Respire de una manera cómoda y ordinaria. Cuando usted inhala, observe cual de las manos se mueve primero. Esta observación indicará su preferencia para la respiración del pecho o el vientre.

Ahora, tome un respiro profundo. *Respirando así*, ¿cuál mano se movió más? Al respirar profundamente ¿usó usted la nariz o la boca? Estas acciones indican el patrón de su respiración bajo estrés.

Para seguir, mientras respira normalmente, estime cuán largas son sus inhalaciones y exhalaciones. ¿Que toma más tiempo, el inhalar o el exhalar? (Ponga un reloj cerca para que usted pueda contar los "tics" del segundero. Así es más fácil que usar el método de contar los segundos.)

Mientras usted continúa respirando cómodamente, observe si hay pausas en su respiración. Tal vez encontrará una pausa después de la inhalación o la exhalación, o en ambos casos.

Describa el esfuerzo involucrado en su inhalación. ¿Se siente como si estuviera jalando el aire hacia adentro o se siente fácil, solamente necesitando que usted esté abierto, invitando el aire?

Si su inhalación involucra un esfuerzo, ¿dónde lo siente: en los hombros, el cuello, el pecho o el vientre?

Ahora describa el esfuerzo de su exhalación. *¿Usted empuja el aire afuera o simplemente lo deja salir? Observa si el flujo de aire se siente suave y continuo.*

EXPLORACIÓN: LA RESPIRACIÓN ACTIVA

Para esta observación usted necesitará tomar una caminata breve. Observe cuales son los rasgos de su respiración mientras está caminando. ¿Respira usted con el pecho, el vientre, la nariz o la boca? Entonces aumente su esfuerzo. Suba algunas gradas o camine como si estuviera muy de prisa. Describa su respiración bajo este estrés adicional.

Revise estas exploraciones después de que haya practicado los ejercicios en este capítulo y el capítulo cinco. Permítase uno o dos meses para hacer algunos cambios y entonces reexamine su respiración.

Ahora exploraremos la mecánica y la química de la respiración.

LA MECÁNICA DE LA RESPIRACIÓN

Las sensaciones de la respiración son más obvias en los órganos respiratorios —la nariz, la garganta, la tráquea y los pulmones. La mayoría de la gente también está consciente de una moción de fuelle en el tronco. Cuando los músculos respiratorios se contraen, dilatan la caja torácica, estirando los pulmones y creando un vacío que lleva el aire hacia adentro. El movimiento expansivo de la inhalación se alterna con la acción disminuyente que empuja el aire hacia afuera. La exhalación está causada por el retroceso elástico del tejido de los pulmones, por un movimiento hacia arriba del diafragma cuando se relaja, y cuando uno está erguido, por la compresión del abdomen.

Porque siempre estamos respirando bajo muchas circunstancias distintas y en cada variación de posición corporal, necesitamos una variedad de maneras de dilatar la cámara de aire. Respiramos de una manera diferente al nivel del mar que a 14.000 pies de altura, es distinto cuando estamos arreglando la tubería debajo del fregadero que cuando estamos cantando alrededor de una fogata, y es de otra manera cuando estamos persiguiendo el tren, corriendo una maratón, meditando o haciendo el amor. Nuestros huesos, músculos y fascia tienen que adaptarse a las cambiantes exigencias corporales del aire de la misma manera que lo hacen con la gravedad terrestre. Entre más activos somos, más necesitamos usar los músculos auxiliares de la respiración para hacer más amplio y más hondo el tórax para que reciba más aire. En adición al diafragma y las escalenas, descritas en el capítulo uno, muchos otros músculos del pecho, los hombros, el abdomen y la columna también pueden servir como músculos de respiración.

No hay solamente una manera correcta de respirar. Hay muchas combinaciones de la respiración abdominal y torácica, pero el movimiento esencial de la respiración normal está hecho por el diafragma. No obstante, si recibe un golpe en el abdomen que inmovilice su diafragma, usted solamente puede respirar con la boca abierta y los hombros levantados. En tal caso, los músculos auxiliares de la respiración toman control.

En el primer capítulo, vimos que el diafragma es un músculo en forma de cúpula el cual está conectado por la periferia alrededor del lado interior de la caja costillar baja. Cuando el diafragma se aplana contra el abdomen, jala los pulmones hacia abajo. Cuando el cuerpo está descansando, la acción del diafragma empuja el abdomen hacia adelante. Este "respirar de barriga" es normal siempre que nuestros cuerpos estén apoyados y relativamente inactivos. En tales circunstancias, el diafragma hace entre 70 a 80 por ciento del trabajo de la respiración. Si usted observó su barriga moviéndose primeramente durante la exploración: La respiración tranquila (vea la página 80), su respiración pasiva es correcta.

APOYO DE ESPALDA PARA LA INHALACIÓN

En adición a su papel en la respiración que ya hemos discutido, el diafragma tiene también otro rasgo que impacta la postura. Detrás del diafragma hay fibras musculares fuertes que corren verticalmente hacia abajo al frente de la columna del nivel del plexo *solar a la cintura.* Estas fibras musculares, llamados *crura,* pueden operar independientemente de la cúpula. El funcionamiento correcto de la crura es esencial para la respiración saludable, la postura y el manejo del estrés. Usted puede sentir "las piernas" del diafragma endureciéndose detrás del abdomen cuando puja hacia abajo como para defecar. Cuando usted hace esto, la barriga sobresale y se endurece y la espalda se tensa justo encima de la cintura. Las mujeres naturalmente usan la crura cuando involucran el diafragma para empujar durante el parto.

Mientras usted respira, la moción del diafragma ayuda a estabilizar el tronco para generar presión en el abdomen. Si sostiene una tensión ligera al pujar con la crura, usted aumentará la sensación de estabilidad abdominal. Hacer esto entorpece el uso del diafragma, y este hábito fomenta la respiración en la caja torácica superior. Muchas personas de esta manera usan mal la crura cuando levantan objetos pesados, emprenden tareas difíciles o tratan de controlar una situación. El apoyo abdominal es necesario en tales circunstancias, pero la tensión crural es una manera pobre de lograrlo.

La contracción de la crura y los escalenos que son los músculos del cuello que asisten en la inhalación, jala la columna hacia adelante. Para resistir esta tendencia, tenemos que involucrar los músculos de la espalda al inhalar. Esto significa que la moción natural de la respiración debe incluir un estiramiento muy ligero de la columna hacia atrás en la inhalación. Cuando exhalamos, la columna debe relajarse a un estado de erguimiento neutral. Como resultado, la articulación sutil de las vértebras bombea un fluido a través de los discos vertebrales, manteniéndolos así saludables. La extensión de la columna también hace espacio para el girar (como persianas) de las costillas, que en torno contribuye al levantamiento de la caja torácica.

Si su columna está dura con tensión crónica, los músculos de la respiración necesitan trabajar más para levantar las costillas y abrir el pecho. Es como un círculo vicioso: aprender a respirar bien reduce la tensión a lo largo de la columna, pero para usar los músculos de la respiración eficientemente, es necesario relajar la columna.

Cuando estamos descansando, la exhalación ocurre porque el diafragma se relaja. El exhalar después de un respiro del vientre debe ser pasivo. Cuando estamos erguidos y activos, involucrando más músculos y tomando más aire, los músculos abdominales ayudan en la exhalación.

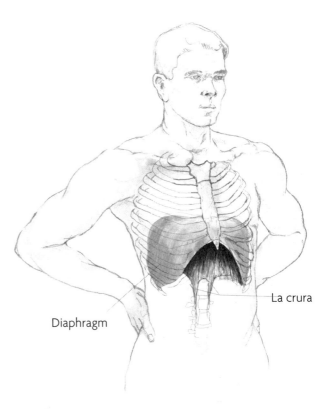

Diaphragm

La crura

Fig. 4.1. La crura conectan el diafragma a la espina lumbar.

El mejor músculo para este propósito es el *transverso abdominal,* o *TA,* que envuelve el abdomen como un corsé. Usted puede sentir la actividad básica de su TA con el siguiente experimento.

Parado o sentado con la columna erguida, tosa levemente. Tosa sin inclinarse hacia adelante como si estuviera tratando de evitar ser notado. Usted sentirá un apretón ligero en la barriga. Una versión larga y continua de este apretón ligero es cómo el exhalar debe sentirse cuando usted está moderadamente activo, como cuando está haciendo tareas domésticas o de compras. Explorará más el transverso abdominal en el capítulo cinco.

EL PODER DE LA NARIZ

La nariz es un acondicionador de aire. Huesos esponjosos en cada fosa nasal baten el aire en corrientes delgadas que pasan por conductos pequeños detrás de la nariz. Los conductos son cubiertos de membranas que producen mucosa que ajustan la humedad y la temperatura del aire, y pelos microscópicos que actúan como filtros. Los pasajes nasales hacen más que acondicionar el aire. Su resistencia al flujo aéreo aumenta la eficiencia de la entrada de oxígeno al torrente sanguíneo. Respirar por la nariz es como poner una boquilla en la manguera. Es la misma cantidad de agua que sale de la canilla, pero la presión le hace rociar más rápidamente y más lejos hacia el jardín. La nariz propulsa el oxígeno hacia abajo hasta el fondo de los pulmones. Usted puede sentir esto con un experimento.

Tome dos respiros medianos, uno por la nariz y uno por la boca. Trate de tomar la misma cantidad de aire cada vez. Sienta la diferencia en cómo responde el cuerpo.

La respiración nasal involucra el diafragma y las costillas bajas y empuja el aire profundamente hacia las partes bajas de los pulmones, donde la absorción de oxigeno es más eficaz. Respiración por la boca activa la parte superior del pecho, y a su vez empuja el aire hacia las partes superiores de los pulmones. La respiración extrema, que involucra el pecho, con las clavículas y los hombros levantados, exige más esfuerzo muscular y sube la frecuencia cardiaca. Entonces, la sangre corre tan rápidamente por los pulmones que el reparto de oxigeno se reduce. El resultado es un círculo vicioso de respiración más rápida, menos profunda y más esforzada con un aumento de estrés cardiaco.

La respiración de la parte superior del pecho está conectada con la parte del sistema nervioso involuntario que trata con emergencias, el sistema nervioso *simpático*. El sistema nervioso *simpático* prepara el cuerpo para la acción, vertiendo hormonas de estrés como la adrenalina y la cortisona en el torrente sanguíneo, Esto es saludable solamente cuando usted realmente está respondiendo a una crisis y su cuerpo va a usar todas estas hormonas en la actividad.

Ya que toma más tiempo inhalar por la nariz que por la boca, la respiración nasal automáticamente desacelera el respirar. Exhalar por la nariz crea una presión retroactiva que aumenta la eficiencia del intercambio de oxígeno en los pulmones. Además, el respirar por la nariz está conectado al sistema *parasimpático,* la parte del sistema nervioso involuntario que tranquiliza la química corporal, bajando el ritmo cardíaco, relajando los músculos y generalmente reduciendo el uso y desgaste del cuerpo.

Aparte de los beneficios a la salud, la respiración nasal mejora la postura. Esto no es tan imposible como parece. Cuando usted tiene el apoyo abdominal correcto, la respiración nasal expande la caja torácica baja. Esta expansión alarga el tronco y descomprime la parte baja de la columna.

La gente que respira por la boca habitualmente tiene una desventaja en establecer una respiración saludable. Los que respiran por la boca con frecuencia sufren de congestión nasal crónica que a su vez les hace difícil respirar por la nariz. El exceso mucoso frecuentemente puede ser eliminado con dos prácticas prestadas de yoga.

Las clases de yoga frecuentemente comienzan y terminan con el canto del sonido "om". Investigación sugiere que el sonido "mmmm" hace vibrar los conductos nasales y les ayuda a drenar. Si cantar así no es su estilo, canturrear cualquier canción puede ayudarle a limpiar las cavidades de los senos frontales.

Muchos practicantes de yoga emplean una técnica de lavar los conductos nasales llamado *neti.* El procedimiento involucra verter una solución salina tibia en una de las fosas nasales dejando que drene por la otra. Tal vez usted anticipará que esto se va a sentir como si agua hubiera entrado por la nariz mientras estaba nadando. De seguro, siempre que usted encuentre un ángulo correcto para ladear la cabeza cuando la solución se está vertiendo, el proceso puede ser hasta agradable. También se dice que el lavado nasal provee alivio para resfríos, alergias, e infecciones de los senos frontales.*

El Instituto Buteyko que ofrece educación respiratoria para la gente que sufre de asma, sugiere una tercer manera de aclarar la nariz. Primero, suénese la nariz. Entonces cierre las fosas nasales usando los dedos y retenga el aire entre cinco y diez segundos. Finalmente respire gentilmente por la nariz. Repita hasta que la nariz este limpia†.

Después de que haya encontrado una manera de eliminar la congestión nasal, tal vez tomará muchos meses de atención dedicada para restablecer el hábito de la respiración nasal.

No tome un respiro profundo

Cuando uno está angustiado, el consejo común de respirar de una manera profunda solamente exacerbará su problema. Al inhalar profundamente, la persona exhala desde la misma profundidad, perdiendo demasiado dióxido de carbono y causando que la sangre acumule excesivo oxígeno. Entonces, los tejidos al estar privados de oxígeno, provocarán más angustia.

---

*Donna Farhi, *The Breathing Book* [El libro del respirar] (New York: Henry Holt y Company, 1996), 64–65.

†Información para contactarse con El Instituto Buteyko aparece en el apéndice.

Respirando al revés

▼

Menos común que la respiración de la boca o la parte superior del pecho, es el respirar al revés o *el respirar paradójico*, otro hábito que socava la eficiencia respiratoria. El respirar paradójicamente involucra retraer el abdomen durante la inhalación y el empujarlo durante la exhalación. Tal vez usted haya notado que estuvo haciendo esto durante el ejercicio anterior, cuando tomó un respiro profundo. Si no, pruébelo ahora solamente para experimentar cómo se siente respirar al revés. El hábito es común en la gente que ha sufrido una gran conmoción o trauma.

Respirar al revés afecta la química corporal de una manera que perpetua un sentimiento de crisis y pánico. Si este patrón de respirar le es familiar, usted pudiera beneficiarse practicando los ejercicios de respiración presentado más tarde en este capítulo. Pero, si esta práctica respiratoria le pone ansioso, tal vez necesitará buscar un asesoramiento profesional.*

---

*Usted encontrará contactos para el enfoque de cuerpo y mente al asesoramiento para traumas en el apéndice.

LA QUÍMICA DE LA RESPIRACIÓN

Aunque muchos de nosotros somos un poco conscientes que respiramos de una manera pobre, nuestros problemas no son lo bastante severos para hacernos buscar la terapia respiratoria. A veces nos sentimos sin aliento, pero la mayoría del tiempo damos por hecho la respiración. Pero tenemos otras quejas, como dolores de cabeza, músculos adoloridos, manos y pies fríos, problemas digestivos, ansiedad o hasta dolor de pecho que nos preocupa, ya que pueda tener algo que ver con el corazón. Todos estos síntomas pueden ser causados por la deficiencia del nivel de dióxido de carbono en la sangre.

Pero, un minuto. ¿Dióxido de carbono? Todos sabemos que la respiración tiene que ver con la ingestión de oxígeno y la eliminación del dióxido de carbono, por esto es probable que hemos asumido que el oxígeno es bueno y el dióxido de carbono es malo.

Como usualmente es el caso con el cuerpo, la realidad es un poco más compleja. El dióxido de carbono es un subproducto del metabolismo, especialmente de la actividad muscular. Aunque es altamente tóxico, el cuerpo necesita cierta cantidad para mantener el balance correcto de gases en la sangre.

Si usted deja de respirar hasta que no pueda más (trátelo ahora), lo que usted experimenta no es la falta de oxígeno. De hecho, nuestros cuerpos usualmente retienen más oxígeno de lo que necesitamos. Lo que usted realmente está sintiendo es el aumento de dióxido de carbono en el torrente sanguíneo, que hace que la sangre se convierta demasiado ácida. La química corporal hace que usted tenga ansias de exhalar para aliviar el exceso de dióxido de carbono.

Cuando se esfuerza mucho, por ejemplo cuando está paleando nieve o tierra, usted necesita más oxígeno para darse energía. También produce más dióxido de carbono como subproducto de la actividad. La falta de equilibrio resultante en la química sanguínea estimula al cerebro para que exija que la respiración sea más rápida y más profunda.

Cuando usted está sentado sin moverse, necesita menos oxígeno y produce menos dióxido de carbono. Porque la química de la sangre está más estable, la respiración es lenta y regular. Pero con demasiada frecuencia, cuando un esfuerzo mínimo está combinado con una sensación de urgencia, la gente reacciona respirando demasiado. Imaginamos que usted está planeando una boda y preparando una lista de cada cosa que necesita hacer: la iglesia, el vestido, las invitaciones, la florista, el cocinero, el hotel, la limosina —y la lista continúa.

Usted puede oscilar entre la euforia y el agotamiento en poco tiempo porque su cuerpo responde a las imágenes mentales del futuro como si cada cosa estuviera pasando ahora mismo. Usted experimenta una falta de aire porque su sangre está demasiado ácida, y entonces empieza a sobre respirar —inhalando y exhalando más frecuentemente. Y ahora usted está perdiendo demasiado dióxido de carbono sin tener ninguna actividad física para reemplazarlo. Con la sobre respiración, la sangre se ha convertido demasiado alcalina. Esta condición, llamada alcalosis respiratoria puede causar varios problemas desde la depresión hasta dolor de la espalda baja.

La sobre respiración, también llamado la hiperventilación, se puede comparar con el sobre consumo de comida. Cuando consumimos demasiado de algo bueno —más de lo que el cuerpo necesita— sufrimos ciertas consecuencias. Cuando alguien está respirando rápidamente bajo estrés, es fácil reconocer la hiper-ventilación aguda, pero la sobre respiración crónica frecuentemente no se nota. Aproximadamente el diez por ciento de la generalidad de los pacientes médicos sufren de este problema, el cual se llama el síndrome de hiperventilación crónica.

Entre los muchos síntomas de la hiperventilación están: suspirar o bostezar con frecuencia, falta de aire sin alguna razón aparente, una sensación de mareo, una falta de concentración, el hormigueo o falta de sentido o una sensación de frío en las extremidades, músculos y articulaciones adoloridos, palpitaciones del corazón, dolor en el pecho, malestar estomacal, síndrome de irritación intestinal, fatiga, insomnio, pesadillas, problemas sexuales, ansiedad y depresión. ¿Cómo puede ser que todos de estos problemas sean el resultado de la sobre respiración?

Cuando la sangre vuelve demasiado alcalina al sobre respirar, la parte del sistema nervioso responsable del manejo de emergencias llega a un estado de alerta muy alto. El corazón late mas rápidamente, la adrenalina y otros químicos de estrés son vertidos en el torrente sanguíneo, y la presión arterial se levanta, los músculos se tensan, y la digestión aminora. Estos hechos conservan la energía del cuerpo para la alta actividad. El latir del corazón crea un sentimiento de pánico.

Cuando el nivel de dióxido de carbono está bajo, el cuerpo reacciona como si estuviera sofocándose. Las células de la sangre que tienen una cantidad copiosa de oxígeno, dejan de dispensarlo en los tejidos. Esto puede reducir hasta 40 por ciento del oxígeno que va al cerebro. Irónicamente, con la sobre respiración, el cuerpo está privado de oxígeno. La sensación de "hambre de aire" le lleva a más sobre respiración y la perpetuación del problema.

CÓMO LA SOBRE RESPIRACIÓN SE CONVIERTE EN HÁBITO

La sobre respiración es una reacción normal del cuerpo al estrés sea éste físico o no físico. Se convierte en algo habitual cuando el estrés es constante o cuando los rasgos del estrés corriente son similares a los de un trauma anterior. Aun después de que el estímulo original que provocó la hiperventilación haya parado, el hábito puede ser tan involucrado que los tejidos corporales se aclimatan a la química alcalina del cuerpo. En este caso, la sobre respiración se convierte en lo normal para el cuerpo y sus síntomas variados llegan a ser crónicos.

Las causas físicas de la hiperventilación incluyen el dolor crónico, el asma, enfermedad del corazón, neumonía, diabetes, fiebre, el hablar por mucho tiempo o estar en gran altitud. Comúnmente las mujeres experimentan los síntomas de la hiperventilación durante la menstruación o el embarazo. Las causas no físicas de la hiperventilación incluyen ansiedad, depresión, perfeccionismo, soledad o cualquier cambio repentino en la vida como la pérdida del trabajo, un divorcio o trasladarse. Las drogas que inducen la hiperventilación incluyen la nicotina, la cafeína y las anfetaminas.

Haga nota: la hiperventilación es comúnmente asociada con enfermedades del hígado o los riñones. Si usted sospecha que cualquiera de estas condiciones es su caso, debe buscar tratamiento médico como también re-entrenar la respiración.

Paradójicamente, la hiperventilación es comúnmente causada por el hábito de retener el respirar. En este caso, dejar de respirar se alterna con la sobre respiración. Usted tal vez tiene este hábito si usted se encuentra suspirando o bostezando con frecuencia. Como fue mencionado anteriormente, retener la respiración es una manera de controlar el cuerpo durante una emergencia.

Cuando la respiración para, el nivel del dióxido carbono en la sangre se levanta porque no está siendo exhalado. La acidez resultante estimula aun más la respiración —típicamente un suspiro grande o un bostezo— que es una manera de apurar más oxígeno al cerebro y los tejidos y para bajar las niveles del dióxido de carbono. No obstante, inhalar más significa que usted está exhalando más también, y así la química de la sangre oscila entre estar demasiado ácida y demasiado alcalina.

Retenemos el aliento porque esto funciona. Detiene el mundo, momentáneamente. Tal vez estamos nerviosos de tomar un examen, por ejemplo —la primera prueba para licencia de conducir o exámenes de certificación para abogacía. Tal vez estamos frustrados al enhebrar una aguja debido a que la vista esté fallando. Tal vez estamos conteniendo la ira por la traición de un amigo. La concentración, tratando de recordar algo, y la falta de decisión, todo esto provoca la necesidad de sentirse estable, Pero dejar de respirar nunca puede ayudarnos a pensar ni a percibir con claridad. De hecho, porque estamos recibiendo menos sangre en el cerebro, el resultado es lo contrario. También, si tenemos que adoptar "la respiración de emergencia" por demasiadas emergencias menores, el hábito puede alterar la química corporal.

Recuerde a Tyler, el adolescente perdido en un mundo de videos. Sus emergencias son imaginarias, pero su cuerpo reacciona como si esos juegos fueran reales. Hormonas de estrés inundan su torrente sanguíneo, alistando el cuerpo para la acción. Pero el único movimiento que hace es con los pulgares en el control. El hábito de retener su aliento le ha endurecido los músculos del pecho y el diafragma. Consecuentemente cuando trata de jugar basquetbol le duele el pecho, un síntoma de que él tiene miedo de hablar. El mundo real de su mama y su hermano menor se ha convertido en una carga.

RESTAURANDO LA RESPIRACIÓN SALUDABLE

Para restaurar la postura saludable, usted tiene que auto enseñarse como respirar de una forma buena. Esto involucra la relajación general del cuerpo y el cultivo de sensaciones específicas a la respiración. También involucra comprometerse a practicar la respiración por un tiempo largo. La respiración, nuestro hábito mas establecido, toma tiempo para cambiar. Cinco minutos de práctica dos veces al día desde tres hasta seis meses es probablemente lo realístico.

La manera correcta de respirar depende de lo que usted está haciendo. Cuando está acostado, la respiración de vientre es normal. Debajo de un estrés fuerte, la respiración del pecho puede ser su única posibilidad. Si usted está corriendo una maratón, necesita una combinación de respiración de pecho y de barriga. Para la respiración normal bajo circunstancias ordinarias —sentado en el trabajo, manejando o caminando a través del aparcamiento— la respiración debe ser despacio, suave y constante, moderado en la cantidad del aire consumido, y debe involucrar un movimiento de tres dimensiones en el tórax. Los siguientes ejercicios promueven estos rasgos de la respiración saludable.

Si el centro de la respiración en el cerebro se ha reajustado para acomodar una falta de equilibrio en la química sanguínea, la práctica de la respiración para cambiar esto puede resultar en una sensación de hambre de aire. Si esto le pasa a usted durante su práctica, recuerde que usted está sintiendo el impulso de respirar porque está acumulando la cantidad correcta de dióxido de carbono en la sangre, y no porque no tenga bastante oxígeno. Su hambre de aire realmente es una buena señal, una indicación de que los tejidos están tratando de volver a los niveles normales del dióxido de carbono. Si usted siente el impulso de bostezar, interrúmpalo con la acción de tragar. Entonces, usted debe resistir la urgencia de tomar una inhalación profunda. Mientras usted practica la respiración moderada, el cuerpo gradualmente se acostumbrará a tomar menos aire.

Usted hará las primeras prácticas de la respiración acostado para que pueda explorar su respiro sin competir con la gravedad. Necesitará una toalla o una frazada doblada a lo largo para hacer una almohadilla cerca de dos pulgadas de ancho y un poco más angosta que su espalda. Esta almohadilla tiene tres funciones: el apoyo de la curva lumbar, abrir las costillas delanteras, y ayudarle a sentir la respiración en la parte de atrás de la caja torácica.

Siéntese en el suelo (alfombrado y tibio para que usted pueda relajarse) con las nalgas justo delante de la frazada. Entonces acuéstese sobre la almohadilla de manera que todo lo que está arriba de la cintura este apoyado en ella. Ponga una toalla doblada debajo de la cabeza y el cuello para alzar la cabeza levemente más alta que el pecho y asegúrese de tener abiertas las vías respiratorias. Afloje la ropa, especialmente el cinturón y el corpiño. Nos hemos acostumbrado a los cinturones y los corpiños y no nos damos cuenta de la medida en que pueden restringir el movimiento del diafragma y las costillas bajas. Mucha gente se da cuenta que descansar en esta posición hace que la respiración se sienta más fácil y más completa.

Entre más usted permita que la gravedad apoye el cuerpo, más fácil le será respirar con el diafragma. Note un gentil levantamiento y asentamiento de su vientre sin que estos sean forzados.

Si usted ya está acostumbrado a la respiración del pecho superior o si respira paradójicamente (vea la página 80), reaprendiendo las sensaciones de la respiración diafragmática tal vez le hará sentir frustrado o ansioso. Si en su caso esto es verdad, trate de rodar hacia un lado. Tal vez usted encontrará más fácil sentir el movimiento diafragmático y de la barriga mientras está acostado de una manera enroscada. Apóyese cómodamente con almohadas para que pueda sentirse apoyado mientras usted enfoca en el aflojamiento del abdomen. Tome todo el tiempo que usted necesita para la restauración de la respiración de barriga —días hasta semanas— antes de tratar las otras prácticas de respiración.

PRÁCTICA: LA CONCIENCIA GLOBAL DE LA RESPIRACIÓN

Empiece con simplemente notar las sensaciones corporales mientras usted respira por la nariz. *Al aspirar*, observe una sensación de expansión, como si la respiración hubiera aumentado el espacio interior del cuerpo. Sienta que su inhalación expande el área superficial de la piel. Cuando exhale, sienta cómo el cuerpo se achica y se asienta. Porque los pulmones y los músculos respiratorios contienen conexiones de fascia que están ligadas a las demás partes del cuerpo, la expansión y contracción de la respiración ocurren en todas partes. Los antebrazos, los dedos, el cuello, los muslos y los tobillos, todos ellos se expanden y se contraen.

Si usted piensa que está imaginando este fenómeno, pruébelo al hacer lo contrario, tratando de sentir el cuerpo disminuir de tamaño mientras usted inhala y expandirse mientras exhala.

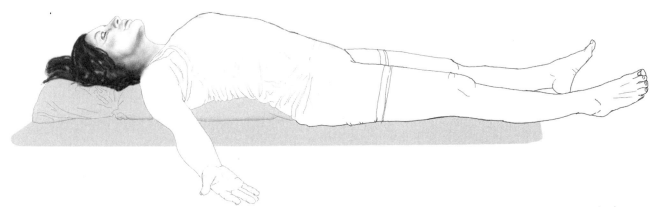

Fig. 4.2. Posición apoyada de acostarse para las prácticas de respiración.

LA RESPIRACIÓN EN TRES DIMENSIONES

Mucha gente mueve solamente la parte delantera de la caja torácica cuando respiran. Para totalmente involucrar los pulmones, la respiración debe expandir las costillas hacia adelante, hacia atrás y a los lados. Expandir solamente hacia adelante también acorta y endurece los músculos a lo largo la columna. Esta tensión retrae la postura hacia atrás sobre los talones y orienta la postura detrás del axis gravitacional. Si en la práctica de la conciencia de la respiración global usted sentía que la respiración tomó lugar básicamente delante de las costillas, use el ejercicio siguiente para cultivar la moción respiratoria que incluye los lados y el fondo del tórax.

PRÁCTICA: LA RESPIRACIÓN EN LA ESPALDA

Arrodíllese sobre una alfombra o un tapete de ejercicios con las canillas formando la letra "V" —los dedos grandes de los pies juntos y las rodillas separadas. Flexione hacia adelante desde las caderas hasta descansar la frente en el suelo. Ponga los brazos dondequiera que estén cómodos. Si esta posición le hace esforzar las rodillas, ponga una almohada de forma cilíndrica sobre las piernas y entonces descanse la cabeza y el pecho sobre este cabezal. También usted puede hacer esta práctica mientras está sentado en una silla con la cabeza descansando sobre la mesa.

Tómese su tiempo para acomodarse en esta posición. Relaje el cuello para dejar que el peso de la cabeza descanse totalmente en el suelo o la almohada. Afloje cualquier tensión en el abdomen, las caderas o las piernas.

Ahora respire hacia los lados de la caja torácica baja. Continúe hasta que esto se sienta fácil. Entonces observe cómo la moción hacia los lados abre la caja

Conexiones de cuerpo y mente

▼

Como gente occidental moderna que somos, es común decir que necesitamos "campo para respirar". La correlación entre el respirar y el espacio personal está de acuerdo con la realidad fisiológica. Si las células de aire (*los alvéolos*) *dentro de los pulmones serían* diseccionadas y puestas planamente, cubrirían la superficie de una sala de estar grande. Cuando hacemos el uso total del espacio dentro de los pulmones, nuestra postura se mejora automáticamente. Tener la columna más erguida y una caja costillar más abierta está correlacionada con nuestra percepción positiva y espaciosa de nosotros mismos.

El hecho de respirar es simbólico. Abrir el cuerpo para recibir el aire representa nuestra apertura al mundo de cosas y de otra gente. El exhalar simboliza nuestro ceder el mundo exterior y volver al hogar que está dentro de nosotros mismos.

torácica hacia atrás. Sienta las costillas de la espalda baja levantándose hacia el techo cada vez que usted inhala.

Trate de mantener las sensaciones de la respiración en las costillas de la espalda mientras usted está acostado de espaldas. Inhale hacia el suelo, simultáneamente dejando que las costillas se expandan hacia adelante y a los lados. El movimiento de su respiración debe ser tridimensional.

LA VACACIÓN DENTRO SU RESPIRACIÓN

Algunos expertos sugieren que la respiración normal mientras uno está descansando debe ocurrir a un ritmo de entre diez a catorce veces por minuto. Los hombres tienden a respirar más lentamente que las mujeres. Para un índice de doce respiros por minuto, un buen patrón sería inhalar por dos segundos, exhalar por tres segundos y una pausa de un segundo. Cuando usted empieza la práctica de la respiración, lo importante no es una adhesión estricta a esta proporción, pero tener un sentido de proporciones similares. La exhalación debe tomar más tiempo que la inhalación y debe ser seguida por una pausa.

La pausa es la finalización del exhalar y una vacación breve antes de empezar el siguiente ciclo. Este ciclo da descanso al diafragma y porque el ritmo del corazón automáticamente aminora durante la exhalación, la pausa también descansa el corazón. Además, la pausa deja que la química de la sangre señale al centro respiratorio del cerebro que ya es tiempo de inhalar otra vez.

Las siguientes prácticas de respiración le ayudarán a encontrar un equilibrio estable entre el inhalar el exhalar, y la pausa respiratoria. También le ayudarán a aminorar el ritmo de su respiración. El hábito de respirar lentamente controla el sobre respirar.

PRÁCTICA: INHALAR LA BELLEZA

Descansando sobre una frazada doblada, recuerde un aroma que le da placer. Inhale por la nariz, imaginando que usted está oliendo una rosa hermosa o galletas deliciosas recién sacadas del horno. Tome una cantidad moderada de aire. Sienta que las fosas nasales están ensanchándose hasta lo más profundo de la nariz. Deje que el aroma fluya hacia adentro con un sentimiento de receptividad y gratitud.

Si usted encuentra difícil imaginar un aroma, visualice una escena hermosa, con luz y colores que le traen placer. Inhale mientras se abre a este espacio. Invite que el espacio entre a su cuerpo.

La práctica de inhalar la belleza le ayuda a desarrollar el uso total del diafragma y la caja costillar. La visualización engaña al sistema nervioso a crear una inhalación fácil. Si lo siente difícil hacerlo con cada inhalación, tome algunos respiros ordinarios entre cada intento.

PRÁCTICA: RENDIRSE AL EXHALAR

Mientras usted exhala por la nariz, ponga su atención en el peso del cuerpo sobre el suelo. En vez de enfocarse directamente en la exhalación, concéntrese en la sensación del peso corporal. Durante cada exhalación, escoja una parte del cuerpo para sentir —los tobillos, las caderas, los dedos, los codos, la mandíbula, los ojos, los intestinos o el hígado. Las opciones son casi sin límite. Descubra qué parte del cuerpo descansa más fácilmente sobre el suelo. Saboree la sensación y entonces deje que esta sensación se extiende a las partes del cuerpo que parecen ser menos pesadas. Con cada exhalación, haga más profundo el sentido de la entrega a la gravedad. Gradualmente deje que todas las partes del cuerpo hagan juego con el peso de la parte más pesada.

Al relajar el cuerpo de esta manera, usted también relaja los músculos de la inhalación. Relajar el diafragma es esencial para una exhalación completa. Usted encontrará que esta práctica aminora el ritmo de su exhalación y hace más larga la pausa al final. Con más frecuencia el inhalar también se sentirá más automático, sin esfuerzo y agradable.

Esta práctica induce una relajación profunda. Tome tiempo para restaurar conciencia de sus alrededores cuando haya terminado. Abra los ojos, ruede a un lado, y empújese gentilmente hasta una posición sentada.

PRÁCTICA: LA AMPLITUD Y EL PESO DE LA RESPIRACIÓN

Cuando se sienta cómodo con las prácticas: Inhalar la belleza y Rendirse al exhalar, usted puede combinarlos en un solo ejercicio de respiración. Cada segundo o tercer respiro, abra el cuerpo para recibir el espacio de afuera, mientras usted inhala y entonces libere el peso corporal a la tierra mientras usted exhala. Entre estos intentos, respire por la nariz de una manera ordinaria. Siempre inhale moderadamente en vez de profundamente y recuérdese dejar que las costillas se expandan a los dos lados, hacia atrás y adelante.

Las prácticas: Inhalar la belleza y Rendirse al exhalar (vea la página 93) le ayudarán a saborear las sensaciones de la respiración. Mientras usted pasa por las sensaciones de ser ligero o pesado, la plenitud y el vacío, hincharse y achicarse, el cuerpo liberará las tensiones escondidas que han prevenido que la respiración sea completa.

PRÁCTICA: RESPIRACIÓN EN GRAVEDAD TERRESTRE

Cuando esta práctica de apoyo se sienta fácil, usted puede comenzar la práctica sentada de la respiración. Recuerde los atributos del sentarse saludablemente. Asegúrese que el rombo del suelo pélvico esté espacioso y que la espina dorsal lumbar tenga una curva neutral hacia adelante. Deje que los omoplatos descansen en el fondo de la caja torácica y que las clavículas se ensanchen. La manera en la cual usted está sentado debe hacer fácil el expandir de la caja torácica hacia los lados, tal como hacia adelante y atrás.

Cuando inhale, abra el cuerpo para tomar del espacio afuera de usted. Deje que el cuerpo invite el aire para que la respiración ocurra sin esfuerzo. Cuando usted exhala, esté consciente del apoyo del suelo, el asiento de la silla y su propia columna. Sienta el peso corporal sin permitir que la columna o el pecho caigan. Deje que cada inhalación se levante de una manera natural desde la pausa al final de cada exhalación. Respire con un ritmo lento y constante y tome cantidades moderadas del aire. Porque está descansando, no hay necesidad para que la inhalación se expanda completamente hasta las costillas superiores. La respiración de las costillas bajas es todo lo que usted necesita.

Cuando la práctica sentada de la respiración se sienta fácil, comience a atender a su respiración durante las actividades diarias. Escoja momentos como esperando en el teléfono o delante del semáforo.

Mika espera a exhalar

Al comienzo, Mika odiaba la práctica de la respiración. La ponía nerviosa, pero ella se dio cuenta que tal vez la respiración es la clave para curar sus ataques de ansiedad. La única vez que respiraba llenamente era al fumar un cigarrillo.

Una noche, cuando su vecino vino de visita para mirar un video, ella tuvo una inspiración. Alfredo siempre estaba listo para algo nuevo. "Oye", ella dijo, "léeme estas instrucciones para que pueda relajarme".

Pronto Mika y Alfredo inventaron un sistema de compinches para observar cuando estaban reteniendo la respiración o cuando la apuraban. Se desafiaron mutuamente a chequear su respiración durante las películas de terror que a ambos les gustan mucho.

Para Mika, la sensación de peso era la cosa elusiva. No podía quedarse cómoda dentro de sí misma bastante tiempo para dejar que la pausa ocurra.

"Tu nunca tienes una pausa", Alfredo dijo. "inclusive durante la película, saltas para preparar refrigerios o limpiar la cocina. Vamos", él dijo, "toma un descanso".

LOGRANDO LO "CORRECTO"

Durante la práctica de la respiración, esté seguro de no tomar más aire de lo que necesite mientras usted está intentando a desacelerar su exhalación. El resultado deseado será perdido si usted sobre respira. Los patrones disfuncionales de la respiración frecuentemente están conectados al perfeccionismo. Así, si usted se enfoca en la práctica respiratoria con el deseo de hacerlo inmediatamente de una manera correcta, su probabilidad de éxito disminuye. Cambiar la respiración requiere paciencia, persistencia y respeto para la capacidad del cuerpo de cambiar su propio ritmo.

Si usted tiene una historia de alergias o asma y ha desarrollo el hábito de respirar por la boca y el pecho superior, cambiar los hábitos de la respiración tomará muchos meses de práctica dedicada. Si no es cómodo aminorar cada respiro, hágalo cada tercer o quinto respiro. Cualquier cosa que usted puede intentar para empezar un cambio en su patrón de respirar será un buen comienzo.

PRÁCTICA: AMINORAR EL RESPIRO CON SONIDO

En la práctica de yoga hay una técnica de respiración que usa el sonido llamado *ujjayi*. Esta técnica le ayudará a desacelerar la respiración. Después de una inhalación moderada, imagínese diciendo "ahhh" mientras usted exhala con la boca cerrada. Su vocalización imaginada causa un ligero estrechamiento de la garganta y un sonido suave de siseo como si hubiera un viento distante dentro del cuerpo. Los "ahhhs" deben ser solamente bastante fuertes para que usted pueda controlar el ritmo, la uniformidad y la facilidad de la respiración. Evite exhalar más allá de su habilidad para obtener el sonido fácilmente.

Usar sonido es un ejercicio para disminuir la velocidad de la respiración. Asegúrese de practicar también sin sonido para que la tensión en la garganta no

Práctica de comer

▼

La gente que respiran por la boca tiende a inhalar mientras está comiendo o bebiendo. Si usted nota que está tragando aire con su jugo de naranja, necesita comer algunas cenas prestando mucha atención a su respiración. Abra la boca para comer o beber durante la pausa después de una exhalación. Inhale después de que haya tragado el líquido. Esta práctica aminorará su comer y también su respirar. La cultivación de hábitos relajados de comer interrumpe el hábito de sobre respirar y también contribuye a una mejor digestión.

se convierta en un hábito. En la vida diaria, la garganta debe ser suave y abierta cuando usted respira.

Mientras usted hace el sonido de "ahhh" durante la exhalación, sentirá una sensación sutil de apretón a través del abdomen inferior. Esta es la acción del transverso abdominal, el músculo correcto para usar durante la exhalación. Practicar esto le preparará para la exploración del apoyo abdominal en el siguiente capítulo.

PRÁCTICA: RESPIRACIÓN SALUDABLE, POSTURA SALUDABLE

La respiración saludable promueve la postura saludable y el movimiento elegante. Esta práctica le ayuda a sentir esto por sí mismo. Mientras usted está acostado en la posición de apoyo, tome algunos minutos para revisar su práctica de respiración. Mientras lo hace disfrute de la apertura del pecho, la anchura de las clavículas y el soltar de los omoplatos hacia el suelo. Relaje los glúteos y permita que el suelo pélvico esté espacioso. Afloje la mandíbula y la garganta. Cuando usted exhale, aprecie qué lujo es descansar el cuerpo en el suelo. Ahora, tome algunos momentos para visualizarse a sí mismo parándose y al mismo tiempo sosteniendo estas sensaciones de la respiración saludable. Entonces, ruede hacia un lado y párese.

Si usted ha hecho esta práctica con paciencia y diligencia, es probable que se encuentre parado más alto que lo usual. También, tal vez sienta que los pies están más conectados con el suelo. En adición a remover las tensiones que previenen la postura buena, la buena respiración también estimula tensiones positivas que son necesarias para suportar la buena postura.

Para ver cómo se siente al moverse, tome una caminata breve. Cuando mejora la respiración, mejora la postura y la postura mejor hace que el movimiento se sienta más fluido. La elevación de la caja torácica da apoyo a los hombros, el cuello y a la cabeza. Reducir la tensión de los hombros contribuye a liberar el movimiento en los brazos. El columpio relajado de los brazos ayuda a generar el movimiento libre de las caderas y las piernas.

RESPIRACIÓN Y ESTABILIDAD

Arruinamos nuestra respiración cuando la usamos mal, queriendo controlar situaciones o para reprimir nuestras emociones. Aunque nuestros cuerpos requieren la estabilización bajo estrés, la mayoría de nosotros lo hacemos de manera equivocada. Tratamos de proteger el cuerpo con los músculos de respiración porque hemos olvidado cómo apoyarnos y contenernos correctamente con los músculos abdominales. Esto será el tópico del capítulo cinco.

Todos los personajes que usted ha conocido en este libro estarán llenos de gratitud por el siguiente capítulo. Alison, que retiene el aliento cuando se concentra; Carmen, que tiene dolor de la espalda a pesar de su dedicación a los ejercicios abdominales en el gimnasio; y la delgada Mika, que siempre se queja sobre su barriga sobresaliente de la que ella no puede deshacerse. Cada una de ellas descubrirá que la vida se convierte en algo más manejable cuando se descubre el secreto del apoyo interno. Con respecto a Tyler, el adolescente en el sofá, tal vez un milagro. . . .

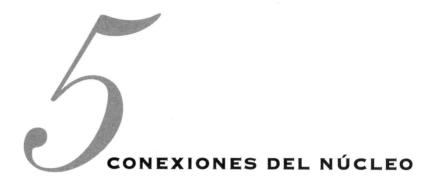

CONEXIONES DEL NÚCLEO

Esos que quieren preservar el espíritu, deben también poner atención al cuerpo al cual está ligado.

ALBERT EINSTEIN

De anchos hombros y cuerpo musculoso y atractivo, Nick no parece alguien que sufre de dolor crónico de espalda. Pero usted nota esto cuando él camina. Parece como si pasar de un pie al otro le cuesta bastante. De hecho, el dolor intenso le hace parar para respirar cuatro o cinco veces al día. Tiene treinta y dos años.

Nick creció snowboarding en la nieve y practicando ciclismo de montaña en Colorado. Desde que aprendió a caminar, él estaba tomando riesgos y cayéndose. Cuando ingresó a la universidad ya había tenido dos cirugías en las rodillas. Con dos series de terapia física, él restableció la fuerza en las piernas, pero Nick todavía no se sentía firme en sus pies. Inconscientemente, él tensaba los músculos glúteos para centrarse y hacía lo mismo con sus hombros para aliviar el peso de las rodillas. Estos hábitos le hacían caminar con un paso rodante que los chicos del barrio pensaban que era muy de moda.

Después de la universidad, Nick fue a trabajar en una oficina. Estaba feliz porque así podía pagar los préstamos estudiantiles, pero no le gustaba estar atrapado, y sentarse todo el día le hacía tensar la espalda. Los fines de semanas, se matriculó en un programa para ser un técnico médico de emergencias. Siempre calmado bajo presión, Nick sabía que tenía la mente perfecta para operaciones de búsqueda y rescate. Este trabajo combinaba resolver problemas con dar servicio, y él sentía que había encontrado su llamado —no más penitencia detrás del escritorio.

Sin embargo, un día fue Nick al que se lo llevaron en camilla. No hizo nada fuera de lo común, solamente un pequeño giro cuando una piedra se movio al dar un paso. Después de caer, no podía pararse. Lo que le dio fue una hernia de disco entre dos vértebras lumbares.

Han pasado cinco años y dos cirugías de espalda desde el accidente en las montañas. Después de la primera cirugía, Nick trató de ponerse una mochila demasiado pronto y se encontró en el hospital otra vez. Y ahora su médico quiere fusionar esas vértebras, pero en su experiencia, Nick sabe que la cirugía no le da ninguna garantía. Ha decidido tratar de sanar su espalda con ejercicios.

Todos los terapeutas físicos que Nick vio le dijeron que necesita los músculos abdominales muy fuertes para estabilizar la columna. Una amiga que tomó algunas lecciones de Pilates le mostró cómo hacer abdominales modificados, poniendo la espalda plana contra el suelo mientras se levanta el pecho y la cabeza. Haciendo esto cien veces al día hace que los músculos abdominales se sientan más tirantes pero todavía le duele bastante la espalda. Nick extraña volver a las montañas, pero el equipo pesado requerido en el trabajo de búsqueda y rescate le empeora la espalda, aunque puede hacer más flexiones y abdominales que nunca. Nick está preocupado que después de todo aún está encadenado a un escritorio.

Los terapeutas de Nick tienen razón sobre la necesidad del apoyo de la columna —expertos de la medicina física hace mucho tiempo han reconocido el vínculo entre la falta de estabilización espinal y el dolor de la espalda baja.

Distinto a una sólida viga vertical de un edificio, el apoyo vertical del cuerpo está segmentado. La columna tiene diferentes vértebras que están separadas, cada una con muchas articulaciones. Este rasgo de la estructura humana está al centro de la negociación entre nuestra necesidad de estabilizar el cuerpo y la necesidad de movernos. Cuando cargas son puestas sobre la columna —sean éstas el pesado equipo paramédico o un niñito que está cansado— las articulaciones entre las vértebras necesitan mantenerse lo bastante estables para que el tronco sostenga el peso adicional. Esto es lo que Nick ha estado tratando de hacer —estabilizar la espalda para que pueda llevar cargas pesadas y caminar al mismo tiempo.

El problema es que Nick está logrando la estabilidad de una manera equivocada. Mete la cola abajo, creyendo que la espalda baja debe estar plana. Ya que está entrenando la pelvis a inclinarse hacia atrás, él supone que debe sentarse y caminar también con la columna plana. Al hacer esto, está saboteando la elasticidad del sistema natural de la columna, y poniendo aun más presión sobre el disco herido.

Segundo, la manera en que ha sido enseñado a fortalecer los músculos abdominales, en verdad hace más débiles a los músculos que le dan el apoyo más profundo. Para entender esto, necesitamos estar claros sobre la anatomía del abdomen. Profesionales de vigor físico y terapeutas físicos comúnmente se refieren a esta área como "el núcleo".

Asuntos de mujeres

▼

Las mujeres especialmente tienen la necesidad de tener un enfoque saludable en el apoyo del núcleo, porque sus cuerpos, a diferencia que en el caso de los hombres, tienen una propensión natural a fluctuaciones de peso y presión en el abdomen y la pelvis. Desde el ciclo mensual hasta el embarazo y la menopausia, los cuerpos de mujeres están continuamente bombardeados por hormonas. Muchas mujeres responden a las fluctuaciones hormonales desarrollando tensión crónica en el corsé abdominal equivocado. Tratando de parecer más delgadas, se cinchan la cintura. El resultado es que millones de mujeres sufren innecesariamente del hábito de la respiración pobre, una disminuida sensibilidad sexual e incontinencia urinaria.

¿QUÉ ES EL NÚCLEO?

"Núcleo" se ha convertido en una palabra de moda. Al hacer una búsqueda en "Google" le dará millones de páginas en el Internet que promueven ejercicios y equipo de vigor físico. No obstante, muchos de estos programas simplemente usan el término "núcleo" para significar los músculos abdominales —o los "ABS". Para entender completamente la naturaleza de la postura saludable, necesitamos un entendimiento más profundo de lo qué realmente es el núcleo.

Literalmente hablando, el núcleo es la parte más central y esencial de cualquier cosa. En el caso del cuerpo, el núcleo verdadero es el sitio de los órganos internos. Estos órganos, compuestos de hasta 90 por ciento de agua, están contenidos en una bolsa de fascia llamada el *peritoneo*. Usted puede visualizar el peritoneo como un globo alargado de agua, suspendido en la superficie interna de la espalda.

La parte trasera del globo está protegida y apoyada por la columna y el fondo de la pelvis. Sin embargo, el frente del cuerpo es tan suave que puede adaptarse a los órganos mientras ellos experimentan acontecimientos mundanos como el movimiento de gases tóxicos después de comer mucho, o asuntos formidables como el embarazo y dando a luz. Para contener y proteger los órganos, hay algunas capas de músculo que entrecruzan el abdomen como un corsé. Su contracción estabiliza los órganos internos al aumentar la presión dentro del abdomen. Profesionales del vigor físico llaman estos músculos "el núcleo".

Los músculos del núcleo forman dos corsés —un interno que tiene conecciones directas a la columna y otro más superficial que no las tiene. La postura saludable depende de su capacidad de distinguir entre estos dos tipos distintos de músculos que apoyan al núcleo.

ANATOMÍA: EL CORSÉ INTERIOR

El músculo principal del corsé interior es el transverso abdominal, o el "TA", que usted ya conoce en conexión con la exhalación. El TA es una capa horizontal ancha que envuelve el núcleo visceral. Adelante, se mezcla con una capa de fascia que está ubicada entre el esternón y el hueso púbico. Por atrás, sus fibras se contactan con el borde superior de la pelvis, la fascia de la columna lumbar y la superficie interior de las costillas bajas.

Contracción del TA comprime el abdomen y endurece la fascia lumbar. Aunque el músculo se extiende hacia arriba hasta el diafragma, es la contracción de las fibras bajas —entre el hueso púbico y el ombligo— que es crucial para la estabilidad de la espalda baja. El TA se puede apretar, pero no se dobla, gira ni inclina el tronco. Esto lo distingue de los músculos del corsé exterior.

La manera en que el TA se combina con la fascia lumbar es la clave en su papel de estabilizar la espalda baja. Dentro de la fascia de los dos lados de la columna, hay cinco bultos de músculo llamados *multifidi* que yacen entre las vértebras lumbares individuales. Cuando el TA activa la fascia lumbar, los multifidi están estimulados a controlar los segmentos lumbares. Esto significa que aunque el TA es una extensión ancha del músculo, su acción en la espina dorsal lumbar es muy específica. Los estudios muestran que el TA se contrae para estabilizar el cuerpo antes de que usted use los brazos o las piernas.

Por ejemplo, digamos que en la escuela un profesor ha hecho una pregunta a la clase. Usted levanta la mano, ansioso de ser el primero en dar la respuesta correcta. Ahora, trate esto: levante la mano con mucho entusiasmo. Al levantar el brazo, usted probablemente tomó una inhalación rápida. En parte, esta acción del diafragma le prepara para hablar, pero también contribuye a una presión contra el abdomen para ayudarle a estabilizar el tronco. Esta presión debe ser igualada por una presión proveniente del TA.

Estudios han mostrado que el TA está activado antes de la contracción muscular del brazo o la pierna solamente en gente que no tiene ninguna historia de dolor de la espalda baja.* Esto indica una conexión directa entre la salud del corsé interior y una columna saludable. Esta musculatura profunda del núcleo también apoya los movimientos giratorios de la espina dorsal lumbar que son esenciales para el caminar saludable. La actividad del corsé interior es lo que faltó en el programa de rehabilitación de Nick.

ANATOMÍA: EL CORSÉ EXTERIOR

Uno de los músculos del corsé exterior yace verticalmente desde el hueso del pecho hasta el hueso púbico.

---

*Carolyn Richardson et al,*Therapeutic Exercise for Spinal Segmental Stabilization in Low Back Pain [Ejercicio terapéutico para la estabilización de segmentos espinales en el dolor de la espalda baja]* (Edinburgh: Churchill Livingstone, 1999), 61–63.

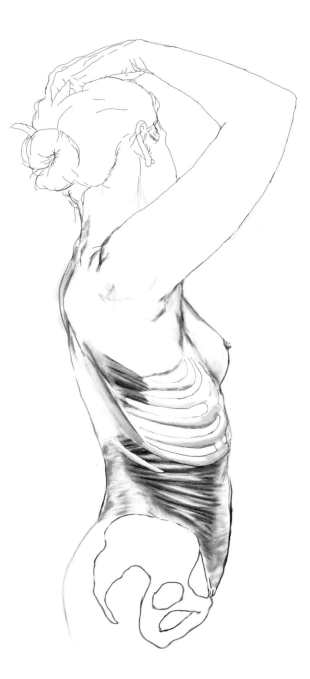

Fig. 5.1. El músculo transverso abdominal se envuelve desde adelante hacia atrás donde se conecta con el multifidi. Este es el corsé interior.

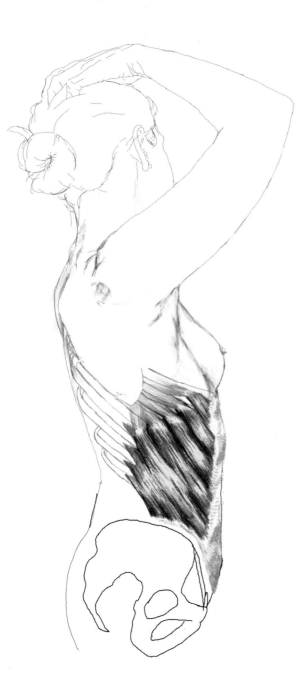

Fig. 5.2. Los músculos del corsé exterior, incluyendo los *abdominales oblicuos externos* mostrados aquí conectan la pelvis y la caja costillar. Ya que no están conectados a la columna vertebral, no pueden soportarla directamente.

Otros yacen diagonalmente y entrecruzan el abdomen entre la parte delantera de la caja torácica inferior y la ingle. Juntos, estos músculos actúan para flexionar el tronco hacia adelante y girarlo a cualquier lado. Aunque los músculos del corsé exterior contribuyen a la estabilización general del tronco, no están conectados a la columna y por eso no pueden darle apoyo directo. De hecho, si los músculos del corsé exterior se acortan y tensan, esto atraen el pecho y la pelvis más juntos y aplana la espina dorsal lumbar. Este hecho pone una presión excesiva en los discos lumbares. El tiro hacia abajo de la caja torácica también restringe el diafragma y lleva a respirar con el pecho superior. Además, el acortamiento del corsé exterior hace que los músculos de la espalda sobre trabajen para mantenerlo erguido. En breve, la estabilización excesiva del corsé exterior comprime el núcleo y cierra la postura.

Para ser consciente del corsé exterior, acuéstese de espalda y contraiga los músculos abdominales de una manera que aplane la espalda al suelo y retraiga las costillas bajas hacia abajo y más juntas que las de adelante. Observe como esta acción restringe la respiración.

Haga la misma contracción abdominal mientras usted está parado. Esta acción meterá su cola hacia abajo y comprimirá su pecho. Camine un poco mientras mantenga la tensión del corsé exterior y note como bloquea la libertad de movimiento en el cuerpo entero. Usted no puede respirar libremente, y con la pelvis metida hacia abajo, tampoco puede mover las piernas libremente.

EL NÚCLEO Y EL DOLOR DE LA ESPALDA BAJA

Practicantes de la medicina física hace mucho tiempo han reconocido la necesidad del apoyo abdominal para la columna. No obstante, como Nick descubrió, solamente el fortalecer de los ABS (músculos abdominales) no logra el resultado deseado. La investigación sugiere que el secreto para prevenir y eliminar el dolor de la espalda baja es la contracción sostenida del TA.* Efectivamente, solamente 10 a 25 por ciento de su percibido esfuerzo máximo es lo suficiente para apoyar la espalda inferior y prevenir el desarrollo de problemas. Esto significa que para la postura saludable, el músculo debe estar levemente activo siempre que el cuerpo este erguido y moviéndose, pero la contracción TA puede ser difícil sentir porque no involucra un movimiento manifestado. En clases de ejercicios acelerados, los entrenadores no tienen tiempo para enseñar las sensaciones sutiles involucradas en fortalecer el corsé interior.

La mayoría de los programas de vigor físico y rehabilitación que promueven el fortalecer del núcleo ponen demasiado énfasis en los músculos del corsé exterior que son más fáciles de sentir porque causan el movimiento del cuerpo. Esto hace el fortalecer más fácil para enseñar. Cuando usted hace un abdominal, puede mirarse y sentirse mover. No obstante, este énfasis en el corsé exterior en verdad puede abrumar el corsé interior y hacerlo mas débil. Esto es lo que le pasó a Nick. Debido a su dedicación a fortalecer sus "ABS", los músculos más apropiados para apoyar su pobre columna realmente estaban convirtiéndose más débiles. Una vuelta por la fisiología muscular explicará porque esto pasó.

Los músculos están compuestos de millones de fibras o células como hilos. Las fibras son de dos formas: algunas son buenas para hazañas de fuerza o arrebatos de actividad, y otros pueden mantener tensión muscular en un estado continuo. Los fisiólogos llaman las dos formas de fibras "espasmo rápido" y "espasmo lento" respectivamente. Las fibras de espasmo rápido se contraen rápidamente y se cansan también rápidamente. Las fibras de espasmo lento sostienen las contracciones, continuas o repetidas como las hechas por el diafragma, sin cansarse.

La mayoría de los músculos contienen ambas formas de fibras. Un músculo desarrolla más de una forma que la otra, dependiendo de cómo se usa. Músculos responsables del mantenimiento de la postura desarrollan más de las fibras de espasmo lento o la resistencia.

En el abdomen, los músculos del corsé exterior tienen una mayoría de fibras para velocidad y fuerza, y los músculos del corsé interior tienen una mayoría de fibras de resistencia. Pero, si el TA está sub activo por alguna razón —digamos que fue cortado durante una cirugía o estirado demasiado durante un parto— pierde su integridad. Durante los ejercicios abdominales, las fibras de espasmo rápido del TA se contraen con los músculos del corsé exterior. De esta manera, el TA pierde su capacidad de contraerse lentamente y sostener tensión. Es como si hubiera olvidado cómo hacer su propio trabajo.

Si usted tiene un TA sub activo los ejercicios abdominales corrientes no lo involucrarán y consecuentemente, lo anularán. Los programas de fortalecer el núcleo solamente tienen éxito si usted puede distinguir la sensación sutil de la actividad del TA lo bastante claro para estar seguro que lo está usando.

*Carolyn Richardson et al, *Therapeutic Exercise for Spinal Segmental Stabilization in Low Back Pain [Ejercicio terapéutico para la estabilización de segmentos espinales en el dolor de la espalda baja]* (Edinburgh: Churchill Livingstone, 1999), 61–63.

En el capítulo cuatro, usted exploró el TA en conexión con la respiración. Recuerde la sensación de la "toz discreta" en la cual usted comprimió el abdomen sin doblarse hacia adelante. Las prácticas de esta sección le ayudarán a desarrollar una versión ligera y sostenida de esta misma sensación. Al seguir, tendremos cuatro ejercicios distintos del corsé interior. Ya que una sensación de la contracción del TA puede ser elusiva, algunos de ustedes encontrarán más fácil ganar acceso en una manera que en otra. Practique los ejercicios que hagan que las sensaciones sean más claras para usted.

Cada práctica empieza estableciendo la curva lumbar natural de la columna. Esta curva no debe cambiar mientras usted involucra el TA. Si cuando usted hace los ejercicios la curva lumbar se aplana, significará que está usando los músculos del corsé exterior.

Después de involucrar el corsé interior, su desafío será respirar naturalmente mientras usted está sosteniendo la contracción. Si el TA es sub activo, esto tal vez será más difícil de lo que suena. Desarrollar el corsé interior requiere la atención en vez del esfuerzo y la voluntad de estar interesado en las sensaciones interiores de cuerpo.

Mientras está aprendiendo como involucrar su TA, usted debe parar de hacer ejercicios para fortificar los ABS, como los abdominales o el ejercicio de Pilates Ciento. Tales ejercicios involucran el corsé exterior mediante el uso de movimientos rápidos. Para reconocer las sensaciones de la actividad del corsé interior, el corsé exterior tiene que estar relajado. Si usted está en buena forma física, esto podría ser difícil porque el TA ha sido dominado por los músculos exteriores. Después de que haya aprendido muy bien a involucrar el TA, usted puede volver a su rutina usual incorporando esta nueva habilidad.

Si el corsé interior es sub activo, usted necesitará algunos meses de práctica antes de que se sienta dueño de su TA. Con suerte, cuando haya encontrado la sensación correcta, usted puede practicar mientras está haciendo otras cosas. Su meta debe ser la sensación del apoyo del corsé interior convirtiéndose en algo tan familiar que lo usará habitualmente siempre que usted este de pie.

PRÁCTICA: ACTIVANDO SU TA A TRAVÉS DEL SUELO PÉLVICO

Esta práctica es una ruta indirecta para poder sentir el corsé interior. Para mucha gente, es la manera más fácil de sentir cómo trabaja el TA. Los ejercicios toman ventaja de la continuidad fascial entre los músculos del suelo pélvico y el TA.

El fondo de su núcleo está contenido y soportado por el perineo, la hamaca muscular que abarca el rombo del suelo pélvico. Cuando usted contrae el triángulo delantero del perineo, también activará las fibras bajas del TA.

Para empezar, arrodíllese en una superficie acolchonada y siéntese sobre sus talones. Si el arrodillarse pone presión en las rodillas, ponga un almohadón entre los muslos y las nalgas y siéntese sobre éste. Si esta posición causa presión en los tobillos y los pies, ponga una toalla enrollada debajo de los tobillos. La posición arrodillada permite que usted use las piernas para chequear si está haciendo la práctica correctamente. Si a pesar de todo, el arrodillarse le es incómodo, puede hacer este ejercicio sentado en una silla.

Siéntese sobre los talones con una curva lumbar neutral, el triángulo de atrás relajado y el pecho levantado. Relaje los músculos abdominales. Establezca una respiración lenta y moderada por la nariz. Sienta las costillas inferiores expandiéndose hacia adelante, atrás y a ambos lados mientras usted respira con el diafragma.

Antes de tomar la siguiente inhalación, gradualmente contraiga los músculos del perineo, como si estuviera tratando de no orinar. Mantenga esta contracción y resuma la respiración. Después de dos o tres ciclos de respirar, relaje el suelo pélvico y descanse.

Note si usted sintió el peso caer sobre las piernas cuando se relajó. Si usted no lo sintió, significa que no estuvo aislando la acción de los músculos del perineo. En su lugar, usted estaba involucrando los músculos de los glúteos y los muslos en adición a los del suelo pélvico. Trate otra vez. Después de una exhalación, retraiga lentamente hacia arriba por su perineo. Esta vez evite elevar la pelvis hacia arriba desde las piernas. Concéntrese en contraer el triángulo urogenital (o él de adelante). La sensación será una retracción ligera del clítoris para las mujeres, y del pene para los hombres. El frente del perineo tiene conexiones fasciales con la parte del TA que usted está tratando de acceder. Aunque es más fácil contraer el triángulo anal, haciendo esto tiende a meter el cóccix hacia abajo y aplana la curva lumbar.

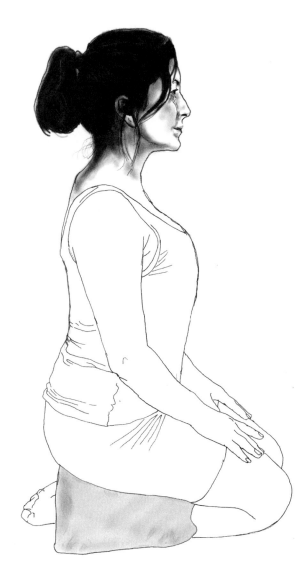

Fig. 5.3. Posición arrodillada para involucrar los músculos del suelo pélvico.

El ejercicio de Kegel original

▼

Las lectoras leyendo este libro estarán familiarizadas con este ejercicio del perineo como una manera de realzar el funcionamiento sexual y restaurar el control urinario después del daño de los tejidos durante el parto. En los años sesenta, el médico Arnold Kegel, fue el primero en enseñar a sus pacientes que pueden fortalecer el perineo interrumpiendo el flujo urinario —orinando como una cucharada a la vez. Este ejercicio es una buena manera de fortalecer el perineo y también involucrar su corsé interior. Lo que es diferente en la versión de la postura saludable es el énfasis en contraer la parte delantera del perineo—el triángulo urogenital—en vez de apretar las nalgas o meter la rabadilla.

La contracción no debe producir ninguna inclinación pélvica hacia atrás ni cambiar la posición de la columna. No debe ocurrir nada excepto en el núcleo del cuerpo, una sensación que usted probablemente sentirá como un levantamiento central. Usted debe sentir un leve achicamiento a través de los tejidos en el abdomen inferior —debajo del ombligo— como también una actividad ligera de los músculos lumbares, como si estuvieran expandiéndose sutilmente.

Si usted no está seguro de cómo esto debe sentirse, use las manos para observar la reacción. Repose una mano en el abdomen debajo del ombligo. Deje que descanse allí tan levemente como una servilleta en el regazo. Cuando usted haga su siguiente contracción del perineo, sienta el abdomen retrayéndose de la mano. Ponga la otra mano en su espalda, con el dorso en la parte baja de la columna. Con la siguiente contracción, sienta una hinchazón sutil de los músculos multifidi contra esta mano.

Esta práctica involucra los músculos del suelo pélvico para ayudarle a activar el TA. Esto no significa que usted debe tratar de mantener una contracción constante del suelo pélvico. Al contrario, usted debe ser capaz de activar el TA independientemente del perineo. Las siguientes prácticas le ayudarán en esto.

PRÁCTICA: ACTIVANDO SU TA DESDE UNA POSICIÓN MESA

Establecer una posición neutral de la columna es crítica para el éxito de esta práctica, por esto es importante al comienzo que usted tenga paciencia con los detalles de la posición. Para esta práctica usted necesitará una superficie alfombrada. Póngase de manos y rodillas en el suelo, poniendo una toalla doblada debajo de los tobillos si los siente rígidos. Alinie sus extremidades para que las muñecas estén directamente debajo de las axilas, y las rodillas debajo de los pliegues de la cadera. Relaje las caderas para que el rombo del suelo pélvico sea espacioso. La posición debe establecer una ligera oscilación en la espina dorsal lumbar. Si esto hace que el trasero se sienta vulnerable, probablemente usted está haciéndola correctamente.

Abra las manos, permitiendo espacio entre los dedos y gire los brazos para que los pliegues de los codos estén orientados hacia adelante. Entonces, retraiga los omoplatos hacia el sacro y presione las palmas y los dedos contra el suelo. Esta acción debe ensanchar la espalda superior y abrir el pecho —todo sin cambiar la curva lumbar ni inclinar la pelvis hacia abajo. Para poner una curva ligera

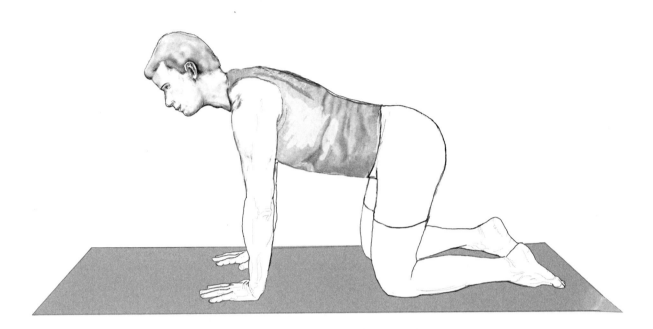

Fig. 5.4. Posición mesa para activar su TA.

en el cuello, mire al suelo cerca de doce pulgadas delante de las manos. Ahora, usted ha establecido una posición neutral para la columna. Deje que el abdomen se relaje completamente; siéntalo colgarse de la columna.

Respire lentamente y moderadamente por la nariz. Sienta el aire llenando ambas partes de la caja torácica, la de adelante y la de atrás. Sienta cómo se ensanchan las costillas bajas. Inhale y exhale otra vez y entonces, dejando de respirar, retraiga gradual y lentamente el abdomen inferior hacia arriba, alejándolo del suelo.

Enfoque su atención en la parte del abdomen que está situada entre el hueso púbico y el ombligo. Imagínese que lleva un bikini y que la parte de adelante está achicándose. Alternativamente, imagínese que los intestinos están deslizándose hacia adentro y arriba hasta el fondo de la cintura como si usted estuviera "tragándolos" de una manera contraria.

A lo largo de la sensación del abdomen levantándose, note la actividad que acompaña los músculos lumbares. Esto debe ser una sensación sutil de actividad en su espalda baja pero no un movimiento de la columna. Tal vez usted no la sentirá inmediatamente, pero si persiste, la sensación del TA desarrollará. Haga la contracción del TA gradualmente y solamente hasta un 25 por ciento de lo que usted crea que es su esfuerzo máximo. Si usted activa el músculo demasiado fuerte o rápidamente, usará las fibras de espasmo rápido. Más bien, involucre lentamente las fibras de espasmo lento que soportará su abdomen por mucho tiempo.

Repita los pasos del párrafo anterior unas cuantas veces. Entonces, cuando usted está seguro que está activando el TA, sostenga esta sensación mientras sigue respirando con las costillas bajas. Empiece con un ciclo completo de respiración y continúe hasta completar ocho.

Si usted no puede respirar correctamente cuando está manteniendo la contracción, restablezca la posición del comienzo para asegurarse que las costillas bajas esten libres para moverse, antes de continuar con el siguiente intento. Si usted permite que la curva lumbar se aplane, el corsé exterior asumirá el trabajo abdominal. Ya que los músculos exteriores restringen la caja torácica baja, ellos bloquean la respiración. Si usted es capaz de respirar con las costillas bajas, esto le dice que no ha involucrado los músculos del corsé exterior

Si usted está incómodo haciendo este ejercicio mientras está de manos y rodillas, trate de doblarse de una posición parada apoyándose de antebrazos en una mesa. Permita que las rodillas estén levemente flexionadas. Abra el rombo del suelo pélvico, ensanche los hombros al empujar hacia abajo con los antebrazos, relaje la barriga, respire, y entonces siga las instrucciones de la versión arrodillada.

Debido a que la práctica del corsé interior involucra tan poco esfuerzo y produce solamente un movimiento interno, usted tal vez pensará que no está haciendo nada. Persista. Si usted tiene dolor de espalda o una historia de esto, o tal vez haya dado a luz o haya tenido cirugía abdominal, tal vez necesitará entre tres y cuatro meses de hacer esta práctica dos veces al día para desarrollar completamente la sensación del TA.

PRÁCTICA: ACTIVANDO SU TA ACOSTADO

Acuéstese sobre una frazada doblada como hizo para la práctica apoyada de respiración (vea la figura 4.2 en la página 91). Ponga una toalla doblada debajo del cuello y la cabeza. Deje que los hombros descansen hacia atrás para abrir el pecho superior. La ventaja de trabajar en esta posición es que la frazada apoya una posición neutral del área lumbar y abre la caja torácica inferior para la respiración. Esto hace más difícil que usted use el corsé exterior cuando intente sentir el TA.

Hay investigación que muestra que el TA se involucra automáticamente al final de una exhalación. En esta práctica, usted simplemente toma ventaja de esto. Descanse una mano levemente a través del abdomen más abajo del ombligo. Al final de una exhalación, gradualmente retraiga el abdomen bajo hacia adentro, alejándose de la mano, y hacia arriba hacia la parte trasera de la cintura. Usted debe sentir un ligero sentido de ahuecamiento dentro del vientre bajo. La sensación es de una leve actividad interna y no de una contracción extenuante. Recuerde que una contracción del 25 por ciento es más que suficiente.

Para chequear si las conexiones de multifidi están trabajando, resbale una mano entre la frazada y la espina dorsal lumbar. Cuando usted contrae el TA, no debe sentir ninguna presión en la mano, lo cual indicaría que la columna está aplanándose. En su lugar, usted debe sentir solamente una hinchazón leve o un endurecimiento de los músculos lumbares.

Una vez que usted tenga confianza de su habilidad de mantener la sensación del apoyo interior mientras respira, puede practicar desde una posición erguida. Empiece parándose neutralmente. Distribuya su peso uniformemente sobre ambos pies, relaje el triángulo de atrás y respire en tres dimensiones. Si usted tiende a mantener la pelvis con una inclinación hacia atrás, permita que el hueso púbico se hunda hacia los tobillos. Esto debe inducir una curva neutral en la espina dorsal lumbar que levantará la caja torácica, la columna superior y el cuello.

Si usted está consciente de tener una curva lumbar exagerada, necesitará producir más longitud en el área lumbar alargando la columna entera. En los capítulos próximos habrá prácticas que le ayudarán a desarrollar esto. Por ahora, deje que la corona de la cabeza ascienda hacia el techo. Entonces, imagine su sacro hundiéndose pesadamente hacia el suelo, sin usar los músculos de los glúteos que meten la cola.

Cuando usted sienta que ha logrado una postura neutral, ponga una mano en la parte baja de la barriga y la otra en la espalda baja. Después de una exhalación, lentamente jale hacia adentro y arriba por la parte baja de la barriga, retrayendo el abdomen de ambas manos. Sostenga su contracción mientras usted siga la respiración dentro de las costillas bajas.

Usted puede practicar fácilmente el involucramiento del TA mientras espera ayuda en el Internet, en las líneas del supermercado, en semáforos o en embotellamientos de tráfico —siempre que usted tenga que "apurarse mientras espera". Esta práctica, que involucra desacelerar su respiración —administra la reacción corporal hacia el estrés— y deja que usted se mantenga calma y fortalece el corsé interior al mismo tiempo.

PRÁCTICA: UN ATAJO AL CORSÉ INTERIOR

¿Recuerda las dos ilias en forma de abanico que forman los lados de la pelvis? Ponga los pulgares sobre los puntos angulosos en un lado de la parte delantera de la pelvis, las espinas iliacas anteriores superiores (ASIS en inglés). Entonces mueva los dedos hacia la espalda a los hoyuelos que están a ambos lados del sacro. Cuando el TA está trabajando como debe, jala estos cuatro puntos. Usted puede activar el corsé interior al visualizar esto. Párese de una manera neutral. Imagine que los dos ASIS están moviéndose una hacia la otra, en la parte delantera de la pelvis y los dos hoyuelos están retrayéndose queriendo juntarse en la espalda. O alternativamente, imagínese que los dos huesos ilíacos están magnetizados y se están atrayendo mutuamente al centro del vientre.

Si esto es todo, tal vez usted se pregunta porque hicimos las otras prácticas. Es importante ser muy preciso sobre la sensación del corsé interior porque puede ser mimetizada fácilmente por la actividad de los músculos exteriores. Esta práctica sirve como un atajo cuando ya ha aprendido a distinguir esta sensación.

CUANDO ACTIVAR EL TA

Caminar es una manera ideal para probar y desarrollar el corsé interior. Al comienzo, usted tiene que estar seguro que puede percibir claramente la acción de retraer el TA, y entonces debe practicar sosteniéndolo por periodos más y más largos mientras camina. Deténgase periódicamente para chequear la sensación del TA. Si el corsé exterior toma control (usted lo sabrá porque se convertirá difícil respirar por las costillas bajas), usted estará derrotando su mismo propósito. Continúe con la práctica acostado o arrodillado hasta que el TA se fortalezca.

Otra manera de desarrollar el TA es usar algunos hábitos malos como señales para involucrarlo. Haga esto cuando usted note que está apoyándose en diferentes objetos, por ejemplo, el fregadero en la cocina mientras está lavando los platos. Probablemente usted encontrará que la tarea será terminada más rápidamente cuando el corsé interior está involucrado. Chequee el TA siempre que usted está cansado de hacer una tarea o solamente cuando está agotado.

Su meta debe ser sostener un tono leve del corsé interior siempre que usted está de pie. Cuando está activo, la contracción debe ser entre 10 a 25 por ciento de su máxima capacidad. La práctica diaria de los ejercicios del corsé interior hará más familiar la sensación del TA. Entre más sienta usted los beneficios a su postura, más automático será el involucrarlo.

Desarrollar el apoyo central hará posible que usted relaje las tensiones fuera de lugar en los hombros, causadas por su intento de estabilizarse. Ya que usted sentirá más fluidez en su caminar y más facilidad de moción en cada cosa que hace, nunca va a querer perder el apoyo TA otra vez.

El apoyo del corsé interior también tiene un aspecto emocional. Los músculos alrededor del núcleo corporal nos ayudan a contener la energía y la emoción —nuestros "sentimientos instintivos" y el estar nervioso. Demasiada tensión en el abdomen puede indicar que las emociones están siendo reprimidas. Músculos flácidos en el núcleo, tratando de mantenerse calma, pueden llevar la tensión a otras partes del cuerpo, por ejemplo, a los músculos de la mandíbula o a los hombros. Usted necesita el apoyo del núcleo siempre que se sienta cómo desistir de algo o este siendo desafiado más allá de su nivel de comodidad. Prestar atención al TA puede convocar recursos inesperados para el trato de situaciones difíciles.

Carmen y su diez por ciento

Carmen ha estado haciendo un malabarismo con su trabajo en Target, cursos pre-médicos en la universidad, y yendo al gimnasio. Ella trata de cuidar su dieta y pasar tiempo con la familia, dos cosas que frecuentemente están en conflicto porque a su familia le gusta comer. A veces esto es simplemente mucho. La semana pasada, perdió los estribos y su jefe le reprendió por ser ruda con un cliente.

Pero recientemente, ha estado practicando lo que ella llama su "apretón bikini". Lo que le recuerda es una pequeña punzada en la espalda. Un esfuerzo de 10 por ciento es todo lo que tomará. La sensación de achicarse en su barriga interrumpe el dolor de la espalda y hace que lo demás se sienta más ligero también. Tal vez todo está en su cabeza, pero ella se siente menos apurada por su horario ocupado, y tiene menos tendencia a enojarse cuando un cliente es rudo. Y también recientemente conoció a un tipo . . .

COORDINANDO LOS CORSÉS INTERIOR Y EXTERIOR

La actividad del corsé interior es fundamental para la estabilización abierta de la postura. No obstante, ambos músculos abdominales, interiores y exteriores, necesitan trabajar juntos —los interiores para el apoyo continuo y los exteriores para la fuerza y el movimiento. La siguiente práctica será un desafío a su corsé interior al aumentar la carga sobre la columna.

PRÁCTICA: MESA VOLADORA

Asuma la posición de mesa cómo está ilustrado en la figura. 5.4 (vea la página 107), sobre una alfombra o un tapete de ejercicios. Involucre el TA y luego empuje gentilmente con las manos y la canilla izquierda hacia el suelo, mientras usted desliza lentamente el pie derecho hacia atrás, hasta que la rodilla está recta. Sosteniendo la contracción del TA, y la respiración en un ritmo constante, levante la pierna derecha hasta que esté en línea directa con el tronco. *Mantenga* la rótula orientada hacia abajo. Evite girar la pierna hacia afuera cuando está levantada.

Tal vez usted siente la tendencia de estar yendo hacia su cadera izquierda cuando levanta la pierna derecha. Para evitar esto, empuje firmemente hacia la alfombra con la canilla izquierda y la cumbre del pie, como si usted estuviera tratando de imprimir una huella en la alfombra con la pierna. Si los tobillos están demasiado rígidos para que las canillas toquen el suelo, ponga una toalla doblada debajo de ellos y ponga presión sobre ella.

Para prevenir que los hombros caigan cuando usted alza la pierna, empuje hacia abajo con las manos como si estuviera haciendo huellas en la alfombra. Mantenga los codos rectos pero no cerrados. Ensanche el pecho y las clavículas y mantenga los omoplatos bajos a lo largo de la espalda. Tenga el cuello alineado con la columna y deje que los ojos miren al suelo doce pulgadas delante de usted. Una vez que sienta que está firme extendiendo la pierna, practique la siguiente secuencia de acciones. Haga tres o más repeticiones en cada lado, por lo menos una vez al día. Siga practicando hasta que usted pueda mantener cada pierna alzada por seis respiros lentos. Usted debe hacer lo siguiente:

Fig. 5.5. La práctica: Mesa voladora. Extendiendo su brazo y su pierna desafía su habilidad de sostener la contracción del TA.

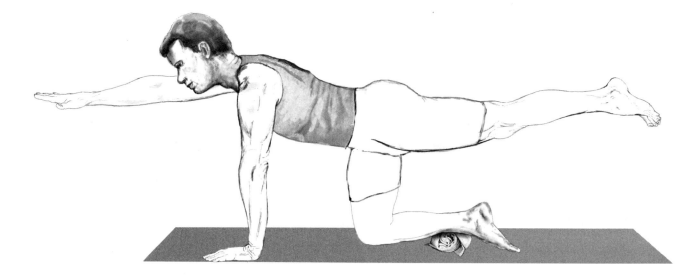

1. Chequee su posición al comenzar.
2. Mientras exhala e involucra el TA, deslice lentamente una pierna detrás de usted y entonces levántela en línea con el tronco.
3. Mantenga la posición por lo menos por un ciclo de respiración completa.
4. Baje la pierna lentamente hasta la posición del comienzo mientras sostiene la contracción del TA.
5. Repita con el otro lado.

Cuando alzar la pierna se vuelva fácil, lo cual podría requerir algunas semanas de práctica diaria, añada la extensión del brazo contrario. Después de que usted haya extendido la pierna derecha, deslice la mano izquierda hacia adelante a lo largo del suelo y entonces levante el brazo y enderécelo hasta el nivel del tronco. Chequee otra vez todos los detalles: la respiración continúa de la caja torácica baja, el suelo pélvico abierto, la curva lumbar en su puesto, el TA firme, el pecho abierto y los hombros anchos y no alzados. Para evitar apoyarse mucho sobre la cadera o el hombro que están sosteniendolo, empuje firmemente hacia la alfombra con la canilla y la mano. Baje el brazo y la pierna de una manera gradual y controlada y repita con el otro lado.

Cuando usted tenga confianza de que puede involucrar el corsé interior, omita las otras prácticas TA en favor de ésta. Haga tres o cuatro repeticiones al día cuidadosamente. Este ejercicio, en adición a desafiar el TA, fortalece los músculos de la postura que se usan para el caminar saludable. Mientras usted levanta la pierna, sea consciente de la actividad en los músculos glúteos. Usted no necesita lograr "nalgas de acero", pero la sensación de la actividad en los glúteos es uno de los secretos del caminar saludable. Por esto, es importante no girar la pierna hacia afuera cuando usted la levanta. Hacer esto entrenará las caderas a caminar como Charles Chaplin —no lo que usted quiere. Exploraremos el caminar en detalle en el capítulo nueve. Por ahora, observe cómo se siente su manera de caminar después de que haya practicado la Mesa voladora (vea la página 112) varias veces en cada lado.

INVOLUCRANDO EL CORSÉ INTERIOR DURANTE EJERCICIO

Si usted puede mantener el apoyo del núcleo y la respiración regular durante la práctica: Mesa voladora (vea la página 112), usted se está preparado para incorporar el apoyo saludable del núcleo en su programa usual de ejercicios. Porque no todos los instructores del vigor físico sabrán cómo ayudarle a activar el corsé interior, es importante que usted recuerde las siguientes cuatro reglas:

- Sienta la sensación del TA antes de empezar y durante cualquier ejercicio.
- Vuelva a conectar con el TA si usted observa que el abdomen está sobresaliendo.
- Si la pelvis se mete abajo, abra otra vez el triángulo de atrás y/o deje que caiga el hueso púbico.
- Asegúrese que la caja torácica baja se expanda en las tres dimensiones cuando usted respira.

EL CORSÉ INTERIOR EN LA VIDA DIARIA

La conciencia corporal se desploma cuando usted está enfocado intensamente en completar una tarea. Pero cuando usted no está pensando en su cuerpo es cuando más necesita apoyo. Primero, entrénese a involucrar el corsé interior en las situaciones que requieran estabilidad adicional —levantar una botella de cinco galones de agua por ejemplo, o una maleta pesada. En estas tareas, los músculos exteriores también están trabajando, pero es solamente el corsé interior él que puede prevenir que las vértebras se compriman bajo la carga.

Pase algún tiempo en rediseñar la manera en la cual usted hace tareas diarias simples y practique las nuevas versiones hasta que se vuelvan automáticas. La siguiente exploración le mostrará como el apoyo del corsé interior ayuda con las actividades rutinarias como agacharse, enderezarse y levantar objetos pesados.

EXPLORACIÓN: AGACHÁNDOSE Y DOBLÁNDOSE HACIA ABAJO

La exploración: Doblarse en el capítulo tres (vea la página 70) introdujo la acción de flexionarse usando las articulaciones de las caderas como bisagras. Revise esa moción. Empiece con la posición sentada saludablemente y entonces flexiónese hacia adelante, ensanchando el triángulo de atrás. Deje que el hueso púbico descanse hacia abajo y la rabadilla se levante levemente. Entonces repita, añadiendo el apoyo abdominal a la acción. Retraiga el vientre bajo hacia adentro y arriba justo antes de que usted se incline hacia adelante. Para volver a la postura erguida, sostenga la sensación del TA mientras empuja hacia abajo, usando los pies como palanca. Repita con conciencia hasta que esto se sienta cómodo y fácil.

Muchas acciones que envuelven flexionarse hacia adelante exigen doblar las caderas y curvar la columna superior. Ahora trate esto: desde una posición sentada, inclínese hacia adelante desde las bisagras de la cadera hasta que el tronco se aproxime a un ángulo de 45 grados. Entonces, mientras sostiene el apoyo del corsé interior, gire el pecho y los hombros hacia adelante como si usted estuviera doblándose para atar los cordones de sus zapatos. Para volver a sentarse erguido, levante primero la columna superior y entonces empuje hacia abajo con los pies para reabrir el ángulo de la cadera.

Siempre que usted combina estas dos acciones, el doblarse desde las caderas debe preceder al movimiento del pecho y los hombros. Esto es verdad hasta cuando el movimiento es muy pequeño, como moverse hacia adelante para tomar un bocado. Trátelo. Mientras usted está sentado en la mesa, incline el tronco adelante hacia su plato. Esto probablemente se sentirá no muy familiar. La mayoría de la gente come con los hombros y el tronco superior encurvados.

Experimente con el doblarse desde una posición parada. Párese delante del lavabo e inclínese como para lavarse la cara. Si usted es como la mayoría de la gente, se va a doblar desde la cintura. En vez de esto, flexione un poco las rodillas, involucre el apoyo del núcleo e inclínese hacia adelante desde las caderas. Entonces deje que los hombros se plieguen hacia adelante. Asegúrese que usted no haya encogido los huesos de sentarse ni haya metido hacia abajo la rabadilla. Para enderezarse, reabra el pecho y empuje hacia abajo con los pies.

Algunas terapeutas de movimiento enseñan el enderezarse desde una posición agachada como una acción ondulante de la espina dorsal lumbar. Aunque esto es útil para desarrollar la acción secuencial entre las vértebras individuales, hacer esto en la vida diaria, especialmente sin el apoyo del núcleo, muchas veces creará un problema en la espalda baja.

Ahora explore agachándose aun más abajo. Simultáneamente retraiga adentro y arriba mediante el TA, doble las rodillas, y extiéndase hacia adelante desde las articulaciones de la cadera, mientras usted alcanza hacia abajo para alzar un lápiz del suelo. Espere hasta que el tronco esté paralelo con el suelo antes de flexionar la columna superior y los hombros. Si este estilo de doblarse se siente no muy familiar, usted necesita atenderlo con paciencia hasta que haya revisado el hábito.

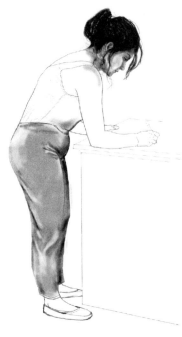

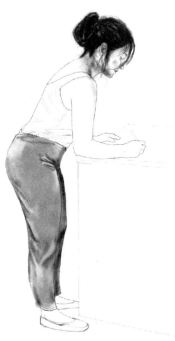

Fig. 5.6. Carmen dejo de experimentar dolor de espalda cuando aprendió a agacharse correctamente, como es mostrado en la imagen de abajo.

No importa si usted está doblado para firmar su nombre, hacer la cama, ponerse los pantalones o dar comida al gato, las reglas para doblarse y enderezarse son las mismas:

- Asegúrese del apoyo del corsé interior antes de moverse.
- Flexione hacia adelante antes de doblarse hacia abajo (flexionándose desde las bisagras de la cadera antes de doblarse por encima de la cintura).
- Para levantarse, desdoble la espalda superior y entonces empuje hacia abajo con los pies para enderezar las caderas.
- Evite comprimir el suelo pélvico antes, durante o después de doblarse.
- Cuando usted se agacha desde una posición parada, use las rodillas tanto como las caderas.

El corsé interior, con sus conexiones fasciales a los músculos más profundos de la columna, protege la espalda baja contra las fuerzas aplicadas a ella cuando usted se dobla y se endereza. Esta protección se vuelve crítica cuando usted levanta algo más pesado que un lápiz. Obsérvese la próxima vez que lleve una bolsa de provisiones que es demasiado pesada para sus agarradores inadecuados. Mucha gente apoya la carga con empujar la pelvis hacia adelante del pecho para que el abdomen se convierta en un estante donde la bolsa descansa. Ya que esto involucra meter la cola adentro, hace que la espina dorsal lumbar se ponga en la peor postura para soportar una carga.

Si no puede levantar un objeto aplicando las reglas para doblarse saludablemente, esto significa que la carga es simplemente muy pesada para usted. En adición a cultivar la postura saludable, usted necesita hacer algunos ejercicios de fortalecimiento. Por ahora, haga dos viajes y así usted tendrá un beneficio extra de la caminata adicional.

Preste atención especial al apoyo del núcleo cuando levanta cosas del asiento de atrás o del maletero de su automóvil. Tales acciones usualmente involucran torcerse en combinación con doblarse y enderezarse. Combinando estos movimientos es cuando frecuentemente muchas espaldas se lastiman. Cargar un niño es otro riesgo. Las contorsiones de un niño de dos años lo convierten en una carga muy pesada. Usted no solamente necesita el apoyo del núcleo para la espalda, pero también necesita un núcleo de contención a un nivel emocional para apoyar su paciencia.

ESTABILIDAD DEL NÚCLEO, RESPIRANDO Y EL SUELO PÉLVICO

El apoyo del núcleo promueve la respiración saludable y a su vez, la respiración saludable soporta al núcleo —una situación mutualmente beneficiosa. Ambos dependen en la fundación pélvica de la columna. Cuando nos sentamos o estamos parados con una curva lumbar neutral, la caja torácica se levanta. Entonces, cuando involucramos el TA, el diafragma extiende su fuerza hacia afuera para expandir las costillas bajas. La respiración por las costillas bajas, a su vez, previene el sobre uso de los músculos del corsé exterior y el comprimir del tronco.

La relación correcta entre el suelo pélvico, el diafragma y el corsé interior hasta puede prevenir problemas urinarios. La leve inclinación de la pelvis en el sentar y pararse saludablemente desvía la presión del diafragma lejos de la vejiga. Además, el apoyo del corsé interior protege los órganos urogenitales de la presión de la respiración.

Si el TA es débil, usted tal vez inconscientemente presiona hacia abajo internamente en vez de retraer hacia adentro y arriba. Presionar hacia abajo crea una presión abdominal que se siente como apoyo del núcleo, pero no lo es. Esta acción empuja hacia abajo al perineo y hace que la barriga se endurezca y sobresalga. Es una reacción común cuando usted está haciendo algo vigoroso o algo que está afuera de la rutina ordinaria, como mover un sofá o jalar las malezas del jardín, sin dar ninguna atención al cuerpo. Cuando usted siente una falta de tiempo esta sensación de presionar hacia abajo puede sentirse como si estuviera poniendo los frenos internamente. Mantener esta tensión leve puede convertirse en un hábito de estabilización crónica que mina la respiración, el tono del corsé interior y la salud de los órganos pélvicos.

La mayoría de la gente toma un gran respiro para estabilizar el tronco cuando están alistándose a levantar alguno pesado. Es bueno usar la respiración para iniciar la estabilidad, pero asegúrese que usted no está empujando la barriga hacia afuera y dejando de respirar como un substituto para el apoyo del TA. Presionar hacia abajo y retener el aire cuando usted levanta las cosas puede causar una hernia, una protrusión del tejido por la pared abdominal cerca de la ingle. Esta herida es más común en los hombres que en las mujeres.

NOTÁNDOSE UNO MISMO CON RELACIÓN A OTROS

Por la conciencia del suelo pélvico, la respiración y el núcleo abdominal, usted ha estado revisando la manera en la cual estabiliza el cuerpo y cambia la manera de hacer las cosas. No obstante, transformar la postura va mas allá de aprender

Apurándose

Estar apurado es un estímulo muy común que cierra la postura. Al comienzo del cuarto capitulo, usted evaluó la manera en que se apura en conexión con sus hábitos de respirar. Ya que usted está más afinado con el respirar saludable y está desarrollando el apoyo del corsé interior, aquí existe una buena probabilidad que usted es capaz de apurarse sin agacharse y sin comprimir el cuerpo. Trátelo. Con el tiempo, usted notará que puede moverse igual de rápido mientras sostiene la postura saludable.

Tosiendo

▼

La relación entre su diafragma, el suelo pélvico y el apoyo del núcleo está demostrada gráficamente en el acto de toser (o de la misma manera, reírse). Si usted tose con la pelvis voteada hacia atrás, sentirá una tendencia a hinchar la barriga y pujar hacia abajo hacia el suelo pélvico. Si usted tose mientras está sentado con una leve inclinación pélvica hacia adelante, no sentirá la misma presión sobre la vejiga. *La presión* excesiva en el perineo durante fuertes exhalaciones puede provocar incontinencia urinaria. Cuando usted siente que va a toser, involucre los músculos del perineo y tosa "hacia adentro y arriba", en vez de abajo sobre el suelo pélvico.

a moverse de otra manera. Para el mejoramiento sostenido, usted tiene que dejar que este cambio de postura afecte a sus relaciones con otros.

La postura pobre se deriva en parte de cómo nos consideramos con relación a otra gente. Notar cómo la postura saludable le hace sentir cuando usted está con otros es un aspecto esencial de establecer sus nuevos hábitos. Usted tiene mejor probabilidad de sostener los nuevos hábitos cuando siente una diferencia un tanto emocional como física en su postura.

EXPLORACIÓN: LA POSTURA COMO RELACIÓN

Recuerde la exploración: Acciones para la estabilización (vea la página 32), en la cual usted se imaginó caminando para saludar a una persona que percibió como intimidante. Repita ahora este experimento. Pero al comienzo, tome tiempo para establecer el apoyo del corsé interior y la respiración saludable. Sienta lo espacioso que es su suelo pélvico, acompañado por y el levantamiento de la caja torácica. Usted probablemente observará que esto hace mover el peso corporal muy ligeramente hacia adelante en los pies. Entonces mire a través del cuarto a la persona imaginaria. Camine hacia él. Observe cómo se siente al hacer este viaje. Observe cómo usted experimenta la atención de la persona intimidante. Entonces repita el encuentro sin el buen apoyo del núcleo. Note cómo usted se siente acerca del encuentro esta vez.

El efecto de esta exploración será más fuerte si usted puede conseguir la ayuda de un amigo que está dispuesto a mantener una cara seria mientras que usted se le acerca. Imagine que él es un extraño. Tal vez usted estará sorprendido de lo que aprendió en esta simple charada. Cómo percibimos relaciones es fuertemente coloreado de la manera en la cual estabilizamos el cuerpo.

El éxito de Nick

Para Nick, la cosa más importante era no endurecer el suelo pélvico. El se dio cuenta que ya hace años había estado apretando los glúteos como una manera de controlar el dolor de espalda. Al principio, relajar el triángulo de atrás se sentía como una pérdida de control, pero tuvo que admitir que este pequeño ajuste hizo posible el sentarse recto sin esfuerzo. Ahora después de estar sentado por un buen rato en frente de la computadora, su espalda no le dolía como antes.

Abandonar su rutina de abdominales le puso nervioso al comienzo. Debido a que sus ABS exteriores eran tan fuertes, le tomó un tiempo para que pudiera reconocer la sensación de apoyo del corsé interior. La respiración consciente le ayudó. Hizo largas caminatas en las montañas, exhalando lentamente y dejando que su corsé interior abrace la espalda baja. El área alrededor de sus cicatrices quirúrgicas hasta empezó a escocer. Él sintió como si los músculos de la espalda estuvieron despertando.

Caminar sin meter su cola abajo fue el desafío más grande. El expandir del suelo pélvico movió su peso hacia adelante e hizo que sus piernas trabajaran de una nueva manera. Nick sintió como si estuviera propulsándose hacia adelante, en lugar de arrastrar los pies como antes.

También encontró que estaba actuando con más confianza y afirmación en sí mismo. Su vida parecía estar cambiando radicalmente. Rescató dos escaladores que estaban perdidos en las montañas gracias a un temporal, y les ayudó sin ningún esfuerzo en su espalda. Poco después, su profesor de anatomía le pidió que sea su asistente para el siguiente semestre.

En esta sección, usted ha ganado experiencia en las tres zonas de la postura que son responsables para la estabilización del núcleo. En la siguiente sección, "La orientación", usted aprenderá cómo la postura está afectada por su relación con su mundo alrededor, mediante las manos, los pies y los sentidos. Usted verá cómo la tensión excesiva en las regiones alejadas del cuerpo puede minar el apoyo del núcleo. También aprenderá más sobre la estabilización abierta que involucra la capacidad de reconocer y relajar tensión innecesaria en la periferia del cuerpo.

TERCERA PARTE

LA ORIENTACIÓN

Los pies de un hombre deben estar plantados en su país,
pero los ojos deben contemplar el mundo.

GEORGE SANTAYANA

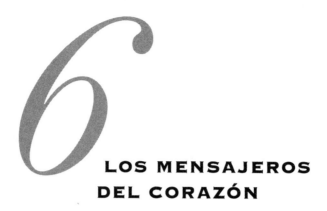

LOS MENSAJEROS
DEL CORAZÓN

*Las manos hacen el
mundo cada día.*

PABLO NERUDA

Trate este corto experimento. Siéntese en una mesa con papel y pluma. Inclínese hacia adelante como para escribir, pero agarre la pluma duramente, más de lo usual. Note que la compresión no se detiene en la muñeca. Usted sentirá la tensión viajando hacia arriba por el brazo y el omoplato y extendiéndose hacia el cuello y la mandíbula. Usted tal vez sentirá las clavículas sobresaliendo hacia adelante y el pecho angostándose. Hasta puede haber tensión en el cuerpo inferior mientras usted se estabiliza para la tarea de escribir lo que viene. Tal vez usted está estrechando el suelo pélvico o hasta presionando hacia abajo en la barriga.

Es probable que usted nunca vaya a agarrar una pluma con tanta intensidad. Pero algunas veces durante el día usted va a apretar algo: el ratón de la computadora, el volante, el teléfono, el carro de compras o un niño rebelde. Tal vez usted está conteniendo una emoción o una opinión. Endurecemos nuestra empuñadura siempre que tratamos de mantener el control. La necesidad de controlar nuestras circunstancias frecuentemente resulta en una tensión crónica de las manos, los brazos y los hombros. Tal tensión indica que estamos estabilizándonos con las partes de nuestros cuerpos diseñadas para la interacción y la relación con otros.

Las manos son nuestro punto de contacto primario con el ambiente alrededor. Alcanzando para tocar las cosas es cómo los infantes exploran el mundo. Así aprenden sobre el espacio entre los objetos. La manipulación sucesiva de objetos les da un comienzo para entender el concepto del tiempo. Los científicos ahora creen que la evolución del cerebro está inextricablemente ligada con la evolución de la mano. Y hasta es posible que el pensamiento secuencial necesario en la manipulación de herramientas fuera lo que estimuló a los humanos prehistóricos a crear palabras y lenguaje. Puede ser que nuestras manos llevan la esencia de nuestra humanidad.

La postura vertical de su cuerpo es la encarnación de su posición personal. Hasta ahora, estabilizando esta postura suya ha sido el foco de nuestra discusión. En este capítulo, nos dirigiremos a la dimensión social del cuerpo cómo es expresada mediante los hombros y los brazos. Mientras una postura equilibrada soporta la expresión efectiva, su postura también depende de la capacidad de las extremidades superiores de alcanzar las cosas y la gente, y cuando es necesario alejarlas de nosotros.

Debido a que los hombros conectan las manos al núcleo corporal, empezaremos nuestra exploración de las manos estudiando los hombros. A menos que los hombros se muevan libremente, los impulsos del núcleo no pueden ser llevados claramente o con fuerza a las manos. En la segunda parte de este capítulo, usted descubrirá cómo su tocar —gentil, sensible, apurado o fuerte— influye su manera de pararse y moverse.

La nueva casa de Alison

Es una tarde caliente de domingo, y Alison está rodeada por cajas de embalaje. Agotada por el traslado, ella está desplomada en el suelo de su nueva sala, y acostada ahí mira distraídamente la lámpara del techo. "El Arte Deco" ella piensa. "¡Arte Deco!" ¿Cómo es que no noté antes?" En minutos, ella está trepada en un taburete, fregando el bronce opaco. La lámpara cuelga de una cadena, por esto ella tiene que mantenerla quieta con una mano mientras friega con la otra. Pronto sus hombros le queman, pero ella está muy entusiasmada para dejar de hacerlo. Ella conoce bastante sobre antigüedades para pensar que la lámpara sea real. Ella chequea su corsé interior, sabiendo que sin este, nunca hubiera podido llevar todas estas cajas. Respira, se dice a sí misma. Pero el dolor en el cuello y los hombros le gana, y por ahora la lámpara del techo continúa con su patina opaca.

EXPLORACIÓN: UN RECORRIDO POR LOS HOMBROS

Intenso enfoque en una tarea anula la conciencia corporal. Usted puede ver esto cuando ensarta una aguja o busca algo en el Internet. Las manos se fusionan tanto con la tarea que parecen estar separadas del cuerpo. Así las manos de Alison han dejado de ser parte de ella. Mientras se estira hacia la lámpara, sus omoplatos fallan de asegurar los brazos a la columna. Para entender esto, vamos a dar un recorrido por las estructuras que constituyen los hombros.

Las dos clavículas y los omoplatos, las *clavículas y las escápulas, respetiva-mente, forman* una faja que rodea la cumbre de la columna y la caja torácica. En la base de la garganta, hay una hendidura formada por la intersección del esternón y las dos clavículas. Ponga el pulgar izquierdo sobre esta hendidura y el índice izquierdo a su lado sobre la "cabeza" de la clavícula derecha. Ahora imagine que está usando un secador de pelo con la mano derecha, moviéndolo en todas direcciones, hacia arriba y abajo, hacia adelante y atrás. Sienta cómo la clavícula se ajusta a cada moción. Lo que usted está experimentando es el hecho que las manos y los brazos están suspendidos de la parte superior del pecho. El lugar que usted está tocando —entre la clavícula y el esternón— es el único lugar donde los brazos se conectan hueso-a-hueso al tronco. Aparte de esto, los brazos también dependen de tejidos suaves para mantenerlos en su lugar.

Ahora mueva los dedos izquierdos hacia afuera a lo largo de la clavícula dere-cha hasta que lleguen a una superficie plana. Esta formación que tiene forma de una charretera es la esquina superior y más exterior del omoplato. La clavícula y la escápula que colindan aquí forman la articulación del cuerpo más fácil de dislocar.

Sus escápulas son dos platos de forma triangular que yacen sobre la parte superior del tórax, mantenidas allí por músculo y tejido conectivo. Justo debajo de las charreteras de hueso de las escápulas están las cuencas no muy profundas donde entran los huesos del brazo superior.

La construcción móvil de la faja de los hombros contrasta considerable-mente con la característica segura del corsé pélvico. Los huesos de los muslos caben entre las cuencas profundas de la pelvis, y el sacro cabe apretadamente entre las dos ilias. El diseño suelto de los hombros hace que las manos y los brazos estén libres para explorar sus alrededores y expresar sus sentimientos. También les da espacio para desarrollar malos hábitos. Los hombros no están diseñados para estabilizar su postura. De hecho, cuando los hombros, los brazos o las manos son usados para mantenerse erguido, acaban saboteando la postura abierta que usted está tratando de lograr. Las siguientes exploraciones le ayudarán a evaluar su tensión en el hombro.

EXPLORACIÓN: CERRANDO SUS HOMBROS

Trate de recordar una mañana cuando usted estaba temblando de frío. Ahora retraiga los brazos cerca del cuerpo como si estuviera tratando de mantenerse caliente. Es muy probable que la caja torácica se angoste, el suelo pélvico se endurezca y su respiración se mueva a la parte superior del tórax. Aunque usted no llega a este grado de tensión en la vida diaria, experimente cómo esto revela que la tensión en los brazos cierra el núcleo.

EXPLORACIÓN: EXPRESIÓN DE LOS HOMBROS

Mientras mantenga una cantidad pequeña de esa "tensión de la mañana fría" en los hombros, extienda los brazos como si estuviera abriéndolos para un abrazo. Es probable que usted no pueda hacer el gesto ni tener el sentimiento. El corazón está en la intersección de los brazos extendidos y su postura. La acción horizontal de los brazos refleja su relación al mundo fuera de usted. Extender las manos hacia alrededor simboliza la libertad de expresar los sentimientos. Esta libertad depende de un núcleo abierto y estabilizado, una fundación segura (la cual exploraremos en el capítulo siete), y en la capacidad de la faja del hombro para llevar el impulso deseado por el corazón a sus mensajeros, las manos.

EXPLORACIÓN: APALANCAMIENTO

Entre los músculos que aseguran las escápulas al tronco, las acciones contrarias de las partes superiores e inferiores de los trapecios son las más fáciles de entender. Párese cómodamente y ponga los brazos hacia adelante como un sonámbulo. Hágalo varias veces, notando

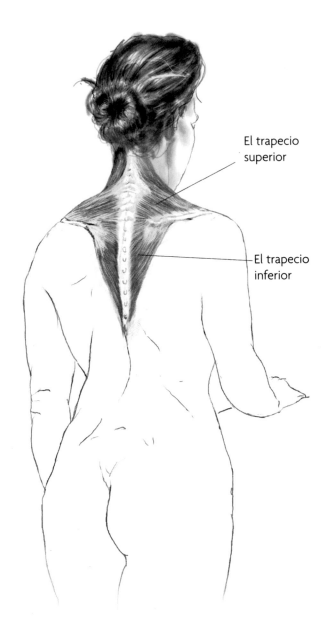

El trapecio superior

El trapecio inferior

Fig. 6.1. El trapecio superior levanta los hombros hacia el cuello. El trapecio inferior le ayuda a asegurar las escapulas en la espalda media, proveyendo una mejor base para el movimiento de los brazos.

dónde usted siente las sensaciones de actividad muscular. La mayoría de la gente la siente en la cumbre de los hombros y las partes superiores de los brazos. Usted también puede sentir las escápulas yendo hacia adelante con los brazos, el esternón retrayéndose y el cuerpo entero oscilándose sobre los talones.

Repita este gesto de los brazos con la siguiente diferencia: deslice los omoplatos hacia abajo a lo largo de la espalda, hacia la cintura y entonces levante los brazos otra vez. *Note cómo este* cambio hace que la parte superior de los brazos quepa bien dentro de las cuencas de los hombros, y deja que usted los levante sin interrumpir la apertura del pecho ni inclinar el cuerpo hacia atrás. También hace que los brazos se sientan más livianos.

En la primera versión, cuando usted sentía como si estuviera alzando los brazos desde el cuello, es porque estuvo usando los *trapecios superiores. En la* segunda versión, la contracción de los trapecios *inferiores* anclaron las escápulas a la columna. Estabilizando los hombros dio a los brazos mejor apalancamiento. La mayoría de lo que hacemos con nuestras manos involucra levantar los brazos desde las articulaciones del hombro, aunque muy levemente. Puede usted estar dando un apretón de manos, abrazando a una persona o usando un secador de pelo, la posición de sus omoplatos determinará cuán fuerte tienen que trabajar los brazos para maniobrar las manos.

La estabilización abierta del núcleo es la fundación para el uso saludable de los hombros y los brazos. Cuando la fundación del núcleo está segura y la caja torácica está abierta, los hombros tienden a recostarse atrás dentro del buen alineamiento. No obstante, porque la mayoría de nosotros hemos pasado años cerrando nuestros núcleos, habitualmente llevamos las escápulas demasiado altas en el tronco, haciendo que los músculos superiores de los trapecios trabajen duramente. Las siguientes prácticas le ayudarán a transformar este hábito.

PRÁCTICA: PULSOS DE OMOPLATO

Empiece estableciendo una posición de sentarse y respirar saludablemente. Ubique la punta de la base de la escápula derecha (llamada *el ángulo inferior*). Trate de alcanzar detrás de usted con el brazo izquierdo para tocarla o míresela en un espejo. Ahora usando un mínimo de esfuerzo de sus trapecios inferiores, retraiga la punta hacia abajo como media pulgada y entonces relájela. Apunte la escápula derecha hacia abajo diagonalmente hacia su cintura. Trate esto varias veces. Observe que mientras la escápula desciende, la clavícula derecha parece extenderse y la parte superior del hueso del brazo gira levemente hacia afuera.

El músculo mayor que retrae la escápula hacia abajo es el trapecio inferior. Cuando usted relaja la acción de jalar hacia abajo, evite usar el trapecio superior para jalar la escápula hacia arriba. Debe solamente deslizarse pasivamente hacia arriba. El único músculo que debe estar activo es el trapecio inferior. Siéntelo en el centro de su espalda, justo debajo del omoplato, Contráigalo levemente por menos de un segundo y luego relájelo.

Ahora empieza el trabajo de verdad. Retraiga la escápula hacia abajo repetitiva-mente con acciones ligeras de pulsación. Empiece con un pulso cada segundo. Con tiempo, cuando la escápula esté más coordinada, usted puede trabajar con pulsos más rápidos. Esto no es un ejercicio de fortalecer; es uno de coordinación. El problema no es que el trapecio inferior es débil sino que es sub activo. Levemente activando el músculo de esta manera modifica el sistema de circuitos neurales entre el cerebro y los músculos para crear una nueva memoria del apoyo del hombro.

Repita los pulsos con la escápula izquierda. *Sienta* las sensaciones de la actividad en la parte central de la espalda, justo debajo del omoplato. Si el trapecio superior se involucra, usted sentirá la actividad en la parte superior del hombro. Si esto pasa, pare, relájese y empiece otra vez. Recuerde usar el apoyo del corsé interior y respirar en un ritmo constante mientras usted pulsa las escápulas.

Ya que los dos lados del trapecio inferior difieren en su habilidad de contraer y relajar, ambos necesitan atención individual. Practique los pulsos de los omoplatos lado por lado independientemente. Practíquelos por algunos minutos varias veces al día por tres meses. Poco a poco, usted reemplazará la tensión del hombro superior para la estabilidad saludable de éste. Usted puede hacer esto en su escritorio sin que nadie note que está haciendo ejercicios.

Tal vez haya observado que la actividad en el músculo trapecio inferior empuja la caja torácica y el pecho hacia adelante. Este uso correcto de la faja del hombro le ayuda a levantar el tórax en una postura de corazón abierto. Usted puede activar el trapecio inferior imaginando ser la mujer en una pareja en posición de baile de salón. La mano del hombre que está en su espalda guiando sus pasos estaría ubicada a través del trapecio inferior.

El énfasis en asegurar las escápulas en la mitad de la espalda no significa que ellas nunca deben deslizarse hacia arriba. Soltando las escápulas de la espalda permitiría la poderosa conclusión de un pitch de béisbol o un servicio de tenis.

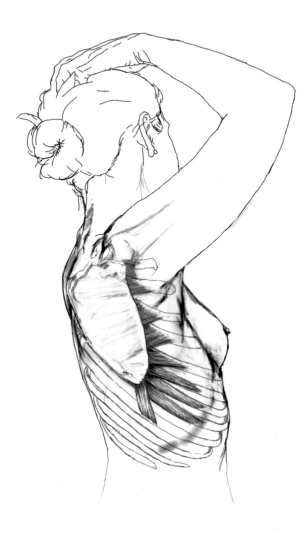

Fig. 6.2. Sus músculos serratos anteriores dan un apoyo tri-dimensional a la parte superior del cuerpo.

Usted también necesita ese gran rango de moción cada vez que se estire para alcanzar algo en un estante alto o abrace a alguien alto. No obstante, si las escápulas no están sujetadas al tronco, los brazos no pueden ser estables ni fuertes. Para las tareas ordinarias de la vida diaria, los omoplatos deben estar situados a lo largo de la parte trasera del tórax, las clavículas deben estar anchas y el pecho debe estar abierto.

APOYO PARA EL CORAZÓN

Aun más importante que los músculos trapecios para la postura saludable son los *serratos anteriores. Los* músculos serratos están contenidos entre el tórax y la superficie interior de los omoplatos. Se envuelven hacia adelante de cada axila desde los bordes interiores de las escápulas hasta la mitad de la parte delantera del tórax. En concierto con otros músculos que estabilizan las escápulas, su acción ensancha los hombros al retraer las escápulas y las aplana contra la parte trasera de las costillas.

Porque los músculos serratos anteriores envuelven desde atrás hacia adelante, ellos proveen apoyo a los hombros en tres dimensiones, en contraste con los trapecios planos que sujetan las escápulas solamente a la espalda. Los músculos serratos también se ubican en una capa fascial más profunda que los otros músculos del hombro, más cerca al núcleo corporal. Además, debido a sus conexiones fasciales a la parte superior de la columna y los corsés abdominales, los músculos serratos anteriores forman parte de dos bandas espirales de fascia que se envuelven alrededor del tronco desde el cuello hasta la pelvis.

Una vía de fascia pasa desde el lado de la mano cerca del meñique hasta el borde interior de la escápula donde los serratos anteriores están ligados. En adición, hay una relación entre los nervios sensoriales de la mano y los nervios que activan los músculos serratos. Por estas conexiones, la conciencia táctica de las manos imparte una sensación de suficiencia a la faja de los hombros. Este, en su turno, trae fuerza y energía a los brazos. La siguiente práctica le ayudará a sentir esto.

PRÁCTICA: HUELLAS DE MANO EN LA PARED

Ponga una silla orientada hacia la pared y siéntese hacia adelante sobre los huesos de sentarse para abrir el suelo pélvico. Involucre el corsé interior y respire. Ponga las manos en la pared para que las bases de las palmas estén al mismo nivel de las axilas. Siéntese lo bastante cerca de la pared para mantener los codos levemente flexionados. Alinie los dedos del medio hacia el techo y abra los otros dedos en forma de abanico. Entonces levemente empuje las manos contra la pared. La meta es darse la impresión que las manos y los antebrazos están suspendidos de la pintura. Deje que los codos estén pesados. Si los brazos y los hombros no se sienten relajados en esta posición, ajuste la altura de las manos o doble los codos un poquito más.

Prestando atención al efecto de estas acciones en sus hombros, deje que la piel se sienta como si estuviera hundiéndose más profundamente en la pared, empezando con las yemas de los dedos. La acción debe hacer más profunda la conciencia sensorial de las manos, pero no debe involucrar esfuerzo muscular de los brazos. Relaje cualquier tensión que aparezca en sus codos. Cuando usted siente una presión igualada en todas las diez yemas de los dedos, empuje gentilmente con el resto de los dedos y después con las palmas, hasta que cada milímetro de la piel de sus dedos y las palmas hagan un contacto igualado con la pintura. La cantidad correcta de presión es ligera, no más que una onza. Tal vez le ayudará imaginarse que la pared está acolchada o hecha de arcilla.

Los movimientos de las manos son tan sutiles que alguien mirándole probablemente no notaría lo que usted está haciendo. No obstante, profundizando la presión empezará a activar los músculos serratos anteriores que producirá un cambio sutil en la posición de los hombros. Observe cualquier diferencia en la respuesta de las dos manos y preste atención adicional a la mano y el hombro menos coordinados.

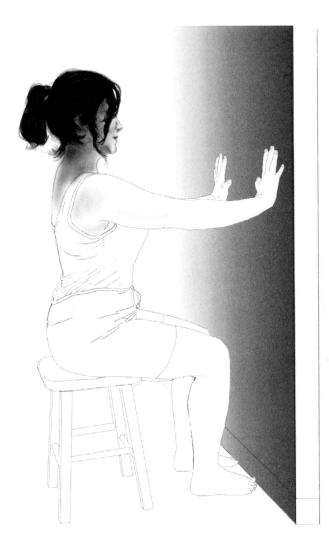

Fig. 6.3. Carmen practica Huellas de mano en la pared.

Para activar más los músculos serratos, imagine que el dedo anular y el meñique están alargándose y estirando la piel del borde exterior de las manos. Al extenderse, la piel empuja hacia arriba y hacia afuera contra la pared. Note cómo esta pequeña acción estimula los hombros. La sensación debe pasar por las axilas hasta los omoplatos, ensanchando sutilmente la espalda superior.

Quédese en esta orientación por algunos ciclos de respiración. Observe la manera en que la anchura de la espalda superior hace espacio para que la respiración se mueva hasta el fondo de la caja torácica sin disminuir la apertura a través del pecho. Tal vez usted también observa un curioso sentido de facilidad y libertad en el cuello. El apoyo creado por la orientación saludable de los hombros provee una fundación para el cuello y la cabeza.

Sostenga la nueva anchura en la espalda superior mientras usted baja las manos de la pared. Párese y observe cómo este cambio afecta su postura. Registre cualquier cambio sutil en su percepción de sus alrededores. Si hay gente cerca, observe cómo esta nueva sensación en la faja del hombro afecta su manera de verla.

Las escápulas sobresalientes, a veces llamadas escápulas aladas, son el resultado de músculos serratos anteriores que están sub activos. Este problema de la postura es más prevalente en las mujeres que en los hombres. Si los omoplatos sobresalen, la práctica: Huellas de mano en la pared (vea la página 129) es importante porque integra los hombros con la manera de que usted usa las manos y los brazos.

EL PODER DE LOS MEÑIQUES

Muchos de nosotros tenemos una parcialidad inconsciente hacia el lado del pulgar. Pruebe esto la siguiente vez que usted pica un zapallito o saque brillo a su automóvil. Observe si los dedos anulares y los meñiques están involucrados activamente en su agarrar del cuchillo o el paño de brillar. Es común que los meñiques estén sub activos. Incluirlos en las actividades puede ser sorprendentemente beneficioso a la postura del cuerpo entero.

Los huesos, el músculo y la fascia de la parte de abajo del brazo y el antebrazo se conectan con los anulares y los meñiques hasta el omoplato y la columna. Esto hace que los meñiques sean colaboradores importantes para el poder detrás de cualquier acción de la mano. En contraste, el pulgar y los índices están conectados a la parte del antebrazo que rota en la articulación del codo. Esto hace que estos dedos sean mejor adaptados para la manipulación y finalización de la acción. En el capítulo siete, usted descubrirá una distribución similar de trabajo en la anatomía del pie.

Para tener un sentido de cómo los diferentes dedos se conectan a los hombros y el torso, trate el siguiente experimento. Ponga las manos sobre el volante de su automóvil en la posición normal de conducir, "diez y diez". Apriete gentilmente el volante con un énfasis en los meñiques. Cuando hace esto, usted probablemente sentirá una sensación sutil de actividad debajo de las escápulas. En contraste, apriete el volante con el énfasis en los pulgares e índices. Esto producirá la sensación de actividad en el cuello y alrededor de las clavículas. El intento de este experimento no es implicar que usted debe agarrar su volante con presión cuando está conduciendo. En vez de esto, use el "agarre de infante" introducido más tarde en este capítulo.

Cuando cogemos cosas en nuestras manos sin totalmente involucrar los anulares y los meñiques, perdemos la conexión de la estabilización entre las manos, los omoplatos y la columna. Con la falta de esta conexión, buscamos estabilidad con los trapecios superiores. Esto le lleva a las muy familiares sensaciones de tensión en el cuello y la parte superior del hombro. También sabotea la relación de los corsés abdominales que el músculo serrato puede proveer.

La siguiente vez que usted de brillo a su auto o pique las verduras, involucre los meñiques. No lo haga demasiado. Simplemente haga que los meñiques estén tan activamente involucrados con la herramienta como los demás dedos. Si usted vigoriza los meñiques mientras manipula objetos de cada día, puede entrenar los hombros mientras cumple sus tareas. Para aumentar los beneficios de estos ejercicios, añada la conciencia táctil de las manos y los dedos a las prácticas: Curvar y arquear en el capítulo dos (vea la página 52) y Mesa voladora en el capítulo cinco (vea la página 112).

PRÁCTICA: ATAJO A LOS SERRATOS

Cuando usted haya identificado la sensación de la actividad de los serratos anteriores en los hombros y la parte superior del tronco, podrá accederla fácilmente con este simple ejercicio. Imagínese que los pliegues de la piel en la parte trasera de las axilas están siendo jaladas adelante hacia el centro de las axilas. Haga esto cuando usted hace la práctica: Pulsos de omoplato (vea la página 126) para lograr un resultado en tres dimensiones. Trate de hacerlo mientras usted está sentado en su escritorio o conduciendo su auto. Hágalo cuando se está poniendo los pantalones o levantando bolsas de compras.

PRÁCTICA: ESFINGE SENTADA

Aquí tiene una práctica simple para hacerla en su lugar de trabajo. Es muy refrescante para la postura saludable cuando usted está muy ocupado. Empiece con el sentarse y respirar saludablemente. Entonces inclínese hacia adelante desde las caderas y extienda los antebrazos, las palmas y los dedos en su escritorio. Tenga las puntas de los codos justo afuera del límite de la superficie. Permita que la parte superior del cuerpo se hunda hacia adentro y los hombros se levanten. Esto se sentirá como si usted estuviera colgando de las articulaciones del hombro y eso sí, es lo contrario de la postura saludable.

Ahora empuje los dedos, las palmas y los antebrazos uniformemente hacia la superficie del escritorio mientras usted saca el pecho hacia adelante. Usted debe liberar el suelo pélvico y dejar que el hueso púbico descanse hacia abajo. Use el atajo de los serratos. Mientras los omoplatos se aplanen en su espalda, usted sentirá como si los hombros están llevando el pecho hacia adelante. *Este* proceso conecta las manos al sistema de apoyo en la columna.

EXPLORACIÓN: ALCANZANDO

Repase la exploración: Doblarse capítulo 3 (p. 65 English x-ref) en la cual usted practicó agacharse usando las articulaciones de la cadera. Ahora añadiremos un gesto de alcance a este repaso. Imagínese que usted está casi por estirarse a alcanzar la engrapadora que está al otro lado de su escritorio. Antes de hacerlo, usted activa los músculos serratos para ensanchar la espalda superior. Entonces alcance hacia adelante doblándose desde las articulaciones de las caderas. Permita que el brazo y la escápula continúen la moción. A menos que la engrapadora esté muy lejos, usted no necesitará levantar el hombro o cerrar el pecho. Observe que cuando usted alcanza hacia afuera de esta manera, lo hace con un corazón abierto tal como la mano abierta.

Compare esta manera de alcanzar con una versión cerrada. Siéntese con la pelvis rodada hacia atrás y entonces alcance hacia adelante por el mismo objeto. Ya que usted está doblándose desde la cintura en vez de la cadera, la engrapadora parece más lejos. Para alcanzarla, usted suelte el omoplato y éste empuja su clavícula hacia adelante. Éste cierra el pecho y el área del corazón. Es ineficiente porque usted se está moviendo hacia el objeto y al mismo tiempo alejándose de él.

Tome un momento para apreciar su perspectiva durante las dos versiones de esta simple acción. Es solamente una engrapadora, pero usted tal vez notará una diferencia sutil en su manera de percibirla. Alcanzar hacia adelante físicamente es una metáfora para alcanzar lo que usted quiere en general —para la gente y las experiencias. Imagínese que la engrapadora representa una amistad, un viaje a Italia o una promoción. Compare las dos diferentes maneras de alcanzar hacia lo que usted quiere. La habilidad de alcanzar de todo corazón contribuye a levantar la postura.

La habilidad de alcanzar las cosas libremente, también expande su orientación espacial, una consideración que investigaremos más en el capítulo nueve. Cuando su postura está demasiado cerrada para alcanzar de todo corazón, su conciencia acerca de sus alrededores —y sus posibilidades— tiende a ser limitada.

El tango de cocina de Carmen

Carmen y su madre están limpiando, después de una fiesta de familia. Una mujer rolliza, Teresa se apoya pesadamente en el lavadero mientras friega una olla. A su lado, tiene una montaña de platos sobre el mostrador.

"Muévete, Mamá", dice Carmen. "Voy a acabar con esto en poco tiempo". Veinte minutos más tarde, la espalda de Carmen le ha empezado a doler. Ella mira su reflejo en la ventana encima del lavadero. Muy parecida a su madre. Las caderas de Carmen están salidas hacia adelante para apoyarse sobre el mostrador y sus hombros están encorvados sobre el fregadero. A pesar del amor por su madre, ella prefiere no tener la misma postura.

Ella siente los "frenos de la barriga" empujando su abdomen hacia adelante. "Apretón de bikini", refunfuña, tomando un respiro y abriendo el pecho. Entonces recuerda la mano de un compañero de baile imaginario a su espalda. Se pone a tararear un tango. Tan pronto como ella hace el pequeño truco de la axila, su codo se dispara hacia adelante como un pistón. Usando sus omoplatos como contrapesos a la moción del brazo, puede limpiar los platos sucios con más facilidad.

Ella inventa un mantra: "apretón de bikini y giro de axila". Le hace despacio al comienzo, pero a ella le gusta la sensación de ligereza que le da. Una samba tal vez aumentaría la velocidad. Ella se pregunta si aquel guapo asistente del laboratorio en su clase de anatomía puede bailar. . . . Nick, ¿no es ése su nombre?

Joroba de viuda

Algunas mujeres encontrarán que la postura saludable empuja sus senos hacia adelante más de lo que sea emocionalmente cómodo. Cierta confusión cultural sobre el papel de la mujer nos ha llevado al hábito de mantener el hueso del pecho hacia abajo como una manera de minimizar o proteger los senos. Este patrón jala las clavículas hacia abajo, y en su turno, éstas jalan la cabeza y el cuello hacia adelante. El estrés resultante en la base del cuello puede causar allá un bulto no muy atractivo de tejido conectivo. En edad más avanzada, esta curvatura exagerada de la espina superior puede ser extrema y puede llevarle a una condición conocida como joroba de viuda. Haciendo que su pecho y senos vengan más adelante puede prevenir esta condición.

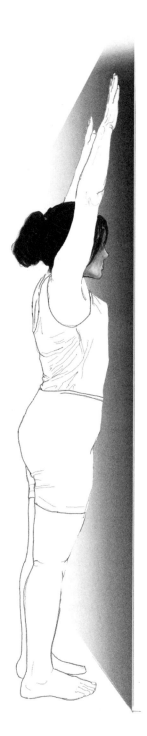

Fig. 6.4. Posición de la práctica: Tracción de pared.

Oscilación del brazo

La exploración: Un inventario de su caminar en el capítulo uno (vea la página 25) llamó su atención a la oscilación usual de sus brazos. Compare este estilo de caminar con lo que ocurre ahora. Encuentre el apoyo saludable del núcleo, respire en tres dimensiones, active sus serratos y entonces camine. Si usted ha sido capaz de cambiar la orientación de los hombros, sentirá los brazos columpiando desde la espalda. Si usted no puede sentir esto todavía, tal vez encontrará la solución en la siguiente práctica.

La oscilación del brazo es un componente esencial de caminar. El cuerpo entero está afectado cuando la oscilación del brazo es reducido. Un estudio de pacientes con cáncer de seno mostró que 65 por ciento de las mujeres en el estudio han disminuido la oscilación del brazo en el lado del pecho afectado. Cuando fueron examinadas por movilidad, no había restricciones físicas en los hombros. Esto insinúa que de manera inconsciente habían contenido la conciencia espacial en el lado enfermo, lo cual, a su vez, limitó la oscilación del brazo. La pérdida de moción se hizo más pronunciada después de mastectomía. Para algunas mujeres, la oscilación reducida del brazo les causó una falta de equilibrio compensatorio en la cadera y dolor bajo de espalda.*

Aunque respondiendo a una enfermedad puede restringir el movimiento en cualquier parte del cuerpo, esta investigación se enfoca en la relación potencial entre el hombro, la tensión y el dolor bajo de espalda. Aparte de estar enfermo, las causas comunes para la tensión del hombro son el uso de bolsas que cuelgan de éste, mochilas y teléfonos celulares. Para la salud de la columna y los hombros, saque los artículos pesados de su cartera o mochila y siempre que pueda, camine con los brazos libres de objetos. Añada una sensación de las escápulas y los brazos columpiándose libremente a su creciente repertorio de sensaciones de postura saludable. La siguiente práctica le dará a sus hombros más libertad para columpiarse.

PRÁCTICA: TRACCIÓN DE PARED

Esta práctica liberará la tensión en los hombros y la caja torácica y le ayudará a descomprimir la columna. Hágala en dosis pequeñas si sus hombros están tensos. Gradualmente trabaje hacia el estiramiento completo. Párese con los dedos de los pies a tres pulgadas de la pared. Tenga los pies separados a la misma distancia de las caderas. Relaje el suelo pélvico. Descanse el esternón inferior en la pared,

---

*Hubert Godard et al., "Motion ed E-Motion in Oncologia" [Moción y emoción en la oncología] en *Psiconcologia,* edited by D. Amadori et al. (Milan: Masson, 2001), 875–81.

levantando el pecho si es necesario. Descanse la frente en la pared. (Tal vez le comprimirá un poquito la nariz.) Extienda las manos en la pared al lado de las orejas con los codos a noventa grados. Respire a un ritmo constante por las costillas bajas.

Poco a poco, mueva las manos directamente hacia arriba en la pared. Enderece los codos lo más que pueda cómodamente manteniendo los antebrazos en contacto con la pared. Cuando las manos están al nivel más alto que pueden alcanzar cómodamente, empuje la piel de las palmas y los dedos contra la pared. Empuje la parte trasera de las axilas hacia adelante. Descanse en el estiramiento por tres respiros lentos y moderados.

Gradualmente relaje los brazos de la pared. Entonces tome un paso atrás y sienta lo que el estiramiento ha hecho por su cuerpo. Usted probablemente se sentirá más alto y más abierto en el tronco. Esto es una prueba de la postura saludable que usted está recuperando gradualmente. Entre más usted sienta esta sensación, más familiar e integrada se convertirá. Sostenga conscientemente la sensación de apertura mientras usted camina un poco. Observe cómo el estiramiento tal vez haya afectado la oscilación del brazo.

Practique la tracción de pared dos veces al día o siempre que usted tenga una sensación de tensión en los hombros y el núcleo está cerrándose. Trate de llegar hasta ocho respiros lentos para darle un minuto entero al estiramiento.

La flexión de espalda de Carmen

Carmen no sabe cómo explicar su hazaña reciente. ¡Ella hizo una flexión hacia atrás! Es una cosa loca ponerse tan feliz acerca de esto, pero ella fue la única persona en la clase de yoga que no podía hacer tal pose, inclusive después de un año. Y hoy día, como por magia, la logró como si ella siempre hubiera sido capaz de hacerla.

Lo que Carmen no se da cuenta es que al expandir su suelo pélvico y dejar que su pecho esté más hacia adelante, ella ha liberado la tensión en el tronco que no le dejaba arquear la columna. El hecho que ella puede hacer esta pose de yoga no es lo emocionante, sino que ahora puede vivir plenamente en su cuerpo femenino.

HERIDAS DE LA MOCIÓN REPETITIVA

Cuando usted usa un martillo, una caña de pescar o una peinilla, su herramienta se convierte temporalmente en una extensión del cuerpo. Esta integración sumamente desarrollada con sus palos de golf ha convertido a Tiger Woods en un

Actividades de precisión

▼

Si su ocupación involucra usar las manos delicadamente o con precisión, como la cirugía, la odontología y la peluquería, entonces necesitará practicar la nueva coordinación de los hombros y manos mientras está en el trabajo. Lleve algunos de sus instrumentos de trabajo a la casa y revise su manera de usarlos en algo que no sea una amenaza de pleito.

campeón. La integración del cuerpo y el arco de violoncelo ha hecho un virtuoso de Yo-Yo Ma. No obstante, el enfoque intenso en manipular una herramienta, especialmente cuando el resto del cuerpo está sin moverse, puede anular tanto la conciencia, que el cuerpo se convierte en una extensión de la herramienta en vez de lo opuesto. Cuando la mano en el ratón se convierte en parte de la computadora, es fácil perder la conección entre el corazón y la mano —entre cómo usted se siente y lo que está haciendo. La estabilización cerrada y la tensión del hombro entonces reemplazan la postura abierta.

Las heridas de la mano y el brazo dejan inválidos cientos de miles de americanos cada año y cuestan al país billones de dólares en compensaciones, sueldos perdidos y producción disminuida. En el caso del uso de computadores, las heridas de la moción repetitiva probablemente son causadas menos por la moción y más por la rigidez de la mano y el brazo entre movimientos. Con frecuencia, el ratón está empuñado como si la vida misma dependiera del resultado del siguiente clic. Es lo mismo que cuando usted agarró la pluma al comienzo de este capítulo, su empuñadura sobre el ratón manda estrés por lo largo de los músculos y la fascia del brazo hasta el cuello. Ahí se combina con la tensión creada por los ojos pegados a la pantalla. Hasta la gente que use "Track Balls" (ratones en forma de pelota) tensa los brazos y los hombros en preparación para moverlo y hacer el siguiente clic.

Si usted ha estado afligido por el dolor de la mano provocado por el uso de la computadora u otra moción repetitiva, será beneficioso que usted entienda la anatomía involucrada. Los nervios serpentean por los músculos escalenos en el lado del cuello (vea el capítulo uno) y pasan debajo de las clavículas y a lo largo de los brazos. El área entre las clavículas y la caja torácica se llama la *salida torácica*. Cuando las clavículas están retraídas hacia adelante por la postura cerrada, esta vía de nervios se angosta. Si la postura cerrada de la faja de los hombros se convierte habitual, las adhesiones fasciales pueden atrapar los nervios. El sobreuso de los escalenos por la respiración del pecho superior puede también restringir la salida torácica. Así a veces el dolor de mano es causado por un problema anatómico más arriba en el cuerpo.

Y a veces el dolor de la mano está causado por la mano misma. Los huesos del carpo son ocho huesos pequeños en el talón de cada mano. Dos de estos huesos tienen protuberancias que hacen que ellos estén más altos que los otros para crear el infame túnel carpiano. Usted puede sentir estas protuberancias si empuja en el talón de la mano justo más allá que la muñeca, en las bases del pulgar y el meñique. Los nervios y los vasos sanguíneos que suministran a los dedos pasan por esta abertura angosta entre estos dos huesos. Los tendones de los tantos músculos de los antebrazos que usted usa para mover la muñeca y la mano, también pasan por este túnel. El síndrome de túnel carpiano es una colección de síntomas dolorosos que resultan cuando la tensión en el antebrazo comprime el túnel y disminuye el suministro de sangre a los nervios de la mano. Con la restauración de una postura saludable, usted puede reducir o eliminar muchos tipos del dolor del brazo y la mano.

La pérdida de la conciencia corporal es el lado escondido en la conveniencia y el poder de la edad electrónica. Para mantener las manos libres de dolor y para mantener la salud de la postura, es crucial que tome periodos de descanso para moverse cuando hace trabajo de computadora. Cualquiera de las prácticas en este capítulo le ayudará. El movimiento interrumpe la cualidad hipnótica del trabajo electrónico y es una manera de restaurarse más saludablemente que comer un refrigerio o beber cafeína.

PRÁCTICA: PRIMEROS AUXILIOS PARA "EL BRAZO DEL RATÓN"

Esta práctica estira la vía fascial por la cual pasan los nervios a las manos. Párese de lado a la pared y cerca de dos pies de ella. Ponga la mano derecha en la pared con el talón de la mano al mismo nivel de la axila y el codo levemente flexionado. Extienda los dedos para que cada milímetro de la piel en la palma y los dedos toque la pared. Chequee su postura. Relaje el suelo pélvico, involucre el corsé interior, lleve los bordes traseros de las axilas hacia adelante, y respire lenta y moderadamente. Ajuste la postura para que el codo apunte directamente abajo hacia el suelo. *En esta* posición, usted debe sentir una anchura a través de las clavículas. También puede que usted empiece a sentir una sensación que le quema por el brazo, cuando el estiramiento relaja las adhesiones fasciales que estuvieron atrapando los nervios. ¡Respire! Tolere un grado moderado de la sensación que le quema mientras mantiene el estiramiento por lo menos por tres respiros lentos. Mantenga los dedos planos contra la pared. Si usted es capaz de enderezar el codo sin levantar la escápula, hágalo. No obstante, mantener la escápula abajo es más importante que enderezar el codo. Si el hombro está bastante restringido, usted no necesitará enderezar el codo para sentir el estiramiento.

Cuando usted saque la mano de la pared, haga una pausa para observar los efectos que siguen. El brazo estirado probablemente aparecerá más largo que el otro. Si usted experimenta dolor crónico de la mano o la muñeca, practique este estiramiento algunas veces al día durante descansos en su trabajo, y practique hasta tener ocho respiros lentos en cada estiramiento. Es importante estirar ambos brazos para igualar los hombros.

Computadores portátiles (laptops)

▼

Usted ha aprendido ya lo bastante sobre la postura saludable para sospechar que el uso constante de una computadora laptop no es bueno para la postura. Es difícil estar sentado de una manera saludable y casi imposible que sus hombros estén anchos cuando usted tiene un laptop en su regazo. Cada vez que sea posible, conecte su laptop a un teclado distinto y posicione la pantalla lo bastante alto para que su núcleo pueda estar abierto y su cabeza erguida.

"PIEL-INTELIGENCIA" (LA INTELIGENCIA DE LA PIEL)

Hasta ahora, este capítulo se ha dirigido en el apoyo del hombro en el uso de las manos. La siguiente sección le mostrará cómo la manera en la cual usted toca las cosas influye la postura y el uso del cuerpo. La tensión en las manos se comunica por todo el cuerpo, confundiendo su negociación con la gravedad y distorsionando su postura. Cuando usted agarra las cosas con presión, está usando las manos para la estabilización y así mismo bloqueando sus dones para la expresión y la adquisición de información.

La piel y el cerebro se derivan del mismo tipo de tejido de embrión, entonces es razonable considerar la piel como una extensión del cerebro. He acuñado el término "piel-inteligencia" para describir esta conexión. Su sentido de tocar —la piel-inteligencia— afecta la coordinación del cuerpo entero.

Ciertas áreas de la piel son más sensibles que otras. Usted puede sentir esto por sí mismo con este experimento. Levemente roce la piel del brazo con las yemas de los dedos. Cuando usted hace el mismo toque ligero a través de la palma, la sensación será más exquisita. Las plantas de los pies también son muy sensibles. Estudios en animales muestran una relación entre la falta de pelo en las plantas de las patas y el reflejo para controlar el movimiento.* La coordinación de reflejo está ilustrada perfectamente en el elegante poder de un tigre. Es también lo que hace que los atletas de élite y los actores de cine sean tan extraordinarios. Ellos han aprendido a usar la piel-inteligencia corporal y usted también puede hacerlo.

Para apreciar el vínculo entre la sensación táctil y la coordinación, primero necesitamos investigar brevemente cómo el movimiento está organizado por el sistema nervi-

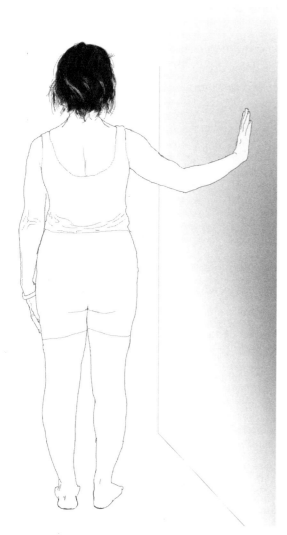

Fig. 6.5. Este estiramiento de la mano a la pared puede ayudar a prevenir el síndrome del túnel carpiano o problemas con la salida del tórax.

*D. Ferrington y Mark Rowe, "Cutaneous Mechanoreceptors and the Central Processing of Their Signals: Implications for Proprioceptive Coding" [Mecáno-receptores cutáneos y el procesamiento central de sus señales: implicaciones para la codificación proprioceptiva] en *Proprioception, Postura and Emoción,* edited by David Garlick (Kensington, N.S.W., Australia: University of New South Wales, 1982), 56–69.

oso. Los músculos están controlados por la interacción de tres partes distintas del cerebro —el tallo encefálico primitivo, el antiquísimo sistema *límbico,* y la que es más recientemente desarrollada, la corteza *cerebral.* Si usted quita la mano rápidamente de una hornilla caliente o acaricia a su amante, todas las sensaciones que recibe son emparejadas con respuestas apropiadas de movimiento. El primitivo tallo encefálico, también llamado el cerebro de reptil, organiza las mociones automáticas como la digestión y el latir del corazón, acciones de emergencia como toser y reflejos como un infante volteando hacia el sonido de la voz de su madre. El tallo encefálico también monitorea las actividades aprendidas, como caminar, montar bicicleta o tocar el piano, después de que estas acciones sean dominadas. El cerebro límbico o mamífero monitorea el sentido de movimiento ya sea táctil, relacionado con la cinestesia o emocional. El movimiento es más refinado y poderoso cuando está coordinado por estos centros primitivos.

La parte moto-sensorial de la corteza cerebral está involucrada en cada movimiento, pero es especialmente importante cuando intentamos hacer movimientos que nunca hemos hecho antes. En la corteza cerebral, el movimiento es más abstracto, más "mental". Para notar la diferencia, simplemente compare un intento suyo de dominar un nuevo paso de baile que involucra la corteza cerebral, con la elegancia de su instructor cuyo cerebro reptil ya ha integrado los movimientos.

La organización de movimiento en el cerebro es la base fisiológica en el énfasis, a lo largo de *Las nuevas reglas de la postura, de tomar un* tiempo después de la práctica para observar cualquier cambio de percepción o humor que haya resultado. Usted no puede cambiar los hábitos comandando la postura con la corteza cerebral. En vez de esto, usted tiene que activar los centros *subcorticales,* es decir el reptiliano y el mamífero mediante sensaciones, percepciones y emociones.

Una de las maneras más eficaces de activar el cerebro reptiliano es usando los sensores de la piel. El sentido del tacto accede a una integración más profunda en el sistema nervioso que el sentido en nuestros músculos. Adicionalmente, porque nuestro cerebro primitivo no distingue entre los asuntos verdaderos y los imaginarios, hasta podemos evocar nueva coordinación al imaginar sensaciones táctiles.

La siguiente exploración le introduce al concepto de que recibimos información sobre nuestros alrededores por medio de nuestras manos. Tocar es una calle de doble-vía. Siempre que manipulamos un objeto, también estamos siendo tocados por él. Con la falta de conciencia de este intercambio de doble-vía, limitamos nuestras percepciones, tal como nuestro potencial para el crecimiento mental, emocional y espiritual.

EXPLORACIÓN: TOQUE SAGRADO, TOQUE VIVO

Escoja una tarea simple de casa como lavar los platos. Cuando usted hace la actividad, deje que las manos estén atentas a las sensaciones táctiles involucradas. Sienta el peso de cada objeto *en las* manos. Sienta la redondez, lo plano y lo agudo. Sienta la textura de la esponja, la temperatura del agua y el cosquilleo de las burbujas de jabón. Observe la ligereza de las manos después de que usted deje algo sobre el mostrador. Manipule los platos como si usted estuviera tocando objetos sagrados o criaturas vivas muy delicadas. Hágalo por cinco minutos antes de seguir leyendo.

Es probable que usted encontrará que el prestar atención a la dimensión sensorial de su actividad, cambia la manera en la cual sus movimientos están coordinados. Comparado con su manera usual de hacer la tarea, los hombros estaban más relajados, la respiración más estable y tal vez usted haya sentido el corsé interior involucrarse sin llamarlo. Aunque usted estuvo moviéndose lentamente, sus acciones eran directas y eficientes. Completó la tarea sin cerrar el cuerpo. Con práctica, usted será capaz de sostener esa elegancia mientras se mueve a un ritmo más acelerado.

EL AGARRE INFANTIL

Cuando extiende un dedo para que un infante lo agarre, los delicados dedos parecen estar súper pegados al suyo. El toque es ligero, caliente y sorprendentemente fuerte. Porque el agarre de un infante es un reflejo, usted tal vez va a tener que desatar los pequeños dedos. El agarre de un atleta de élite en su palo de golf o en su raqueta de tenis tiene la piel-inteligencia instintiva de un infante. Un toque totalmente sensible permite un control preciso, mientras un agarre fuerte en realidad destruye la precisión.

El sobre agarrar evoca la resistencia. Profesionales de la forma de arte marcial japonés, el aikido, usan este principio para controlar sus oponentes. Un oponente obedece instintivamente al agarre ligero del maestro, casi como si estuviera ansioso de ser tirado al suelo.

La mayoría de nosotros tocamos los objetos en nuestro alrededor sin mucha conciencia. Aunque estamos manipulando las cosas, realmente no sentimos lo que estamos tocando. De esta manera, nuestra habilidad de piel-inteligencia es baja. La siguiente práctica le ayudará a experimentar la inteligencia de la piel.

PRÁCTICA: TOQUE DE DOBLE-VÍA

Trate con cualquier tarea de casa de la siguiente manera. Cuando usted agarre la herramienta, deje que las manos asimilen las sensaciones del objeto en mano. Sea tocado por lo que usted está tocando.

Pasar la aspiradora, una tarea que a mucha gente no le gusta, es ideal para esta práctica. Qué molestia es —sacar la tosca aspiradora del armario, desenredar el cordón, chocar con los muebles y maniobrar la extensión de la aspiradora debajo de la cama. Tal vez suena raro pasar la aspiradora usando la piel en vez de los músculos, pero trátelo. Mientras usted prepara la máquina, deje que las manos reciban las impresiones al mismo tiempo que mueven la máquina. Deje que la palma y los dedos sean tocados por la aspiradora. Cuando usted coge el agarrador, imagínese que él está súper pegado a su piel.

Para sentir lo que está tocando, usted instintivamente suelta la empuñadura. Al soltar la empuñadura, usted libera los brazos y los hombros para manipular las cosas de una forma diferente. Usted tal vez note que el equipo está menos pesado y torpe que lo usual. Esto es porque sus sensaciones táctiles prenden los centros de movimiento en el cerebro encefálico para organizar su coordinación y darle más fuerza.

Trate este truco en varias situaciones desde doblar ropa limpia hasta encestar el básquetbol, y verá que su coordinación mejorará siempre y cuando usted deje que la piel le ayude en el intento.

Las reglas de Alison

Alison marca las tareas ya hechas en su lista de cosas que hacer en su nuevo hogar. Ella ha descubierto que cuando una tarea es difícil, mete la cola, tensa su vientre hacia abajo, y levanta los hombros. Esto pasa una y otra vez. Ella ha creado cuatro reglas para usar su cuerpo más saludablemente:

- *Soltar la cola, encontrar el corsé interior y respirar*
- *Descansar los omoplatos en la espalda*
- *Agacharse usando las caderas y las rodillas*
- *Sentir lo que está tocando*

Estas reglas le ayudan constantemente, pero especialmente siempre que alza algo. Sus brazos no son muy fuertes y por esto las reglas le ayudan a usar el cuerpo de una manera que le permite lograr más con menor esfuerzo y menor estrés.

Manejando

▼

Refiérase al recuadro sobre sentarse en asientos de automóviles en el tercer capitulo (p. 68 English) y añada lo que usted sabe ahora sobre el uso de la faja de los hombros. Entonces examine la manera en la cual sus manos hacen contacto con el volante. Cuando involucra su piel-inteligencia en agarrar el volante, sentirá la sensación del camino en las manos. Esto le ayudará a mantenerse alerta y conectado a la actividad de manejar. Si agarra el volante apretadamente, usted crea tensión innecesaria en sus hombros y va a tener más tendencia de desasociarse de esta actividad. Si usted se encuentra soñando despierto o poniéndose impaciente, mueva su atención a las manos y deje que su piel-inteligencia le traiga al momento presente.

EXPLORACIÓN: LEVANTANDO ALGO PESADO

Practique con una maleta vacía u otro objeto grande. Use las reglas de Alison mientras usted se agacha para agarrar el objeto. Entonces añada los siguientes puntos:

- Justo antes de levantarlo, restablezca el corsé interior.
- Levántese enderezando las rodillas.
- Mantenga el objeto cerca del centro corporal.
- Evite girar el tronco.
- Respire.

Estas reglas se aplican a levantar cualquier cosa pesada. Antes que nada, en la mañana evite el agacharse y levantar cosas. Hay estudios que muestran que los discos lumbares están más vulnerables para lastimarse temprano en el día. Si levantar algo le causa perder las características de la estabilización abierta, tal vez usted tiene los brazos y los hombros demasiado débiles para esta tarea. En lugar de estresarse y cerrar la postura, consiga ayuda. Luego, más tarde, añada ejercicios para fortalecer los brazos a su rutina de acondicionamiento físico.

Progreso

Nick está en un embotellamiento de tráfico, tamborileando los dedos en el volante. Él va a llegar tarde para el laboratorio de fisiología donde está supuesto a ayudar. Y puede visualizar la clase entera escudriñándola cuando por fin llegue. Especialmente aquella chica en la mesa delantera, "Carmen. mmm . . . Mira hombre las mujeres bonitas son problemáticas", piensa, "y además, ella es muy joven".

Cuando ya está por mandar pensamientos malos a un auto que acaba de cortarle, una punzada en la espalda le hace cambiar de posición en el asiento. Este pequeño movimiento le recuerda de sentir el músculo TA. Tal vez esta sensación abdominal solamente le distrajo de su irritación, pero pareció ayudarle a contenerla. En cualquier caso, sus manos se relajaron, su respiración aminoró, sus hombros se relajaron y su humor se hizo considerablemente más ligero. Tal vez, pensó, Carmen iría con él por un café o algo. . . .

También, Alison está progresando. Ella tuvo su primera epifanía cuando estaba en Home Depot, donde ella fue a comprar repisas y una cabecera de ducha. Estaba maldiciendo mientras forzaba el torpe carro de compras a girar hacia el pasillo de plomería. En aquel momento, por coincidencia recordó la piel-inteligencia e inmediatamente el carro de compras dejo de ser un adversario. Fue increíble. Ella también ha observado que el cosquilleo en los dedos de las manos, que antes la despertaban durante la noche, había cesado. Pero ha abandonado el plan de limpiar la lámpara colgante, ya que a pocos minutos de pararse en el taburete, su cuello y los hombros empiezan a quemarle. Tal vez hay algo que no entiendo, ella piensa. Lo va a encontrar en el capítulo siete.

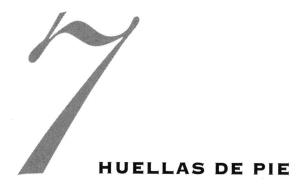

HUELLAS DE PIE

Piense en la magia de ese pie, comparativamente pequeño, sobre cual todo su peso yace. Es un milagro . . .

MARTHA GRAHAM

Cuando sus niños eran adolescentes, Teresa trabajaba en una fábrica para suplementar los ingresos de la familia. Jubilada ahora, ella pasa la mayoría de los días cuidando a Rico, su pequeño nieto. Es un niño bastante energético. Cuando Teresa lo alza le hace doler las rodillas, y cuando por fin llegan a casa después del parque, ella casi no puede caminar. Tal vez los diez años parada en un suelo de concreto no fue lo mejor para su cuerpo. Por lo menos, sus hijos ya están en la universidad; lo cual fue siempre lo más importante.

Carmen, la menor, va a ser enfermera, y ha estado leyendo un libro que enseña cómo usted puede mejorar su postura y, con el entusiasmo de la juventud, piensa que los ejercicios podrían también ayudar a su madre. Teresa le sigue la corriente. Después de todo, no va a hacer ningún daño pasar tiempo con su hija tan linda, ¿verdad?

Ellas practican abriendo el rombo pélvico dentro de los pantalones. Teresa considera éste como sacar el trasero, aunque Carmen dice que no es lo mismo. Entonces, practican manteniendo el estómago en una manera especial. Carmen lo llama "apretando tu bikini". Le dice a Teresa que lo haga siempre que se encuentre apoyándose sobre el fregadero o mientras mira televisión.

Ya ha pasado un mes, y la cosa rara es que Teresa se siente más energética. También hay algo más que es difícil nombrar. Es como si el orgullo que ella siente en su mente por sus hijos ahora se muestra en todo el cuerpo.

Ella puede caminar un poco más cada día. Pero, subir las gradas todavía le hace sentir que sus rodillas se están quemando.

LOS PIES: NUESTRA HUMILDE BASE

La mayoría de la gente está de acuerdo que uno de los placeres de la vida es un buen masaje a los pies. Por la misma razón, son pocas las cosas que nos drenan de los buenos espíritus como pies adoloridos. Consideramos nuestros pies con actitudes contrarias. "Ay, me duelen los pies", nos quejamos, pero todavía estamos dispuestos a gastar dinero decorándolos.

La confusión sobre los pies tal vez tenga origines prehistóricos. Los pies humanos tienen glándulas similares a las de las axilas y los genitales que producen feromonas. Tal vez, hace milenios, los humanos primitivos usaban su rastro para dejar señales sexuales con el olor de los pies. Es posible que tabús culturales y religiosos acerca de los pies hayan surgido para restringir promiscuidad sexual. No importa cual es su propia actitud hacia los pies, el uso de ellos es tan crucial a la salud de la postura como la respiración estable, la contención del núcleo o la movilidad pélvica.

Un dicho prestado de la ingeniería nos dice concisamente porqué los pies son tan importantes: "como va la fundación, así va el edificio". Pero la diferencia con un edificio es que nuestros cuerpos se mueven. La fundación corporal tiene que adaptarse a las superficies desiguales bajo los pies, en adición a la moción del resto del cuerpo que está amba de ellos. También tiene que sostener los choques repetitivos de caminar y los impactos repentinos del atletismo o el trabajo. En un día normal, nuestros pies amortiguan hasta tres millones de libras de presión. Cuando los pies fallan en sus responsabilidades, el cuerpo entero sufre. Muchos terapeutas consideran el desequilibrio de los pies como una de las mayores causas de dolor de la espalda baja y la fuente de problemas en lugares tan alejados como en los hombros, el cuello y la mandíbula.*

Para disipar cualquier duda sobre que tan profundamente los pies afectan a la postura, trate el siguiente experimento. Camine como si usted estuviera descalzo a través de un suelo tan frío como el hielo. Observe cómo el cuerpo entero se levanta para ayudar a los pies a minimizar el contacto con el suelo. Usted hace todo lo posible para resistir la gravedad terrestre. Su paso se acorta, el suelo pélvico se mete, los hombros se levantan y la respiración está pausada. Ahora, todavía manteniendo la tensión adicional en los pies, haga una pantomima de su golpe de tenis o algunos pasos de salsa. Observe que ninguna articulación en su cuerpo retiene su libertad usual, no puede sentir mucho placer ni confianza en su actuación.

Sus pies, la base de su postura física, también influyen su fundación psicológica. La confianza que puede pararse sobre "sus propios pies", expresar sus necesidades y opiniones, y cumplir sus responsabilidades, definitivamente tiene una base física. Mucha gente, como Mika, la vecina en el primer capítulo, inconscientemente evita

*Brian A. Rothbart, "Medial Column Foot Systems: An Innovative Tool for Improving Posture" [Sistemas de la columna medial del pie: una herramienta innovadora para mejorar la postura], *Journal of Bodywork and Movement Therapies* 6 (2002): 37–46.

Los pies y la salud

▼

Por más de dos mil años, practicantes de la medicina china han estado tratando puntos en los pies para afectar la salud de los órganos internos. Una tradición occidental más reciente de sanar, llamada la reflexología, también correlaciona los órganos con regiones específicas de los pies. Ida Rolf, la fundadora de Structural Integration (Integración Estructural), propone que cuando los pies están alineados correctamente, los puntos reflexivos están estimulados automáticamente al caminar.

La tensión en los pies, no importa la causa, restringe su movimiento natural. Esto bloquea los impulsos bioeléctricos que corren por las vías fasciales entre los pies y los órganos. El movimiento de los pies y las piernas ayuda a bombear linfa y sangre al corazón, así cualquier cosa que restringe el movimiento de los pies, también afecta la circulación. Todo esto indica cual profundamente la salud de los pies afecta la salud en general.

tocar el suelo, así como le pasó a usted con el suelo frío. El uso habitual de los pies de esta manera le convierte las piernas en zancos. En contraste, otra gente arrastra los talones, yendo pesadamente hacia adelante como si las plantas de los pies estuvieran magnetizadas contra el suelo.

En este capítulo, exploraremos varias maneras en las cuales nuestros pies son la fundación de nuestro ser. Primeramente, examinaremos los rasgos anatómicos que nos dejan transferir el peso corporal hacia nuestros pies al caminar. También trabajaremos en el alineamiento de los pies con las rodillas, las caderas y la columna. Cerca del final de este capítulo, exploraremos los pies como órganos de percepción que nos arraigan, nos dan equilibrio y nos ayudan a adaptarnos al suelo.

EXPLORACIÓN: AUTO EVALUACIÓN DE LOS PIES

Párese descalzo y preste atención a la presión del peso corporal en el suelo. Párese de una manera erguida y mire adelante, y no hacia abajo al suelo. ¿Siente usted más presión sobre los talones o en la parte delantera de los pies? ¿Lleva más peso en los límites exteriores del los talones o más en los interiores? ¿Siente un pie más profundo sobre el suelo, como si estuviera llevando más peso?

Ahora obsérvese a sí mismo mientras camina. ¿Qué parte del talón llega primero al suelo–justo al medio o a uno de los lados, el exterior o interior? ¿Es igual en ambos talones?

Considere la parte media del pie, comúnmente llamada el arco. ¿Está usted consciente de la sensación en esa parte mientras camina?

¿Empuja usted con los dedos del pie con el sentido de que son participantes del paso? O, ¿rodea usted pasivamente alrededor de ellos o los aplasta mientras camina? ¿Siente usted más presión en el asiento del dedo gordo o puede usted sentir que los otros dedos están también trabajando?

FUNCIONES DE PIE

Cada parte del pie tiene una función distinta dentro de cada paso. El talón es su primer contacto con el suelo. El toque del talón le orienta y le dice donde usted se encuentra. El arco, o la parte media del pie, es responsable de la capacidad elástica y de la habilidad de adaptarse. Este arco está diseñado con la precisión de un puente colgante. Mucha gente tiene los arcos altos y rígidos, mientras otros los tienen casi planos. El ante pie —desde los asientos de los dedos hasta las puntas de éstos— es donde está la fuerza del pie. El empuje de los dedos sobre el suelo completa la acción de la cadera, la rodilla y el tobillo para la propulsión del cuerpo hacia adelante.

Si usted es como la mayoría de la gente, tiene poca conciencia de la parte media del pie cuando camina. La rigidez y el colapso de esta región son las causas primarias de problemas de pie y los desequilibrios compensatorios en otras partes del cuerpo. La articulación pobre de los huesos en la parte media del pie previene el transferir del peso corporal desde el talón hasta los dedos. Esto a su vez, limita la amortiguación, y lleva el impacto del paso a través de músculo, hueso y fascia, hasta la parte inferior de la columna. Hasta el grado en que la parte de arriba del cuerpo se prepara para resistir este impacto, el cuerpo entero pierde la articulación y la capacidad de recuperación.

En vez de empujar desde los dedos de los pies, mucha gente empuja el talón hacia adelante y jala el cuerpo para encontrarlo. Repetidamente, este estilo de caminar desplaza los pies más adelante del cuerpo y usa demasiado los músculos de la cadera y el muslo. También involucra los dedos de los pies en agarrarse al suelo y jalar el cuerpo hacia adelante. Este patrón explica en parte porqué mucha gente tiene los dedos de los pies malformados.

Compensado por la falta de empuje de los dedos de los pies, alguna gente substituye las rodillas para esta función. Cerrando las rodillas brevemente después de que el talón contacta al suelo, hace de las rodillas un punto fijo para lanzar el tronco hacia adelante. La rodilla es una articulación de bisagra relativamente simple, y por eso es un reemplazo pobre para la elasticidad de la articulación del pie. Los problemas de la rodilla que no son el resultado de una herida, frecuentemente se deben al mal uso repetitivo. Rehabilitar los pies frecuentemente alivia los problemas de las rodillas.

ANATOMÍA: PIE DE POSTURA Y PIE DE CAMINATA

La cuarta parte de los huesos en todo el cuerpo están en los pies. Cada pie tiene veintiséis huesos, treinta y dos articulaciones, cincuenta y seis ligamentos y treinta y ocho músculos. La fundación del cuerpo es una estructura claramente diseñada para el movimiento complejo.

La pared fluida de las articulaciones entre los diez huesos de la parte media del pie permite que éstos se deslicen uno sobre otro, como canicas en una bolsa. Este deslizamiento es lo que permite que el pie se adapte a los cambios de presión y superficies. Si la parte media del pie está demasiado móvil o extremadamente rígida, no puede funcionar como un amortiguador. Asimismo, cambios

Fig. 7.1. El equilibrio entre los arcos de afuera y adentro del pie es la fundación para la postura asegurada y el caminar con gracia.

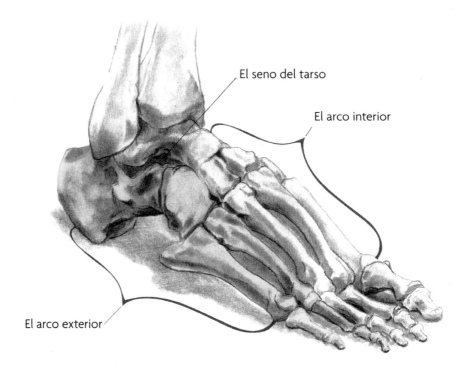

El seno del tarso

El arco interior

El arco exterior

inesperados en la superficie causarán estrés en el tobillo, una articulación que funciona como una bisagra, la cual no puede torcerse. Frecuentemente, una dislocación del tobillo es el resultado de la parte media del pie no adaptada.

Los huesos del pie forman un sistema de tres arcos. Estos incluyen el familiar arco interior que va desde el fondo del tobillo hasta los primeros tres dedos de los pies. También hay un arco exterior que se extiende desde el talón hasta el cuarto y quinto dedo. Finalmente, un tercer arco corre horizontalmente a través de la planta del pie. Cuando los tres arcos están ágiles, el pie funciona como un muelle. Al impactarse con el suelo, el muelle absorbe la energía de cada paso y a su vez la circula hacia arriba por el sistema fascial para contribuir al impulso hacia delante del cuerpo.

El arco exterior, a veces es llamado el pie de postura, es el responsable de su contacto inicial con el suelo. El arco interior se llama el pie de caminata porque su función es propulsar el peso hacia adelante. Los huesos que componen el pie de caminata literalmente descansan sobre los huesos del pie de postura. Este diseño forma la base de la relación entre la postura y el movimiento. Así es cómo la elegancia de su caminar depende de la seguridad de su posición cuando se pone de pie. Cuando utiliza los pies de acuerdo a su diseño, minimiza la cantidad de esfuerzo que usted usa al caminar y moverse.

Huellas de Escoliosis

▼

Párese con un pié hacia adentro y el otro hacia afuera. Note como su pelvis y tronco se tuercen para acomodarse a esta base defectuosa. Esto demuestra como el mal uso de los pies contribuye a la rotación de la columne. Esa postura es común en personas que tienen la curvatura de la columna llamada *escoliosis*.

Si durante la caminata de evaluación hecha antes usted notó una pisada más fuerte del talón en un pié, verifique nuevamente las huellas de sus pies cuando aún está parado. Note se usted pone más peso en el frente de un pié y en el talón del otro, o se usted se para con un pié hacia adentro y el otro pié hacie afuera del otro. Se sus huellas no son parejas lo más probable es que usted tiene alguna curvatura en la columna. El desequilibrio en sus pies pueden estan compensando por la rotación de la columna o vice versa. Un fuerte patrón de esta naturaleza, especialmente si usted experimenta dolor de espalda, puede indicar que usted necesita un trabajo corporal integrativo como auto-ayuda. Las distorciones de la columna se mejoran generalmente con la terapia de Integración Estructural que incluye el re-balanceamiento de los pies.

EXPLORACIÓN: EL HOYUELO DEL PIE

Mientras usted está sentado en una silla, agáchese para localizar la pequeña hendidura en la cumbre del pie. *La encontrará* justo delante del hueso exterior del tobillo (el maléolo *lateral*) y alineada con el cuarto dedo del pie. Sorprendentemente, este lugar (el seno *del tarso*) marca la parte delantera del hueso del talón. La mayoría de nosotros tenemos la concepción de que el talón está situado al fondo y atrás del pie, un sitio para los callos. La verdad es que el talón forma la tercera parte del pie, un hecho que se convertirá en algo importante a medida que continuemos. Mientras mantenga un dedo en el seno del tarso, ahueque la otra palma debajo del talón para sentir cuan grande realmente es.

Con el pie en el suelo, y todavía manteniendo un dedo en el seno tarciano, ruede el pie hacia su límite exterior. Esta moción se llama *supinación*. Observe que esto hace que el hoyuelo desaparezca. Ruede el pie hacia el límite interior y el hoyuelo se hace más profundo. Esta moción se llama *pronación*.

En el caminar, la acción natural del pie incluye una pronación muy leve, cuando se mueve desde el contacto inicial hasta el empuje. Esta moción debe empezar cerca del seno del tarso. Si los arcos están rígidos, esta rotación toma lugar más adelante y más cerca de los dedos. Esto pone una presión excesiva sobre la planta y el dedo gordo del pie.

El seno del tarso es el centro funcional del pie. A través de éste, pasan las interacciones entre la supinación y la pronación y el movimiento de las partes trasera y delantera del pie mientras estamos parados y también caminando.

Mucha gente camina y se para usando para ambos el pie de caminata, lo cual significa que se estabiliza sobre la parte del pie que está diseñado para el movimiento. Esto puede llevar al sobreuso y colapso del arco interior. Este patrón, llamado la sobre pronación o pie plano, reduce la absorción del choque y hace que usted busque la estabilidad en otra parte del cuerpo. También puede contribuir a los juanetes; dolor de las canillas, las rodillas o la espalda baja; y tensión en los hombros, el cuello o hasta en la mandíbula.

Los dos experimentos siguientes le ayudarán en sentir las ramificaciones por todo el cuerpo de la pronación y la supinación. Párese con los pies volteados hacia adentro sobre los arcos interiores. La mayoría de la gente sentirá una tendencia generalizada hacia abajo y un correspondiente sentido pobre de estabilidad corporal. Tome algunos pasos y observe cómo usted va a compensar por esta inadecuada fundación mientras camina. Sienta lo que le pasa al suelo pélvico, al vientre, a los hombros y al cuello, cuando los pies están girados de esta manera.

Ahora, párese sobre los límites exteriores de los pies, una posición de supinación. Sienta cómo la parte superior del cuerpo reacciona. Observe lo que pasa cuando usted camina con los pies así. La gente en la cual los huesos de la parte media del pie forman un arco alto y rígido camina con el pie de postura. Este hábito reduce la elasticidad y usualmente resulta en una oscilación rígida de un lado al otro. Los pies en supinación frecuentemente están compensando para la pronación, en la búsqueda instintiva del cuerpo para la estabilidad o como resultado de los zapatos correctivos prescritos en la niñez.

Práctica de pie

Los tendones de algunos músculos de la pantorrilla se envuelven debajo del pie para formar un estribo que apoya los arcos. Estos tendones se cruzan debajo del seno del tarso, donde el pie se adapta desde estar parado al empuje. Si el pie está fijo en la pronación o la supinación, los tendones se adhieren a las capas fasciales alrededor y previenen la rotación neutral del pie.

Usted ya ha hecho un ejercicio que puede ayudar a liberar la tensión en los pies. Recuerde el masaje de la pelota de tenis en la página 40 en el capítulo dos que demuestra la continuidad fascial entre la planta del pie y la corona de la cabeza. Usted puede usar las mismas instrucciones para estirar gentilmente la fascia a lo largo de la planta del pie. La práctica que sigue tendrá resultados más específicos.

Si usted es una de las muchas personas a las que les han dicho que tienen los pies planos no lo crea. Probablemente, lo que usted tiene son los pies desequilibrados y sub activos. Definitivamente, puede mejorar esta situación con las prácticas que usted está por aprender, con cambio de zapatos o ambos. No importa si usted tiene los pies planos, los arcos altos y rígidos o los dedos de los pies sub activos, las siguientes prácticas le ayudarán a normalizar los pies y a equilibrar el cuerpo entero.

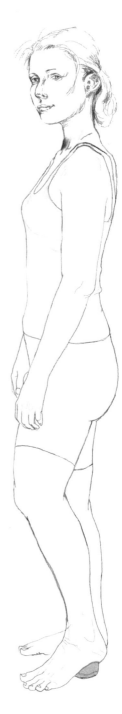

PRÁCTICA: RELAJANDO LOS ARCOS

Párese de forma que los senos del tarso no estén ni muy hendidos ni muy aplanados. Ponga una pelota de tenis debajo de la planta del pie derecho, justo debajo del seno del tarso en la intersección del talón y el arco. Distribuya el peso sobre la pelota de manera que usted sienta la presión en el seno del tarso, y no en el arco interior. Doble bastante la rodilla derecha para que las caderas estén al mismo nivel. *Entonces*, lentamente doble aun más las dos rodillas, aplicando el peso corporal sobre la pelota. Tal vez usted sentirá alguna molestia mientras la fascia en la planta del pie, la cual está tensa, se estira. Mantenga el estiramiento durante dos respiraciónes lentas y luego enderécese. Repita el estiramiento cuatro o cinco veces.

Cuando usted deje la pelota y esté parado con los pies planos, probablemente tendrá una sensación distinta como si el talón del pie que usó es más grande que el otro. Tal vez hasta sentirá que se extiende más atrás de usted. Estas sensaciones contribuyen a un sentido de apoyo en el cuerpo entero. Repita el ejercicio con el otro pie.

Resista la tentación de ahorrar tiempo estirando los dos pies al mismo tiempo. Los pies y las piernas tienen patrones propios. Corregirlos exige que se les dé atención individual. Después de que usted haya trabajado ambos pies con la pelota, observe su postura otra vez. Las sensaciones intensificadas en los talones deben permitir que el cuerpo se sienta cómodo parado un poco hacia adelante.

Dónde usted encuentra su equilibrio en los pies tiene una influencia tremenda en su postura. Mucha gente habitualmente se para con el peso centrado sobre los talones. Tener una base de apoyo tan pequeña hace que los músculos en la parte

Fig. 7.2. Para abrir y relajar la planta del pie, ponga la pelota justo delante del talón.

delantera del cuerpo se endurezcan para prevenir que el cuerpo caiga hacia atrás. Cuando usted habitualmente se para sobre una base tan angosta, los músculos posturales de la columna también se acortan. Esto hace que la mitad trasera del cuerpo se sienta más densa que la parte delantera. La tensión adicional en los músculos posturales actúa como riendas que mantienen el cuerpo hacia atrás y aumentan el esfuerzo que usted tiene que hacer para tomar un paso adelante.

Con el equilibrio distribuido igualmente en cada pie, el cuerpo automáticamente se mueve hacia una mejor orientación alrededor del axis central. La fundación en los pies apoya una distribución más igualada entre el peso de las partes delantera y trasera del cuerpo. Requiere menos trabajo muscular para mantenerse parado, y porque el cuerpo está suspendido más adelante sobre los pies, requiere menos energía al moverse.

La posición sobre los pies afecta hasta su respiración. Cuando usted se equilibra sobre los talones, el movimiento de la respiración ocurre primariamente en la parte delantera de la caja torácica. El exceso de tensión de los músculos de la espalda bloquea la rotación de las costillas donde éstas se encuentran con la columna. Con una mejor fundación en los pies, su respirar puede llenar ambas porciones de los pulmones, la delantera y la trasera.

PRÁCTICA: HUELLAS DE PIE EN LA PARED

Esta práctica le ayudará a abrir las articulaciones de los pies para que los talones, los arcos y los dedos puedan coordinar adecuadamente cuando usted está caminando. Es un ejercicio largo, con partes que deben ser practicadas individualmente hasta que usted se sienta listo para combinarlas. Una vez que usted entiende el ejercicio, puede practicarlo en su totalidad mientras está disfrutado de un baño.

Acuéstese en el suelo o en un tapete de ejercicios y descanse los pies en una pared. Tenga los muslos perpendiculares al torso y paralelos el uno al otro, justo más arriba del nivel de las rodillas. (Dé un vistazo hacia los pies sin levantar la cabeza; usted debe ser capaz de ver los dedos de los pies.) Ponga una toalla doblada debajo del cuello y la cabeza para apoyo si lo necesita. Extienda los brazos hacia los lados. Ajuste el cuerpo hasta que usted se sienta cómodo. Debe sentir como si las plantas de los pies están colgando de la pared; los músculos de los muslos deben estar relajados. Respire con un ritmo constante y moderado. Relaje la mandíbula y los ojos.

Extienda los dedos de los pies y empuje las yemas de cada dedo contra la pared. Trate de empujar los diez dedos uniformemente, como si estuviera tratando de dejar huellas en la pared. Mientras los dedos contactan la pared, ensánchelos, alargando la piel que está en la parte inferior de los dedos. Trate de dar atención a cada uno de los dedos. Esto tomará tiempo y paciencia.

Mientras usted trabaja, esté consciente del resto del cuerpo. No deje que la atención en los pies cause que usted cierre cualquiera de las zonas de su postura. Mantenga el suelo pélvico espacioso, especialmente el triángulo de atrás, y respire continuamente. Relaje las manos, los dedos, las pantorrillas y los muslos. Solamente mueva los dedos de los pies.

PRÁCTICA: ABRIENDO SUS PIES

Trabajando con los dedos de los pies, habrá traído las plantas en contacto firme con la pared. Iguale la presión en el arco horizontal del pie —desde la bola del dedo pequeño hasta la bola del dedo gordo.

Mientras mantenga las yemas de los dedos y el arco horizontal unidos contra la pared, levemente reduzca la presión del talón derecho. Relájelo lo bastante para que usted pueda estirarlo hacia abajo contra el suelo, alejándolo de la planta del pie. Esta acción le da a la parte media del pie una tracción ligera. Continuando, alargue cuidadosamente el pie izquierdo. Entonces, manteniendo un contacto firme en ambas partes delanteras de los pies, de nuevo empuje ambos talones contra la pared. Esto debe lograr que usted tenga un contacto pleno para hacer las huellas de sus pies. Tal vez usted sentirá alguna relajación en la parte superior del cuerpo a medida que los pies se abren.

PRÁCTICA: ALTERNANDO PRESIÓN ENTRE TALÓN, PLANTA Y PUNTA

Primeramente, empuje con los talones con más profundidad contra la pared, mientras mantiene pleno contacto de ésta con la piel de las bolas de los pies y los diez dedos. Entonces invierta el proceso: disminuya la presión del talón y empuje más firmemente con la parte delantera del pie. Alterne la presión por algunos minutos, balanceando cualquier disparidad entre las sensaciones del contacto de la piel y la presión entre los dos pies.

Mantenga los muslos relajados durante toda la práctica. Solamente los pies deben estar trabajando. Mientras empuja por la parte delantera del pie, usted tal vez observará que una sensación sutil corre hacia arriba por la fascia, a lo largo de la parte delantera del cuerpo. Tal vez la sentirá correr hasta la garganta y la cara. Mientras usted empuja con los talones, busque la sensación corriendo hacia arriba por la parte atrás del cuerpo hasta el cráneo. Llegue a descansar con igual presión entre los talones y las partes delanteras.

PRÁCTICA: MECIENDO DEL PIE DE POSTURA AL PIE DE CAMINATA

Esta práctica usa los movimientos de pronación y supinación de la parte media del pie en relación con el talón. El talón mismo no debe moverse. Al comienzo, haga el ejercicio con un pie a la vez.

Con los dedos alargados y las bolas de los pies en firme contacto con la pared, ajuste el talón derecho para refrescar la tracción del pie. Mantenga la presión central en el talón, aumente la presión hacia las almohadillas del cuarto y quinto dedos. Habrá una tendencia a que el dedo gordo se levante y pierda contacto cuando usted mueve la parte media del pie hacia la supinación. Para evitar esto, mantenga la almohadilla de la punta del dedo gordo firmemente en contacto con la pared. Entonces, lentamente ruede el pie a través del arco horizontal hacia la almohadilla del dedo gordo. Mientras el pie se mueve hacia la pronación, mantenga una presión estable en el talón.

Relaje y reajuste el pie; reabra las zonas de la postura y empiece otra vez. Después de algunas cuantas veces, haga lo mismo con el pie izquierdo. Evite empujar tan fuertemente contra la pared que la espalda se aplane mucho contra el suelo. Preserve una curva lumbar neutral al expandir el triángulo trasero del suelo pélvico o al dejar que el hueso púbico descanse hacia abajo. Mantenga los muslos relajados y no mueva las rodillas. Solamente los arcos deben estar trabajando. Coordine el movimiento de los pies con la respiración. Esto previene que usted, concentrándose, deje de respirar, y le ayudará a mantener un ritmo meditativo.

Para acabar la práctica, párese y note el cambio de sensación en cuanto a la relación de los pies con el suelo. Como con la práctica: Relajando los arcos (vea la página 151), ahora el peso estará distribuido enteramente por la superficie de los pies y no solamente en los talones. Esto lleva el axis central levemente hacia adelante y libera algo del peso sobre la columna.

EXPLORACIÓN: DANDO PASOS SOBRE EL TALÓN ENTERO

Las prácticas del pie que usted ha hecho hasta ahora debieran haberle dado una nueva experiencia acerca del tamaño del talón —la tercera parte del pie. Cuando usted camina, experimente el contacto con el suelo con toda la superficie del talón en vez de solamente su límite posterior. Esto llevará su axis central un poco hacia adelante mientras usted se mueve. Su cuerpo estará centrado sobre los pies, en contraste con el hábito de dar pasos hacia adelante con los talones y entonces empujar el cuerpo para encontrarlos. Pero este nuevo patrón de caminar no será posible si el suelo pélvico está cerrado o si ha perdido el apoyo del corsé interior o ha dejado que el pecho se caiga. .

Si esta manera de caminar se siente artificial, olvídese de ella por ahora. Puede ser que sus caderas todavía no se pueden adaptar a un uso tan diferente de los pies. Quizás le ayudará si repasa la práctica: Mecer sacro ilíaco (vea la página 48). Vea también la sección: Sentarse sobre una pelota (vea la página 64).

JUANETES

Un juanete (o bunio) es un agrandamiento doloroso de la articulación en la base del dedo gordo del pie. Los juanetes se forman como respuesta al mal alineamiento del pie cuando el dedo gordo se mueve hacia el segundo dedo. Aunque los juanetes tienden a ser genéticos, es el mal uso del pie lo que los causa y no porque son pasados de generación a generación. Los juanetes resultan cuando hay demasiada presión aplicada a la almohadilla del dedo gordo durante la fase de empuje mientras uno camina. Esto pasa si las rodillas y los pies giran hacia afuera, un patrón que frecuentemente coincide con la sobre pronación. Si el alineamiento de los pies y las piernas no es corregido, el torcer del dedo gordo empeora. La presión continua estira los ligamentos y los tendones más allá de su capacidad de apoyar a la articulación. En tal caso, cirugía tal vez sea necesaria. El tendón del musculo del dedo gordo (*el flexor hallucis longus*) pasa por una hendidura en la almohadilla del dedo gordo. En un caso severo de juanete, este tendón está torciéndose libre de su conección. Tener un buen tono muscular en el dedo gordo puede prevenir que esto suceda. Para activar el músculo, preste más atención en mantener la almohadilla del dedo gordo asegurada contra la pared cuando usted hace la práctica: Huellas de pie en la pared (vea la página 152).

Aunque una bunionectomía puede remover el tejido acumulado que causa dolor al caminar, no restaura la parte delantera del pie a un estado saludable. La rigidez en el dedo después de la cirugía puede causar desequilibrios compensatorios y dolor en la rodilla, la cadera o la columna. Para prevenir que esto le ocurra, haga todo lo que pueda para preservar la salud de los dedos de los pies. Su primera línea de defensa contra los juanetes es un enfoque prudente en la selección de los zapatos. De cada diez juanetes, nueve se desarrollan en mujeres. Es obvio que el hábito de estrujar los pies en zapatos puntiagudos tiene algo que ver con esta estadística.

Si el dedo gordo del pie ya ha empezado a emigrar hacia el segundo dedo, usted necesita activar el músculo *abductor hallucis*. La acción de este pequeño músculo, que está ubicado a lo largo del arco interior entre el talón y la base del dedo gordo, mueve el dedo gordo lejos de los demás. La siguiente práctica le ayudará a despertar este músculo.

PRÁCTICA: AYUDA PARA JUANETES

Mientras está sentado de manera que pueda ver su pie en el suelo, ponga un lápiz a un cuarto de pulgada al lado del dedo gordo. Mantenga la almohadilla en firme contacto con el suelo y deslice *el* dedo hacia el lado del lápiz sin levantar el dedo. Al comienzo, tal vez el único movimiento que sucede está en su mente. Haga este ejercicio algunas veces y luego descanse.

Mientras usted trata de ensanchar la apertura del dedo gordo, no se engañe dejando que los dedos pequeños vayan en dirección contraria. Mueva solamente el dedo gordo. Masajee levemente el arco interior para activar la conciencia en este músculo que es usado infrecuentemente. Si usted tiene un juanete, esta práctica será tremendamente difícil. También puede resultar en un calambre del musculo abductor hallucis. Esto es una señal que este músculo necesita su atención. Masajee para quitar el calambre y empiece otra vez.

Persista con esta práctica por algunos meses. La activación de los músculos del dedo gordo cambiará la función y sentido del pie, aunque el juanete no cambiará de apariencia.

ZAPATOS Y PLANTILLAS

Hay estadísticas que muestran que el mayor estimulante en la selección de zapatos nuevos es el aspecto de ellos. Pero las tendencias de la moda no son un buen criterio si lo que usted ha aprendido sobre los pies es verdad. Para que los pies le sirvan bien y por mucho tiempo, su criterio debe ser si los zapatos proveen una buena fundación para la postura saludable.

Rehabilitar los pies puede ser difícil. Si usted sabe que los pies son una obligación suya, pero práctica disciplinada no es su estilo, entonces necesita prestar atención especial a los zapatos. Los zapatos de talón abierto hacen que usted se incline para atrás y que arrastre los pies, y aunque no esté consciente de hacerlo, también contrae los músculos del pie para mantenerlos puestos. Esto impide que los músculos del los pies se articulen completamente como deben. Las chancletas pueden causar que el dedo gordo y el segundo dedo estén apretados —un juanete por venir. Y hacen especialmente una pobre elección para un día largo en Disney World. Los zapatos con suelas muy altas y anguladas reducen la capacidad del pie para interactuar directamente con el suelo y le hacen susceptible para torcerse el tobillo.

Escoja los zapatos con plantas firmes pero flexibles, un interior que se sienta bien debajo de los arcos y cordones o correas que amarran el zapato firmemente al pie. Para los que prefieren ponerse y sacarse los zapatos rápidamente, un zapato de apoyo con correas de Velcro le da casi la misma conveniencia como un zapato abierto. El zapato debe tener una caja para los dedos que es bastante ancha para permitir que la parte delantera del pie funcione como una bisagra. Los dedos deben tener bastante campo para extenderse y alargarse durante el empuje. Cuando los dedos de los pies están muy apretados, el pie y el cuerpo entero pierden el poder de caminar. Gaste su dinero en zapatos que le darán apoyo y comodidad en vez de moda. Si usted debe tener zapatos de tacones muy altos como los de Manolo Blahnik, guárdelos para cuando no tiene que estar parada.

Las plantillas de apoyo para los zapatos son una alternativa inteligente para la gente que tiene la sobre pronación. A veces las plantillas genéricas sirven tan bien como los caros aparatos ortóticos hechos a medida. Asegúrese que cualquier plantilla que usted selecciona sea lo bastante flexible para acomodar las mociones de los pies cuando camina. Los zapatos o las plantillas deben hacer que las rodillas, la espalda y los hombros se sientan más relajados. Hay investigación que sugiere que los aparatos ortopédicos rígidos verdaderamente hacen los músculos del pie más débiles, potencialmente empeorando la postura.*

ALINEANDO LAS PIERNAS Y LOS PIES

Las articulaciones de la rodilla son relativamente simples, como bisagras. Aparte de un trauma, la mayoría de los desequilibrios en las rodillas se deben a la falta de apoyo de los pies o la moción restringida en la cadera. La orientación de las rodillas usualmente es determinada por la rotación de los muslos, que en torno están influenciados por la pelvis. Si la pelvis está inclinada hacia atrás cuando estamos parados o caminando, los muslos, las rodillas y los pies tienden a girar

*Otros ejercicios de movimiento de Rolf para el alineamiento de las piernas están incluidos en mi libro, *Balancing Your Body: A Self-help Approach to Rolfing Movement* [Balanceando su cuerpo: un enfoque de auto ayuda al movimiento de Rolf].

hacia afuera. Si la pelvis está inclinada extremadamente hacia adelante, con una curva lumbar exagerada, los muslos, las rodillas y los pies tienden a girar hacia adentro. Aunque esto no es siempre la verdad para todos, estos patrones son evidentes con más frecuencia que no.

Imagínese pequeñas fuentes de luz pegadas en cada rótula. Observe la dirección de las "luces en las rodillas" mientras usted camina. Pueda que los rayos de luz hagan trayectorias paralelas, hacia adentro o hacia afuera. Ida Rolf, creadora de la Integración Estructural, propone que las caderas, las rodillas, los tobillos y "la bisagra de los dedos del pie" al frente de la parte delantera del pie, deben funcionar en una relación perpendicular con el axis central del cuerpo. Aunque la idea de Rolf sobre simplificó la manera en la cual la articulación de la cadera es usada al caminar, los ejercicios que ella recetó trabajan bien para el alineamiento de las rodillas y los tobillos. Uno de estos ejercicios sigue a continuación.*

PRÁCTICA: ALINEANDO SUS PIERNAS

Alinear las piernas no es un proceso tan simple como alinear las ruedas de su automóvil, pero es igual de necesario. Esta práctica pondrá sus piernas en buen orden. Para hacerlo de una manera efectiva requiere atención a los detalles, pero una vez que domine esta práctica usted podrá hacerla mientras está esperando por su tostada o parado en línea en la tienda.

Párese de manera que los pies estén levemente más separados que los huesos de sentarse. Si usted está acostumbrado a una postura más ancha, tal vez esto se va a sentir limitado. Si este es el caso, relaje la postura un poco, pero mantenga los pies no más anchos que los hombros. Tenga las rótulas orientadas hacia adelante, pero no fuerce los pies a estar alineados paralelamente. (Con el tiempo, esta práctica llevará los pies hacia una mejor relación con las rodillas.) Relaje el suelo pélvico, especialmente el triángulo de atrás. Párese de manera que su peso se sienta distribuido uniformemente sobre los pies. *Esté* consciente de los talones en su totalidad y la base que los dedos de los pies proveen, especialmente las almohadillas de los dedos gordos.

Si usted tiende a la sobre pronación, ponga su conciencia en el arco exterior del pie. Encuentre una postura que produzca una hendidura de tamaño mediano en el seno del tarso —ni demasiado profunda ni demasiado plana, pero la correcta. Si los arcos son altos y rígidos, imagine que el seno del tarso se pone suave y abierto. Extienda la piel en las plantas de los pies como usted lo hizo en la

---

*Algunas empresas han desarrollado zapatos o plantillas para ayudar con el alineamiento de los pies por la devolución táctil. Usted encontrará referencias en el apéndice.

práctica: Huellas de pie en la pared (vea la página 152). Refresque el levantamiento del torso con la respiración saludable y el apoyo del núcleo. Deje que sus ojos miren hacia el horizonte y que la corona de la cabeza ascienda como si estuviera magnetizada hacia el cielo.

Mientras sostiene el levantamiento de la cabeza, gradual y sostenidamente estire las canillas hacia adelante. Esto doblará las caderas, las rodillas y los tobillos. Baje el cuerpo solamente por una o dos pulgadas. Mientras usted se mueve, apunte las "luces de las rodillas" hacia los segundos dedos de los pies. Pase dos ciclos de respiración haciendo su descenso. Entonces, lentamente ascienda, moviendo la corona de la cabeza hacia arriba mientras empuja hacia abajo con las plantas de los pies. Esta acción endereza las rodillas sin sobre usar las piernas.

Doble y enderece las rodillas unas cuantas veces, mientras usted atiende con paciencia a la manera en la cual los tobillos, las rodillas y las caderas se alinean. Mientras se mueve, deje que su conciencia circule entre la parte superior del cuerpo, las piernas y la pelvis. Si usted simplemente dobla y endereza las rodillas sin tener en cuenta el alineamiento del cuerpo entero, el movimiento no será terapéutico. Manteniendo la cabeza levantada al descender, usted mantiene las articulaciones bastante espaciosas para que permitan una nueva coordinación en sus piernas. (Para facilitar el alineamiento de las piernas, revise la práctica: Tracción de pared (vea la página 134). Además de estirar los hombros, esta práctica le ayudará a levantar el peso del torso de las piernas y hará campo para que las caderas, las rodillas y los tobillos continúen con un mejor alineamiento.)

Si usted está consciente de que su pelvis se inclina hacia atrás con la rabadilla metida debajo, necesita prestar especial atención a la expansión del triángulo anal durante esta práctica. Para asegurarse que no está metiéndola ponga las yemas de los dedos debajo de los huesos de sentarse. Mientras usted mueve las rodillas hacia adelante, con la ayuda de los dedos retraiga los huesos de sentarse levemente hacia atrás y hacia arriba. Sienta cómo esto relaja sus muslos desde las articulaciones de la cadera.

Note la distribución del peso entre los dos pies. Si usted tiene más peso en una pierna que en la otra, trate de balancearlo mientras se dobla y se endereza. Tal vez usted experimentará un temblor inesperado en las piernas cuando los músculos hasta ahora no lo bastante usados son llamados para entrar en acción. Relájese entre intentos, permitiendo que cada vez sea una exploración fresca de las piernas. *Mantenga* su atención en los movimientos de una manera meditativa.

Cambiar patrones de hábitos profundamente inculcados para el equilibrio y la base no puede ocurrir con una mentalidad calistenia.

Mirándose en un espejo puede servir de ayuda mientras practica esto, pero use el espejo solamente como guía temporal. Sentir la nueva coordinación de las piernas es más importante que verla.

Los zapatos nuevos de Teresa

Para el Día de la Madre, Carmen compró zapatos caros de caminar para Teresa, zapatos que su madre nunca consideraría comprar por sí misma. Teresa protestó por semanas, antes que Carmen la llevará a su ortopedista. "No hay nada malo con mis rodillas", ella dijo, "solamente están viejas". El médico estuvo de acuerdo. "Todas las pruebas son negativas", le dijo. "Tome aspirina. Sus rodillas están bien". Pero Carmen figuró que un mejor apoyo no pudiera dañar las rodillas de Teresa, y por esto tomó un chance con los zapatos.

La preocupación de Teresa con gastar dinero le hizo difícil admitir lo bueno que los nuevos zapatos le hicieron sentir, y no solamente en los pies. "Me hacen más alta", ella pensó. No solamente esto, pero en algunas semanas se olvidó de sus rodillas viejas. Ella y el pequeño Rico podían tomar paseos más largos. Fue muy lindo ser capaz de mantenerse al ritmo de su nieto.

PIES SENSIBLES

Además de ser la fundación física, los pies son órganos de percepción. Orientando su cuerpo con la tierra, los pies le dicen donde está abajo. Aunque obvio, este es algo que no siempre sentimos totalmente. La planta de cada pie tiene más de siete mil terminales nerviosas que trabajan juntas con los sensores innumerables de la articulación del tobillo para la negociación precisa del equilibrio. Los pies, como las manos, son piel-inteligentes. De una manera similar a cómo la sensación en las manos activa los músculos serratos, la sensación en los pies estimula los músculos del corsé interior. La siguiente exploración amplificará las sensaciones en los pies.

EXPLORACIÓN: ARENAS MOVEDIZAS

Esta exploración es un entrenamiento para los receptores de presión y equilibrio en las plantas de los pies y los tobillos. Le hará recordar de la exploración: El balanceo postural que usted hizo en el capítulo dos (vea la página 38). Párese sobre un almohadón firme o un cabezal de yoga, con los ojos cerrados. Para la seguridad, ponga el cabezal a un brazo de distancia de la pared.*

Simplemente párese sobre el cabezal, permitiendo que el cuerpo se ajuste a los cambios sutiles en su equilibrio. *En vez de* tratar de controlar el equilibrio, deje que los pies reciban las impresiones desde la superficie móvil. Permita que el cuerpo se mueva en respuesta a estas impresiones. Sienta los pies negociando su relación con la gravedad. Sienta el cambiar y reorientar de su axis vertical.

Siga relajando cualquier tensión que venga a las canillas, las pantorrillas y los muslos. Relaje cualquier cierre en el núcleo, las manos o la respiración. Relaje los ojos —pueden estar tensos a pesar de estar cerrados. Párese sobre el cabezal por tres minutos antes de continuar.

Cuando se baje del cabezal, note cualquier cambio en su percepción del suelo. Para mucha gente, el suelo se sentirá más "presente" —más sustancial o confiable. Tal vez, el cuerpo también se sentirá más sustancial y más presente. Estas percepciones tienen una influencia enorme en su postura. Disfrútelas y memorícelas.

Si usted siente que le falta base, practique esta exploración diariamente para restablecer su conexión con la tierra. Algunos de ustedes tal vez encontrarán que esta práctica tendrá un efecto sorprendentemente emocional. Cómo nos conectamos a la tierra —nuestra manera de encontrar base, de apoyarnos y equilibrarnos— afecta nuestro corazón y nuestra mente además del cuerpo.

---

*Muchos de los programas de vigor físico igual al terapia física usan tablones de tambaleo para desafiar el equilibrio. Tales superficies son demasiado inestables para el tipo de restructuración perceptual que se necesita en esta exploración.

EMPUJANDO Y ALCANZANDO

En el capítulo seis, vimos que el gesto de alcanzar correlaciona con nuestra orientación a lo que está alrededor. Podemos alcanzar con las manos, el corazón, la boca, los ojos y hasta con los pies. De una manera similar, la acción de empujar nos ayuda a orientarnos al mundo material. Empujar es una de las primeras acciones humanas que hacemos. Empujamos por el canal de parto con los pies. Se pudiera decir que ser capaz de empujar efectivamente nos da el poder de alcanzar.

Para empujar de una manera efectiva, necesitamos un sentido de las cosas que estamos empujando. Como usted experimentó en el capítulo seis, no siempre sentimos lo que estamos tocando. Por la misma razón, frecuentemente también empujamos sin sentido. Tal como Alison experimentó en Home Depot con su carro de compras, empujar algo es más fácil cuando involucramos nuestra piel-inteligencia.

Para experimentar cómo esto afecta los pies, repase la práctica: Alineando sus piernas (vea la página 158) de la siguiente manera: mientras dobla las rodillas, deje que la piel de las plantas de los pies esté tan abierta al suelo como cuando usted estaba parado sobre una superficie inestable. Imagine que los pies están en contacto con algo que tiene vida. Para levantarse, empuje los pies más profundamente en ese suelo vivo. Deje que la presión lleve su cuerpo hacia arriba, empujando la corona de la cabeza hacia el cielo.

Cuando empuja con sentido, el enderezamiento de las rodillas es el resultado del empuje de los pies, y no del esfuerzo en las rodillas. Esto es una manera eficiente de usar las piernas porque reduce el trabajo de los músculos de los muslos. De ahora en adelante, incorpore el empujar hacia abajo a la práctica: Alineando sus piernas (vea la página 158).

EXPLORACIÓN: DE SENTADO A PARADO

La acción de moverse desde estar sentado a ponerse de pie le ofrece muchas oportunidades para practicar su nueva conciencia de empujar el suelo con los pies. Empiece con una posición sentada saludablemente. Sienta los pies, incluyendo todos los diez dedos en contacto con el suelo. Abra las plantas a la tierra.

Agáchese hacia adelante desde las caderas como si usted estuviera alcanzando algo. Al instante cuando su corazón esté directamente sobre sus pies, empújelos hacia abajo contra el suelo. Imagínese que sus pies están cubiertos de tinta de manera que mientras usted empuja hacia abajo, hará una impresión indeleble. Usted puede también imaginar que el suelo está hecho de arena suave y mojada, de manera que cuando usted empuja deja una hendidura. La acción de empujar también levanta su cabeza hacia el cielo. Juegue con esto algunas veces. Sus pies empujan hacia abajo para dejar que la cabeza y el corazón asciendan. Esta acción es una dualidad de movimiento hacia abajo y hacia arriba, simultáneamente encontrando su base y la moción dentro del espacio.

EXPLORACIÓN: EMPUJANDO EL SUELO

Recuerde la práctica: Toque de doble-vía (vea la página 141), en la cual usted hizo una tarea de casa usando la piel-inteligencia. Pasar la aspiradora fue la sugerida, pero barrer el piso, lavar las ventanas o brillar el auto es lo mismo. Trátelo otra vez.

Abra las plantas de los pies para percibir el suelo de la misma manera que usted abre las manos para sentir la herramienta que está usando. En vez de solamente pararse sin moverse y empujar la mano en la tarea, deje que la acción empiece desde los pies. Usted puede empujar los pies hacia abajo para propulsar la escoba o la tela de sacar brillo de la misma manera que empujó hacia abajo al pararse cuando estaba sentado. Su trabajo se convierte en un matrimonio de empujar y alcanzar.

LA BASE

Los pies no pueden apoyar la postura si no tienen un sentido del suelo. Cuando los pies y las piernas están tensos, la percepción del suelo desaparece con el acompañante sentido de soporte, seguridad y balance. Si usted no siente el suelo completamente, entonces buscará apoyo en otra parte —en el suelo pélvico, el vientre, el respirar, los hombros o la mandíbula. Un cierre en cualquier zona de la postura restringe el movimiento por todo el cuerpo. Su postura no puede ser adaptable, ni su movimiento elegante sin pies sensibles.

Anteriormente en este capítulo, usted observó la respuesta corporal cuando se imaginó caminando en un suelo frío como hielo. Tensiones similares resultan cuando estamos de prisa o tratamos de caminar sin hacer cualquier ruido. La base firme de los pies también disminuye cuando fantaseamos sobre el futuro o estamos distraídos por el pasado. Los pies sensibles nos ayudan a asegurarnos en el presente. La siguiente práctica le invitará a afinar los pies con la tierra.

PRÁCTICA: SUELO SAGRADO

Mientras usted camina, ponga su atención en estar consciente de los pies siendo tocados por el suelo, en adición a éstos tocándolo. Imagínese el suelo levantándose para encontrarse con sus pies y darles bienvenida. Deje que las plantas, los tobillos y las canillas se relajen y se abran a las impresiones del suelo. Sienta el suelo en los tobillos mientras usted camina. Sienta su impacto con el suelo en las canillas. Siéntalo en las rodillas y las articulaciones de la cadera.

El éxito de Alison

Alison estaba asombrada de tan poco esfuerzo que ella necesitó para pasar la aspiradora siempre y cuando le presta atención a las manos y los pies. En verdad, la hizo sentir más energética al dejar que las piernas hicieran el trabajo.

"Este truco de la piel", ella pensó, "es mágico". Ella tuvo una sensación que las piernas estaban controlando la columna y que la columna dio el poder a los hombros y a los codos. Esto dejó que sus manos estuvieran libres para guiar la aspiradora alrededor de los muebles. Su pecho se expandió. Al observarla, uno casi pudiera pensar que pasar la aspiradora era su deporte favorito.

También al caminar se sentía diferente, como si el mismo suelo fuera más suave. Le ayudó el recordar que sus pies son muelles en vez de ladrillos. Alison se sentía tan bien que decidió una vez más a intentar limpiar la lámpara colgante. Ella tuvo su momento de claridad cuando se paró sobre el banco. Éste se tambaleaba. Solamente podía manejar la inestabilidad al confiar en sus pies. Anteriormente, ella había estado tratando tan duramente de encontrar su centro que había perdido su fundación. Ahora pudo alcanzar hacia arriba y fregar todo lo que quería. Y cuando el banco se tambaleaba, ella abrió los pies en vez de cerrar el suelo pélvico. Como si estuviera recompensándola por su paciencia, la lámpara colgante reveló reservadamente un patrón de rosas de esmalte.

Sanar la postura es un proceso de acumular un nuevo repertorio de sensaciones. Con el cultivo paciente de las sensaciones saludables en las zonas de la postura, usted alimenta el cerebro reptiliano con la información que necesita para construir nuevos hábitos saludables. Si usted usa el cerebro analítico para "tener una buena postura" o "caminar de una manera correcta", solamente va a bloquear la coordinación suave que el cerebro encefálico puede proveer. El resultado se sentirá torpe y no auténtico. Entonces tómese su tiempo con este libro. Repasando las prácticas de los capítulos anteriores podrá profundizar su experiencia de la postura saludable.

El siguiente capítulo concluye su gira de las zonas de la postura saludable. La exploración de la cabeza acabará su lista de recursos para relacionar su entendimiento de las cosas, las ideas y la gente con una postura abierta pero contenida y apoyada.

8

ENCARANDO EL MUNDO

Mika luce aerodinámica en su camino a través del parqueadero, los pies rozando el asfalto, los brazos apegados a cada lado. Su mirada está fija en un punto en el aire como a ocho pies en frente. Ella no nota nada que esté a la derecha o a la izquierda —ni el sol reflejándose en los autos, ni tampoco el tono pastel del cielo mañanero. Ella no le hace caso a la frágil brisa que roza contra su piel. Lo que ella ve viniendo es el trabajo del día, los reportes de trimestre, y la conferencia durante el almuerzo, y también . . .

Ella se detiene, consciente de que está aguantando la respiración. ¡Otra vez! Ella lucha contra el impulso de tragar aire por la boca. "Bajo, lento, moderado", se dice a sí misma. Es mucho más fácil respirar bien cuando ella está practicando en su casa. Le gusta cómo su vientre desaparece cuando su corsé interior está involucrado. Empieza a caminar otra vez, más erguida por el momento.

Su médico le dice que no tiene nada malo —excepto las jaquecas, su insomnio. Solamente necesita relajarse más. Entonces, ¿todo está en su cabeza? Apurando su ritmo de caminar, ella entra al edificio. Allí está Roger. ¿Que tal el informe que él me prometió? "Oye, Roger . . ."

Mika no es la única que trata de hacer demasiadas cosas de manera precipitada. Como mucha gente, ella mantiene las tensiones en la cara y el cráneo que rebotan por todo el cuerpo y se manifiestan en hábitos que ella no puede cambiar. Tiene un problema doble. No solamente pierde su orientación en el espacio, pero también trata de estabilizarse con la parte del cuerpo prevista para la percepción.

El aspecto es temporario. No es nada en que se puede confiar. Al final, la gravedad siempre vence.

Johnny Depp

165

Un fenómeno natural

En la introducción a este libro, usted leyó: "La esencia de la postura, entonces, es la manera única en la cual cada uno de nosotros negocia entre el movimiento y el permanecer quieto sin movernos con relación a la gravedad". Mientras nos enfocamos en la última zona de la postura saludable, revisemos cómo los capítulos anteriores han dado sustancia a esta declaración.

Las reglas convencionales para mejorar la postura ponen nuestra carne alrededor de una línea de plomada y entrenan al cuerpo a que se mueva desde este centro forzado. Si en vez de esto, seguimos las nuevas reglas de la postura, consideraremos el axis central del cuerpo como una manifestación dinámica del proceso de orientarnos a la gravedad y al mundo fuera de nuestros cuerpos. Según las reglas nuevas, la línea de plomada es una actividad perceptual dinámica, y no solamente una posición en el espacio. La orientación es continua. Procede de momento a momento, siempre que estamos despiertos. La línea de la gravedad está expresada dinámicamente dentro de nosotros. Es un símbolo de nuestra postura entre la tierra y el cielo.

El axis central es el punto de referencia para las acciones estabilizantes que nos dejan mover las extremidades para interactuar con el mundo. Las zonas de la postura son sitios donde la estabilización habitual puede restringir o emancipar el axis. Las zonas actúan como válvulas que abren o cierran la línea central. Nuestro cuerpo debe estar libre para sumirse y levantarse en cada zona mientras pasamos de un momento al siguiente. A través de las actividades en los capítulos anteriores, usted ha sentido cómo la interacción sensible de los pies con el suelo mejora la postura. Usted ha observado cómo su postura y caminar se benefician de una pelvis abierta y cómo el cierre continuo y gentil en el abdomen inferior asegura la parte baja de la columna. Usted ha entendido que la respiración crea tanto el ascenso como la entrega y también que los gestos de trabajar y amar deben dar a la columna un empuje hacia el cielo.

Cuán adaptable sea la expresión de nuestras orientaciones posturales hacia la tierra y el cielo es un reflejo de nuestra historia —nuestra respuesta a los traumas, sean pequeños o grandes, que nos han hecho hacer muecas, perder el control o endurecer. Cuando el estilo de vida sedentario opera en conjunto con el dolor para enroscarnos hacia adentro, invertimos nuestra polaridad natural y perdemos nuestra relación tanto con la tierra debajo como con el ambiente alrededor. Con la línea central derrumbada, el cuerpo no puede expandirse totalmente con la alegría y el poder, ni ceder con facilidad o elegancia.

Ahora, estamos llegando a la zona de la postura más arriba en el cuerpo. Como la plataforma para los sentidos que negocian el equilibrio, la cabeza puede completar nuestro ascenso o bloquearlo. Los sentidos de la orientación ayudan nuestra relación con los alrededores y complementan nuestra relación con la tierra. Este capítulo explorará lo que le pasa a la postura y al movimiento cuando intentamos estabilizarnos con la zona diseñada para la ubicación.

EL EQUILIBRIO

Nuestros cuerpos tienen tres mecanismos neurológicos que nos mantienen balanceados alrededor de nuestras líneas de plomada: nuestros ojos nos relacionan con los alrededores, el oído interno posiciona la cabeza relativa a la gravedad y los receptores de la presión y el equilibrio en los pies nos conectan al suelo.

Recuerde la exploración: Arenas movedizas (vea la página 160), en la cual usted se paró sobre un cabezal para activar los receptores en las plantas de los pies y los tobillos. Cuando usted cerró los ojos para aumentar la estimulación en los pies, también activó el mecanismo de equilibrio del oído interno. La información desde los pies se combina en el cerebro con la información del oído interno. Los nervios del oído interno están totalmente desarrollados antes del nacimiento — una indicación de la importancia primaria del sentido de equilibrio. Estamos listos para negociar con la gravedad aún antes de nacer.

Para la mayoría de la gente, la visión es el sentido primario de orientación. Cuando los ojos dominan sobre los otros sentidos, la agudeza sensorial de los pies disminuye. Esto erosiona nuestras fundaciones y hace que nos sobre estabilicemos en otras zonas. El trabajo de este capítulo es liberar las tensiones en la cabeza y el cuello que socavan la cooperación natural de los ojos, los pies y el oído interno. Tales tensiones usualmente son intentos mal puestos para estabilizar el cuerpo.

ANATOMÍA: EL HUESO TEMPORAL, LA MANDÍBULA, Y LOS MÚSCULOS SUB OCCIPITALES

Si usted cubre las orejas con las palmas, sus pulgares estarán en la base del cráneo, el *occipucio*. Las palmas y los dedos estarán sobre los *huesos temporales* y el talón de cada mano descansará sobre el ángulo de la quijada, la *mandíbula*.

El hueso temporal es el portal esquelético del oído interno. El hueso temporal y la mandíbula interactúan en la *articulación temporal mandibular —o TMJ (temporal mandibular joint en ingles)*. Para ubicar esta articulación, ligeramente ponga dos dedos directamente delante de las orejas y abra y cierre su boca.

Los músculos que abren y cierran la mandíbula jalan las vértebras del cráneo y del cuello. La tensión en los músculos de la mandíbula se transfiere al cuello y corre hacia abajo por la garganta hasta los hombros, el diafragma y el suelo pélvico. La tensión de la mandíbula también puede trasmitirse al hueso temporal y al oído interno, interfiriendo con el equilibrio.

Esta articulación entre la base del cráneo y la primera vértebra cervical (la *articulación atlanto-occipital*) está formada para permitir que la cabeza se mueva hacia adelante y hacia atrás, lo que la cultura occidental interpreta como "sí". También permite un bamboleo de lado a lado que entendemos como "tal vez", pero que otras culturas usan para comunicar la afirmación, el placer o el desafío. La primera vértebra del cuello gira alrededor de la segunda para permitir la rotación que casi universalmente expresa el concepto de "no".

Las mociones expresivas de la cabeza están hechas por músculos chiquitos llamados los *sub occipitales,* que conectan la base del cráneo a las dos vértebras superiores del cuello. Estos músculos están ubicados debajo de los trapecios y los otros músculos grandes del cuello. Los sub occipitales tienen más sensores de moción que cualquier otra parte del cuerpo, lo que les da un papel muy importante. Cuando usted se paró sobre el cabezal, los sensores de equilibrio del oído interno recibieron información sobre las presiones debajo de los pies. Mientras el oído interno le ayudó a mantener la cabeza erguida, los sub occipitales mantuvieron la cabeza alineada con el cuerpo.

Debido a las conexiones entre la cara y el cuello, cualquier tensión en la mandíbula, la nariz o los ojos puede endurecer e inmovilizar los músculos sub occipitales, socavando su equilibrio y previniendo la postura saludable.

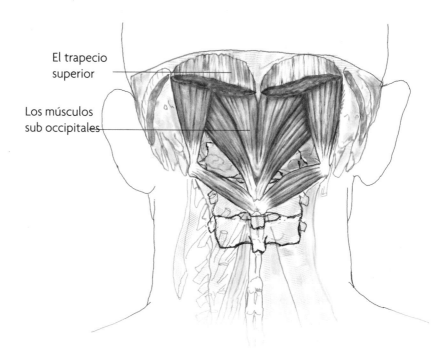

El trapecio superior

Los músculos sub occipitales

Fig. 8.1. Los diminutivos músculos sub occipitales mantienen la cabeza alineada con el cuerpo mientras usted se mueve.

Para sentir los músculos sub occipitales, ligeramente ponga las yemas de los dedos justo debajo de la base del cráneo, en la parte trasera del cuello. Descanse los dedos tan suavemente como una mariposa. Entonces, imagínese que usted está mirando una mosca que está zumbando delante y alrededor de usted. Solamente mueva los ojos, y no la cabeza. Mientras los ojos siguen el insecto —arriba, abajo, dando vueltas alrededor de usted— puede sentir los sub occipitales trabajando.

En contraste, haga más angosto su enfoque como si estuviera mirando fuertemente la pantalla de la computadora. Frunza el entrecejo y afirme los labios como si estuviera luchando para entender algo. Usted sentirá que los sub occipitales se endurecen. Observe lo que esto hace a la respiración, a los hombros y al núcleo.

La anatomía de la región entre la mandíbula y el cráneo es compleja. Las conecciones fasciales entre el suelo de la boca y la base del cráneo forman una estructura como una válvula de orientación horizontal que puede interferir con la línea del centro de la gravedad. Cuando la tensión en la cara inmoviliza los sub occipitales, el estrés corre hacia abajo por toda la columna hasta el sacro. Usted sintió esto en el capítulo dos, cuando al tensar la mandíbula, no pudo mecer el sacro en la exploración: El impacto holístico (vea la página 50). La tensión alrededor del sacro previene que los pies encuentren el suelo con seguridad. Y así, el funcionamiento saludable de los tres sistemas de balance —los ojos, el oído interno y los pies— depende en la habilidad de la respuesta de los músculos sub occipitales.

TENSIONES DE ROSTRO

Las siguientes exploraciones le ayudarán a familiarizarse con las tensiones que usted tal vez haya experimentado en la cara. Cuando encuentra una tensión que le parece familiar, adopte esta exploración como una práctica para la postura saludable.

EXPLORACIÓN: TENSIONES EN LA MANDÍBULA Y LA LENGUA

Mientras usted está sentado cómodamente, trace la mandíbula con las yemas de los dedos, empezando justo delante de las orejas y siguiendo alrededor del ángulo de la quijada hasta la mandíbula. Note qué sustancial es este hueso. Abra la boca un poco y deje colgar su mandíbula relajadamente por unos momentos. Aprecie su distinta presencia, separada del resto de la cabeza. Sienta su peso.

Entonces cierre los labios gentilmente dejando espacio entre los molares superiores e inferiores, y retenga el sentido del peso de la mandíbula. Apriete los labios tan suavemente que usted no está seguro de que se estén tocando. Suavice

Respiración por la boca, revisitada

▼

La falta de tono en los músculos de la mandíbula puede ser tan problemática como tener mucho. Cuando usted está mirando televisión, escuchando una conferencia, o trabajando concentradamente al frente de su computadora, note si su boca está abierta y si está respirando por ella. Esté consciente de la sensación en su corsé interior, cuando respira por la boca.

En la práctica clínica, ha sido observado que la laxitud de la mandíbula y el corsé interior frecuentemente coinciden, contribuyendo a un ciclo vicioso de un apoyo inadecuado del núcleo y patrones de respiración que producen ansiedad. En tales casos, la crura del diafragma puede ser reclutada para estabilizar el núcleo, haciendo todo aun peor. Para sanar la relación entre la mandíbula y el núcleo, combine la conciencia ganada en este capítulo con las prácticas en capítulos cuatro y cinco.

el suelo de la boca. Aprecie lo grande que puede ser el interior de la boca cerrada cuando la mandíbula está relajada.

Las sugerencias de los párrafos anteriores le ayudarán a relajar la articulación temporal de la mandíbula. Típicamente, esto hace que las mejillas se sientan más largas o más llenas que lo normal. Compare esta sensación con la manera usual en que su mandíbula se siente. Observe si afecta la garganta o el pecho.

Ahora, sea consciente de su lengua. Permítela estar plana y ancha en la raíz. Déjela descansar como un charco de agua a lo largo del suelo de la boca. Observe cómo relajar la lengua afecta a la garganta y la respiración. Porque la boca se abre hasta los pulmones y el tracto digestivo, tensión en la mandíbula o la lengua puede transmitirse hacia abajo a través del núcleo respiratorio y digestivo. Sienta lo que ocurre internamente cuando la lengua asume una forma diferente o empuja contra el paladar.

EXPLORACIÓN: TENSIÓN DE LA NARIZ Y EL PALADAR

El paladar de la boca —su paladar duro, está ubicado justo adelante del lugar donde el cráneo encuentra el cuello. Relajar la tensión en esta región es beneficioso para el cuello y la columna entera.

Acuéstese sobre una alfombra o un tapete de ejercicios y apoye la cabeza y el cuello en una toalla doblada. Permita que la garganta esté suave y abierta, de la manera que se siente justo después de tragar. Recuerde las prácticas de la respiración saludable. Cuando usted respira, el paladar cambia su forma naturalmente. Se pone más ancho con la inhalación y más angosto con la exhalación mientras los huesos y la fascia del cráneo se acomodan al cambio de presión. El enfoque en esta moción le ayudará a relajar la cabeza.

Mientras usted inhala, imagínese que los molares superiores están moviéndose muy ligeramente hacia los huesos de las mejillas. Mientras exhala, deje que el paladar se relaje. Estas sugerencias hacen que el área profunda detrás de las fosas nasales se ponga más suave y ancha, y deja que su inhalación llegue hasta la raíz de la nariz. Esto a su vez, ayuda a relajar los músculos sub occipitales. Relajando el paladar hace que los ojos también se relajen, y les da una plataforma más amplia en la cual pueden descansar. Esto también puede transmitir una sensación relajada hacia abajo por la mandíbula, la garganta, los hombros y hasta la barriga.

Para comparar las sensaciones, olfatee su respiro por medio de la parte delantera de las fosas nasales. Observe cómo el hacer esto hace más angosto el paladar y endurece los músculos de la base del cráneo. Usted también sentirá una respuesta distinta en la caja torácica.

Una vez que usted ha experimentado este sentido abierto en su paladar y en la base de la nariz, practique mantener estas sensaciones mientras está erguido. La relajación producida por este simple conocimiento puede hacer maravillas en su postura y el estado de su mente.

EXPLORACIÓN: LA MANDÍBULA Y EL OÍDO INTERNO

Acuéstese de espalda con el cuello apoyado. Usted puede estar con las piernas extendidas o las rodillas dobladas. Ruede la cabeza muy lentamente hacia la derecha, dejando que la lengua y la mandíbula inferior sigan el movimiento de la cabeza. Mientras la cara gira hacia la derecha, sienta su mandíbula descansando hacia este lado. Sienta la lengua y la carne de la mejilla como si estuvieran derritiéndose hacia el suelo.

Tome un ciclo de respiración para hacer el giro y un segundo ciclo para retornar la cabeza, la mandíbula y la lengua al centro. Tal vez la lengua y la mandíbula tratarán de controlar la moción de la cabeza. Más bien, entrénese a que éstas sigan la moción de su cabeza.

Para hacer más profunda la relajación de la mandíbula, imagínese suavizando el oído interno en el lado al cual usted está girando. Alterne rodando la cabeza hacia los dos lados varias veces. Mientras más tensa está la mandíbula, más tiempo y más paciencia serán requeridos para soltarla. Cuando la mandíbula está relajada, el cuerpo entero probablemente se sentirá con más base y más abierto. La respiración tal vez parecerá fluir más adentro del pecho y los hombros con los brazos relajarán su empuñadura.

El milagro de Tyler

¿Recuerda usted a Ty —el muchacho con las manos soldadas a su caja X y los ojos pegados a la pantalla del televisor? Ahora parece que él ha cambiado obsesiones de los juegos de computadora al básquetbol. ¡Que cambio! Su madre no puede entenderlo. De repente, ¡su hijo se ha vuelto cortés! Hasta es simpático con su hermano menor. ¿Y todo el peso que había ganado bebiendo sodas en el sofá? Pues, las libras parecen haberse derretido. ¡Tuvo que ser un milagro!

Ty, si se le ocurriera, tal vez diría que su cabeza ya no se siente apretada. Cada vez que el ortodoncista reforzó los frenillos, sentía como si su cráneo estuviera en una prensa. La única manera en que él podía soportar el dolor era con sus juegos de video. Y ahora, sin los frenillos sus dientes se sienten más ligeros. Su cuerpo entero se siente ligero. Y ya no recuerda el dolor del pecho que le mantenía lejos de la cancha de básquetbol.

SU CRÁNEO MÓVIL

Hasta el siglo veinte, la ciencia occidental creía que las articulaciones entre los veintiún huesos del cráneo eran inmóviles. En los años 1920, un osteópata descubrió una moción sutil y rítmica en el cráneo. La moción refleja el movimiento del fluido cerebroespinal que lava el cerebro y la médula espinal Esto se puede sentir debido a la elasticidad de las líneas de unión entre los huesos del cráneo.

Un método de terapia basado en las técnicas osteópatas reequilibra las presiones hidráulicas en el cráneo y la médula espinal. Con la restauración de la harmonía en el sistema nervioso de esta manera, la terapia Cráneo-sacral puede aliviar problemas como jaquecas, zumbar de oídos, dolor de TMJ, problemas emocionales y dificultades con el aprendizaje.[*]

En el caso de Ty, la tensión creada por los frenillos inhibió la moción natural de sus huesos craneales. Esto, a su vez, perturbó su personalidad.[†] Su respiración por la boca fue un intento de acomodar los frenillos dentales y aliviar la tensión que crearon en su mandíbula.

Muchos de nosotros mantenemos tensiones de estabilización en las mandíbulas, los ojos y los músculos sub occipitales. La tensión en la cabeza endurece los músculos y la fascia que están sobre el cráneo, y hace que el cuero cabelludo se sienta como un gorro de baño demasiado apretado. Tal tensión bloquea el movimiento craneal normal.

---

[*]Refiérese al apéndice para más información acerca de la terapia Cráneo-sacral.

[†]Algunos ortodontistas y dentistas se han hecho conscientes del impacto holístico del tratamiento dental. Consulte el apéndice para referencias.

EXPLORACIÓN: DISTINGUIENDO EL CRÁNEO Y LA CARA

Aparte de nuestros peinados, la mayoría de nosotros tenemos muy poca conciencia de la parte trasera de nuestras cabezas. Confiamos en nuestras caras para orientarnos. Para experimentar un uso diferente de la cabeza y el cuello, divida mentalmente la cabeza entre las mitades delantera y trasera. Llame todo lo que está delante de las orejas "cara", y todo lo que está por detrás "cabeza". Sentado en una postura saludable, experimente girando la cabeza desde la parte trasera del cráneo. Mire hacia la derecha moviendo la parte trasera de la cabeza hacia la izquierda. Mire hacia arriba al mover la parte trasera de la cabeza hacia abajo. Mire hacia abajo dejando que la parte trasera del cráneo ascienda. Pase algunos minutos mirando alrededor de esta manera.

Para una sensación contraria, gire la cabeza moviendo la cara. Usted observará que el cuello y la cabeza sobresalen levemente hacia adelante cuando lo hace de esta manera. Usted también tal vez ha notado que los movimientos son menos fluidos. La cabeza pesa entre diez y doce libras. Desplazar la cabeza delante del pecho añade bastante al peso que el cuello y los hombros tienen que llevar. Y la tensión del cuello y los hombros es un resultado inevitable. La tensión en el cuello, especialmente en los sub occipitales, aumenta la tensión por todo el cuerpo.

Prestando atención a la parte trasera de la cabeza, usted hace que los músculos delanteros y traseros del cuello estén en mejor equilibrio. Los sub occipitales pueden relajarse un poco. El levantamiento de la cabeza que resulta descomprime las vértebras del cuello, mejorando su movilidad. También mejora la postura y la respiración.

Para completar esta exploración, trate de sentir este juego de movimientos hacia abajo por la columna hasta el sacro, mientras mira alrededor desde la parte trasera del cráneo. Asegúrese que usted está bien sentado cuando hace esto. Si usted está con los hombros caídos, no será capaz de sentir la conexión entre la cabeza y el cuerpo inferior.

LOS OJOS Y LA VISIÓN

Para muchos de ustedes, moviéndose con la cara probablemente se sentía familiar y estaba acompañado de un sentido de alcanzar con los ojos. Sin considerar lo buena que es su vista, usted puede usar los ojos de varias maneras. Su enfoque puede ser ceñido o difuso. Su visión puede ser forzada o receptiva. Nada de esto necesariamente influye su acuidad visual, pero sí, afecta su postura. Las siguientes exploraciones le ayudarán a experimentar cómo el sentido visual afecta su cuerpo.

EXPLORACIÓN: ENFOQUE ANGOSTO Y ENFOQUE ABIERTO

Párese en una postura saludable y con una buena fundación en los pies. Mientras usted respira moderadamente y con un ritmo constante usando las costillas inferiores, busque equilibrio entre las partes delantera y trasera del cuerpo.

Observe un detalle en el cuarto como una manija de puerta o un interruptor.

Enfoque los ojos en el objeto como si quisiera aprender lo más posible acerca de él. Estúdielo. Analícelo. Note lo que pasa con el resto del cuerpo mientras usted hace esto. Observe especialmente sus sub occipitales y su respiración. Mientras los ojos alcanzan como si quisieran agarrar el objeto, puede ser que hasta sienta tensión en las manos, como si de una manera sutil estuvieran agarrándolo también.

Ahora, deliberadamente haga más difuso el enfoque para que usted no vea nada en particular, pero en vez de esto observe todos los colores y formas alrededor. Sienta la respuesta del cuerpo —cómo esto parece hacerle perder su relación con el suelo. Tal vez hasta se le hace borroso el sentido de los bordes corporales.

Renueve la postura y la restauración de la respiración. Esta vez encuentre una asociación entre ambas formas de vista. Mire otra vez al mismo objeto pero sostenga la visión periférica al mismo tiempo. Observe que la respiración se convierte más relajada y que la postura queda más abierta.

Aprecie cualquier diferencia en su percepción del objeto. Probablemente lo ve tan claramente como antes, pero ahora usted lo ve con relación a sus alrededores. Tal vez un rayo de luz en la manija le hace consciente de la brisa que hace susurrar los árboles fuera de la puerta abierta.

La manera en que usamos los ojos refleja nuestra cultura y estilo de vida. Hay estudios que han mostrado que la gente de las culturas de Asia, con su orientación holística, mueve los ojos entre el primer plano y el fondo de una escena. Sus ojos naturalmente buscan la relación entre un sujeto y su contexto. En contraste, la gente occidental orientada hacia una meta tienden a enfocarse en lo más colorido o en el objeto que se mueve más rápido.

VISIÓN REPTILIANA Y BALANCE

La visión periférica está conectada al cerebro sub cortical, que es la parte del cerebro que automáticamente organiza sus movimientos. No obstante, cuando los ojos se enfocan intensamente, usted está usando el cerebro cortical y esto interfiere con su coordinación. Un experimento clarificará esto. Haga su enfoque angosto mirando un objeto mientras esté parado en una pierna. Trate de mantener su equilibrio usando los ojos como si estos estuvieran agarrando el objeto en frente. Haga lo mejor que pueda controlando su balance. Observe el esfuerzo de las piernas y los pies mientras usted hace esto.

Ahora, relaje los ojos y las piernas por un momento. Haga que las plantas de los pies sientan la temperatura y textura del suelo. Entonces, usando los ojos para ver periféricamente lo que está delante de usted, párese otra vez en la misma pierna. Olvídese de tratar de mantener el equilibrio. En vez de esto, enfóquese en la piel de la planta del pie. Sienta el contacto completo del pie con el suelo mientras usted extiende su conciencia visual hacia ambos lados, hacia adelante y hacia atrás.

Si usted expande su visón antes de asumir la postura de una pierna, observará que es más fácil encontrar equilibrio y mantenerlo. Debido a que la visión periférica está ligada al cerebro sub cortical, involucrándola automáticamente controlará el equilibrio. Cuando usted enfoca intensamente su visión, el cerebro analítico asume el control corporal, pero no puede computar las sensaciones y los movimientos directos lo bastante rápido para mantener su equilibrio. Sin la inteligencia reflexiva de los centros del cerebro sub cortical, el cuerpo busca la estabilidad involucrando músculos que se endurecen y cierran su postura. Así, cuando usted disminuye la dimensión espacial de la vista, también comprime el espacio entre sus articulaciones.

Las siguientes exploraciones le ayudarán a liberar la tensión del ojo causada por el enfoque angosto habitual.

EXPLORACIÓN: SOLTANDO LA TENSIÓN DE LOS OJOS

Acuéstese sobre una alfombra o un tapete de ejercicios y soporte la cabeza y el cuello con una toalla doblada. Usted estará trabajando con los ojos cerrados, así que lea todas las instrucciones antes de comenzar.

Imagínese que las órbitas de los ojos están hundiéndose para que los ojos descansen más atrás en la cabeza. Suavice los bordes interiores y exteriores de los ojos. Suavice los párpados y las pestañas. Sienta el peso de los ojos mientras descansan en sus órbitas.

Ruede la cabeza lentamente a la derecha al mover la parte trasera a la izquierda, tomando un ciclo completo de respiración para hacer el giro. Mientras la cabeza gira, deje que los ojos cerrados rueden dentro de sus órbitas, siguiendo el movimiento de la cara. Suavice el borde exterior del ojo derecho y el borde interior del ojo izquierdo para que ambos puedan descansar más profundamente hacia la derecha. Tome otro ciclo de respiración para volver la cabeza y los ojos al centro. Sienta el peso de la parte trasera de la cabeza retrayendo los ojos a su posición normal. Los ojos tratarán de anticipar la acción, por esto usted necesita asegurarse que sigan la moción de la cabeza.

Repita el giro de la cabeza hacia el otro lado. Tome bastante tiempo con este ejercicio. Cuando los ojos se sienten más suaves, ábralos y siéntese. Deje que los ojos queden suaves y profundos en sus órbitas mientras usted mira alrededor, moviendo la parte trasera de la cabeza. Usted observará que tener los ojos relajados hace más fácil recibir las impresiones periféricas. Si usted trabaja en una computadora, se beneficiará de hacer esto por lo menos una vez al día. Usted puede hacerlo mientras está sentado en su escritorio.

EXPLORACIÓN: OJOS RECEPTIVOS

Note cómo la manera en la cual usted usa los ojos afecta su postura cuando camina. Diríjase hacia una meta con un intento estrictamente enfocado. Por ejemplo, usted irá a través del cuarto para recoger las llaves de su auto. Note sus sensaciones generales de tensión o facilidad. Observe las sensaciones de la apertura o el cierre en las zonas posturales.

Contraste estas sensaciones con cómo usted se siente mientras camina hacia el mismo objeto pero permitiendo que sus ojos tomen los alrededores. Esté consciente de los colores y las formas pasando suavemente mientras usted se mueve por el espacio. Sienta el toque gentil del aire sobre su piel. Compare la facilidad y la movilidad de este caminar con el anterior. Cuando usted camina con vista de doble-vía, puede ver donde se dirige, manteniendo conciencia de donde está.

Cuando involucra la vista periférica y la vista enfocada simultáneamente, los ojos se vuelven más receptivos. Usted puede cultivar la visión receptiva mientras está leyendo. Permítase estar consciente de su ambiente mientras los ojos echan un vistazo a las palabras. Cuando usted mira cualquier cosa de esta manera, los ojos se mantienen suaves de la misma manera que se sintieron después de hacer la exploración: Soltando la tensión de los ojos (vea la página 175).

Si usted tiene el hábito de sobre enfocar los ojos, necesitará practicar la visión de doble-vía de una manera consistente. Designe lugares específicos o tiempos en su rutina diaria para recordar el notar cómo usted está usando los ojos. Mientras hace esto, tal vez experimentará algunos cambios interesantes en su perspectiva.

Así como se puede tocar y ser tocado por las herramientas de la vida diaria, usted también puede dejar que los ojos simultáneamente busquen y reciban lo que ven. El uso de la doble vista de los ojos contribuye una dimensión espacial a la postura. En contraste, el enfoque intenso y angosto no solamente comprime el cuerpo, pero también disminuye su sentido de la presencia personal.

OJO NIVELADO

Como mucha gente, tal vez usted tiene el hábito de mirar al suelo mientras camina, aunque ver donde uno pone los pies raramente es necesario. Cuando usted hace esto, el cuello tiene que doblarse hacia adelante para seguir los ojos. Entonces para reducir la tensión en el cuello, el pecho tiene que bajar, distorsionando así la respiración. Esto es un ejemplo clásico de cómo cerrar la postura en una zona causa el cierre en otras.

Mirando hacia abajo puede ser una manera de mantener la privacidad o querer estar desconectado de otra gente. Aunque la privacidad puede ser un lujo en un mundo atestado, es mejor encontrarla sin sacrificar su orientación. Si el hábito de mirar hacia abajo le suena familiar, la vista de doble-vía es una práctica importante para usted. Cuando está caminando, deje que su mirada esté al nivel con el horizonte. Cuando realmente necesita mirar hacia abajo, como cuando está bajando gradas o en una senda pedregosa, momentáneamente incline la cabeza sin redondear los hombros, ni hacer que el cuello salga hacia adelante.

Si usted tiene un sentido incómodo cuando está moviéndose entre un gentío, practique siendo consciente de los espacios entre las cosas. Enfóquese en lo que los artistas llaman el espacio negativo. Con mantener su orientación espacial de esta manera, usted puede mantener una postura abierta y todavía llegar bien adonde está yendo.

Mika pierde su agarre

Mika ha progresado en cambiar su uso del cuerpo en el trabajo. Ella ha tenido los "nudillos pálidos" de tensión en el ratón de su computadora. Cuando recuerda manejarlo con la piel en vez de los músculos, su brazo automáticamente se relaja. La respiración de alivio que sigue le recuerda de reajustar su posición de sentarse. Todo bien hasta ahora.

Pero recientemente, ella ha notado que sus ojos empuñan la pantalla tan apretadamente, así como tenía la mano en el ratón. Ella tiene una idea. ¿Que tal si mantiene cinco por ciento de su atención en el hecho que hay espacio entre sí misma y el la pantalla? Allá está la pantalla —las palabras y los números— y aquí está ella sentada a una distancia de dos pies. No necesita "agarrarla con los ojos" si está tan cerca, ¿verdad?

Ella se siente mejor. Al no dejar que la computadora encarcele sus ojos, ella previene que ésta invada su espacio personal. Esto le hace sentir más abierta en general, como si ella tuviera más espacio entre los huesos de los brazos, más espacio entre las costillas, más espacio por todas partes. La gente creería que está loca si pudiera leer su mente.

Ella trata su nuevo truco en el aparcamiento después del trabajo. Dejando que los ojos suavemente reciban lo que está alrededor, parece hacer que el suelo se sienta más firme bajo los pies. Fascinada por este fenómeno, ella toma un desvío alrededor del aparcamiento solamente para disfrutar esta sensación única en los pies.

Ordinariamente Mika ya hubiera empezado a conducir mentalmente antes de abrir la puerta del auto. Hoy en día se siente calmada, como si el universo le hubiera dado más tiempo.

EXPLORACIÓN: BIENVENIDA AL MUNDO

En esta exploración usted trabajará con la relación entre una orientación relajada de la cabeza y el cuello, y el uso expresivo de los brazos. Empiece con establecer la postura de pie saludable —ponga los pies en el suelo, abra y estabilice el núcleo y relaje las manos. Suavice los ojos, las fosas nasales, los labios, la lengua y la mandíbula. Esté consciente de sus alrededores. Entonces extienda sus brazos y manos delante de usted en un gesto de bienvenida.

Note la diferencia cuando usted hace el mismo gesto mientras hace cualquiera de las siguientes acciones: angoste el enfoque, empuje la lengua contra el paladar, apriete los labios o respire por la parte delantera de la nariz. Cuando usted induce tensión en la cabeza en cualquiera de estas maneras, el gesto de los brazos se sentirá menos acogedor. Usando los ojos, la lengua o la mandíbula para estabilizar la cabeza disminuye su sentido de espacio personal. Haciendo esto también limita su capacidad para la expresión.

UN SENTIDO DE ESPACIO

Nuestros oídos y ojos nos informan sobre nuestros alrededores. Cuando aprendemos a relajar cualquier tensión inconsciente dentro de la cabeza, nuestros sentidos de orientación son más capaces de organizar la postura. La orientación espacial es la fuente del levantamiento postural y el antídoto contra el peso de la gravedad. Sin un sentido de espacio, quedaríamos aplanados en el suelo, sin conciencia de nuestro potencial de movernos. Nos paramos y caminamos en respuesta a "lo que está alrededor", que solamente podemos llegar a conocer mediante los sentidos.

Cuando usted agarra el mundo con los ojos, o cuando la tensión en la mandíbula interfiere con el balancear delicado de la cabeza por los músculos sub occipitales, usted está usando la cabeza de mala manera para estabilizarse. Esto disminuye su percepción del espacio. Entonces, porque usted tiene un sentido inadecuado de apoyo de sus alrededores, busca estabilidad cerrando alguna parte a lo largo de la línea central.

Además de afectar el cuerpo, nuestra percepción de las dimensiones espaciales afecta a nuestras relaciones. Esta incluye relaciones con actividades, ideas y gente. La mayoría de nosotros sabemos cómo se siente el unirse con una tarea interesante o importante hasta el punto de perder la conciencia de sí mismo. En tales ocasiones a veces sobre trabajamos, cometiendo errores y dañando el cuerpo en el proceso. Cuando nos concentramos muy duramente en solucionar problemas mentales, estas preocupaciones no dejan espacio para que una nueva idea pueda ocurrir.

Perder el sentido de espacio entre usted y otra persona puede hacer que una relación se sienta tan intensa que uno pierde la conciencia de la base y el espacio personal. Unirse con otra persona es natural entre madre e infante y durante relaciones sexuales íntimas entre parejas, pero puede ser inmovilizador en otros contextos. La libertad para moverse dentro de una relación requiere no solamente que sostengamos nuestra base personal y un sentido de espacio, pero también que estemos conscientes del espacio entre nosotros y la otra persona.

Yendo adelante

Conduciendo a casa en un aguacero repentino, Mika siente su cuerpo endureciéndose. La autopista está resbalosa y las otras personas están manejando como locos. Un dolor impreciso en la base del cráneo le recuerda que debe dejar de mirar tan intensamente a través del parabrisas. Cuando ella empieza a usar su visión periférica, sus ojos se relajan y su jaqueca se evapora. Ella deja de estirar el cuello hacia adelante e inclusive suelta un poco su empuñadura en el volante. Un suspiro grande revela que ella estaba aguantando la respiración otra vez y empujando la lengua duramente contra la parte trasera del paladar. Ella había estado tratando de estabilizar la vista usando la lengua.

Mantener la postura saludable sigue huyendo de Mika. Entre más ella abre una zona de la postura, más parecen cerrarse otras. Tal vez usted ha tenido experiencias similares.

Mika tiene ahora una buena conciencia de cómo estabilizarse con respeto a su propio centro. Gradualmente, ella entiende más acerca de cómo la orientación al mundo alrededor de ella afecta su cuerpo. Pero todavía hay tantas sensaciones viejas y nuevas para experimentar —que es mucho para acoger.

Los hábitos toman mucho tiempo para desarrollar, por esto no es razonable pensar que cambiarán de la noche a la mañana. Como Alfredo le dijo hace un mes, Mika necesita relajarse. No va a llegar a ninguna parte si trata de implementar cada nueva conciencia inmediatamente, o con estar enojada con sí misma siempre que un hábito viejo vuelva a ocurrir. Y porque todas las seis zonas de la postura están conectadas por el sistema fascial, hacer un cambio inclusive en un área mejorará la postura entera.

El entender más completamente cómo la estabilidad y la orientación afectan el caminar, el hacer ejercicios y otras actividades, va a ayudar a Mika y a usted. La siguiente parte —"La moción"— le ayudará a poner todo esto junto.

CUARTA PARTE

LA MOCIÓN

No hay nada que usted puede hacer
sin moverse.

TWYLA THARP

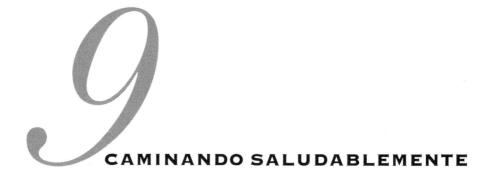

9
CAMINANDO SALUDABLEMENTE

No soy el pasajero,
Soy el viaje.

CHRIS SMITHER,
FOLKLORISTA

Desde que vio una reflexión desmoralizante de sí misma en la ventana de una tienda, Mika ha estado tratando de analizar cómo debe caminar. Ella estudia la manera en la cual la gente de su trabajo camina y también la de las estrellas de cine. Ninguna de éstas le parece elegante, con la excepción de bailarines y solamente cuando están bailando. Pero esta noche ella piensa que ahora sí ha encontrado su caminar perfecto. Ella está tan emocionada que ha invitado a su casa su vecino Alfredo para verlo.

"Es un documental acerca de las mujeres en África", ella le dice. "Sus vidas parecen ser terriblemente difíciles. Pero mira solamente esta parte". Y prende el aparato DVD.

La mujer camina a lo largo del camino de tierra, sus pies anchos y descalzos levantando uno poco de polvareda. El borde de su falda colorida tiembla en la brisa de la mañana y sus brazaletes tintinean y brillan en el sol. En la cabeza está balanceando un atado de ramas.

"He leído en alguna parte que los pies de un elefante oyen las vibraciones en la tierra", dice Mika. "Así es cómo se comunican. Ves, Alfredo, sus pies parecen como si pudieran oír cosas también".

La pelvis de la mujer tiene una oscilación sensual y las caderas suavemente amortiguan el impacto de sus pasos. Sus caderas parecen unir las mociones de las piernas y la columna en una forma ondulante. Su pecho y los hombros están abiertos y generosos, sus senos y el vientre llevados con orgullo femenino. Su cuerpo entero parece sentir la comunicación con cielo y tierra. De vez en cuando, se ríe en voz alta como si estuviera gozando del placer de su propia fiscalidad.

"Ella parece el agua viva", dice Alfredo, "y las ramas están flotando sobre su cabeza".

"¿Podemos aprender a caminar de esta manera?"

POSTURA EN MOCIÓN

Su caminar es su postura en moción. Ahora que usted ha aprendido a minimizar la tensión corporal innecesaria a través del uso saludable de las zonas de la postura, está listo para adoptar una manera más saludable de moverse. Cambiar su manera de caminar deja que usted sostenga los mejoramientos en su postura. En un día normal, usted toma cerca de diez mil pasos. Si usted pasa el día en el Mundo de Disney, caminará el doble de esto. Entre más sus pasos incorporan la postura saludable, más sana llegará a ser la postura.

Empezaremos nuestra exploración de caminar con una mirada cuidadosa de cómo su manera de percibir afecta su relación con la gravedad. Usted descubrirá que tiene una manera preferida de orientar el cuerpo antes de dar un paso, y que esta preferencia perceptual influye su caminar habitual. Con cultivar percepciones no familiares, usted descubrirá la elegancia que está escondida bajo viejos hábitos. En la segunda parte del capítulo, usted descubrirá la lógica anatómica que es la base de un caminar saludable. Cuando su caminar está en armonía con su diseño estructural, se convierte en algo eficiente y hermoso. La gracia es innata. Solamente se necesita desbloquearla y dejar que fluya.

Recuerde su excitación subiendo hacia la cresta de una montaña rusa, Su sistema nervioso está zumbando en anticipación por la caída que viene. Lo que hace este paseo tan excitante es el reverso instantáneo de las dos sensaciones de la gravedad en el cuerpo. La sensación del peso corporal es lo primario durante el ascenso. Mientras su corazón tal vez está en la boca, el resto de su cuerpo está siendo empujado hacia atrás y abajo, mientras el impulso del carro lo sella al asiento. En el último momento cuando todo parece desfondarse, su sentido del peso corporal desaparece como por magia y por un breve momento usted parece estar volando en el espacio.

Un paseo así es un juego con la gravedad —un juego que hemos amado desde nuestros primeros momentos en el asiento de un columpio. Hemos rogado a una hermana mayor que nos empuje una y otra vez para que podamos mantener la sensación momentánea de cuando nuestro cuerpo cambió de ser pesado a ser ligero. Disfrutamos de esta misma pérdida momentánea del peso y su recuperación cada vez que abruptamente para o empieza un ascensor. Estas sensaciones de peso y la ausencia de éste son nuestra orientación a las percepciones. La sensación de ser pesado nos dice en que dirección está abajo y la sensación de ser ligero nos da un sentido del espacio. Estas percepciones nos ayudan a pararnos erguidos.

ORIENTACIÓN ESPACIAL

Lo que mantiene el cuerpo sobre el planeta es más fácil de entender que lo que lo mantiene erguido. Nos sentimos arraigados porque el jale hacia abajo de la gravedad nos da la experiencia del peso corporal. Para vencer a la gravedad y movernos, tenemos que ser capaces de percibir nuestro ambiente espacial. Ida Rolf frecuentemente hablaba de un "gancho desde el cielo". En verdad, el cielo, cuando uno piensa en él como una metáfora para el ambiente espacial, es uno de los mayores colaboradores de nuestra postura erguida. Lo que nos hace levantar del suelo y nos mantiene arriba es nuestra relación con lo que está fuera de nosotros.

Usted puede probar esta noción con un experimento. Mientras esté parado relajadamente, levante un pie desde el suelo hasta una altura cómoda. Entonces cierre los ojos. Concéntrese en controlar su balance. Observe el grado de su tambaleo y el esfuerzo muscular que toma para continuar equilibrado. Descanse un momento y entonces equilíbrese otra vez sobre la misma pierna, cerrando los ojos. Esta vez enfoque su atención no en el cuerpo pero en los sonidos en la distancia —el canto de los pájaros, el ruido del tráfico. Si usted está haciendo esto en un espacio cerrado, oiga sonidos imaginarios, como las olas del mar o las campanas de la iglesia a través del pueblo.

Compare los resultados de los dos intentos. Es probable que usted estuviera más estable y coordinado la segunda vez. Cuando usted extendió su oído, su percepción espacial contra balanceó el tiro hacia abajo de la gravedad. Su oído extendido también conectó su equilibrio a los centros subcorticales. Esto le dejó eliminar un esfuerzo muscular excesivo. Usted experimentó un fenómeno similar en el capítulo ocho, cuando practicó expandir su enfoque visual.

Cuando a usted le falta la suficiente orientación espacial, lo convierte tan pesado que una acción simple, como pararse en una pierna, le toma el doble del esfuerzo necesario. Esto es verdad en cada cosa que hace. Usted sabe cómo se siente estar tan involucrado en el peso de una situación personal o en el trabajo que no puede moverse hacia algo que tal vez haría más ligera la carga. Usted se queda apegado a su proyecto, determinado a "acabar para las cinco". Darse un poco de espacio caminando alrededor de la manzana puede levantar sus espíritus y hacer que el trabajo sea más ligero.

Nuestro sentido de espacio nos permite que tengamos objetivos y destinaciones fuera de nosotros. Nuestro peso hace que el cuerpo rebote de la tierra para que el movimiento pueda continuar. Así el peso y el espacio son el inextricable yin y el yang del movimiento humano.

SU AXIS DINÁMICO

Su postura está continuamente evolucionando con relación a la tierra y su ambiente. El axis central del cuerpo no es un concepto abstracto. Es una experiencia perceptual dinámica y emocional del mundo. Al describir su humor —alto como un volador o bajo como un muladar— usted también describe su relación hacia el campo gravitacional.

Revisaremos cómo solamente una zona de la postura influye su relación con la gravedad. Cuando la tensión alrededor del suelo pélvico restringe sus caderas, sus piernas y la columna, éstos no pueden adaptarse libremente a las exigencias de la gravedad. Con la pelvis inmovilizada, usted no puede encontrar completamente su base con los pies, ni extender libremente la columna o levantar la cabeza y el corazón. Esto limita su habilidad para orientarse, porque usted va a tener que lograr la estabilidad de alguna otra manera como agarrar con los dedos de los pies, el vientre, el respiro o la mandíbula. La tensión resultante comprime las articulaciones y restringe las articulaciones fasciales, reduciendo su capacidad de moverse con facilidad.

Al haber trabajado en los capítulos anteriores, usted probablemente se ha dado cuenta de algunos hábitos que cierran su cuerpo durante el curso de la vida diaria. Un cierre en cualquier zona de la postura puede levantar el cuerpo hacia arriba o ponerlo muy firmemente hacia abajo. De cualquier manera, la tensión limita sus percepciones de orientación. Si el cierre habitual jala el cuerpo hacia arriba y lo retrae hacia abajo simultáneamente, éste se va a enroscar hacia adentro alrededor de su centro.

El sello de la postura saludable es la doble orientación —la capacidad de orientarse uniformemente con el suelo y sus alrededores. Cuando las zonas de la postura están libres de la tensión crónica, usted puede descansar en el abrazo de la gravedad y también levantarse desde él.

PREFERENCIAS PARA ORIENTARSE

Usted tal vez haya observado que ciertas exploraciones en este libro fueron demasiado simples para molestarse con ellas, mientras otras fueron casi imposibles. Tal vez alcanzando con el pecho abierto o encontrando su base con el dedo gordo del pie, usted se dijo a sí mismo, "no hay problema". No obstante, alguna gente encontrará diferentes prácticas desafiantes. Esto es porque algunas personas

Amigos

▼

Usted puede observar las preferencias de orientación en acción mirando repeticiones del programa popular de televisión, *Amigos*. Phoebe, la rubia un poco loca, es orientada al cielo. Todos sus atributos—su hablar, sus amores, su manera de pensar, hasta su ropa—están orientados al espacio. Ross también tiene su cabeza en las nubes. En la otra mano, Joey, con su pensar y mover lento, claramente está orientado hacia la tierra. Está tan conectado a la tierra que frecuentemente se encuentra atascado. Pero cuando sabe lo que quiere, puede animarse de todos modos para obtenerlo. Monica, también orientada a la tierra y algo difícil, muestra una vista práctica de todo. Chandler y Rachel tienen orientaciones físicas más adaptables y personalidades más versátiles. Ambos tienden a la quimera, pero pronto bajan otra vez al suelo.

se conectan con mayor facilidad con el suelo, mientras otras se orientan por el ambiente espacial. Las dos preferencias de orientación le llevan a dos estilos distintos de caminar.

La gente orientada a la tierra se mueve con un sentido innato del peso corporal. Su ritmo de caminar tiene un golpe fuerte hacia abajo. Cuando usted los mira, ve la confianza física que viene de una relación segura, provista por la gravedad.

Para la gente que se orienta espacialmente, el concepto de la base en la tierra es algo extraño. Esa gente pasa levemente sobre el suelo, un paso siguiendo a otro en un tamborileo continuo. Porque las tensiones les previenen ceder totalmente a la gravedad, la gente de orientación espacial no tiene mucho sentido del peso corporal. Esto hasta puede ser verdad para alguien que tiene sobre peso. De hecho, tener una habilidad pobre de sentir su base en el suelo puede ser una razón para tener exceso de peso.

Ambas maneras de orientarse tienen sus beneficios. Una relación fuerte con la tierra le da a usted un sentido seguro de su presencia personal y la capacidad de pararse firmemente en confrontaciones. La orientación al ambiente espacial nos deja relacionar con el mundo o movernos rápidamente de algo que pudiera dañarnos.

Todavía no entendemos cómo evolucionan las preferencias de orientación. Tal vez fueron programadas genéticamente o aprendidas de los movimientos de nuestras madres antes de que naciéramos. Tal vez son influenciadas por la cultura o derivadas de las respuestas a eventos traumáticos. De cualquier manera, cómo nos orientamos viene de una respuesta primitiva a nuestro ambiente. Es algo que hacemos con las regiones sub corticales de nuestros cerebros. No podemos cambiar nuestras preferencias de orientación usando el pensar consiente y cortical para dictar un comportamiento diferente. No obstante, porque fuertes preferencias de orientación pueden comprimir la postura e inhibir la libertad de acción, es importante encontrar algunos medios para modificarlas. El primer paso es familiarizarse con las sensaciones y los movimientos asociados con cada hábito de orientación. Para esto, otra vez necesitaremos considerar nuestra relación con la gravedad.

El primer día de una clase de geometría, usted aprendió que una línea recta se define como una vía entre dos puntos. La vía de la gravedad por nuestro cuerpo también es definida por dos puntos. Cuando usted se para, el centro de gravedad está ubicado aproximadamente dos dedos debajo del ombligo y al punto medio entre la parte delantera y la parte trasera del cuerpo. Este lugar está detrás de los intestinos y justo adelante de la tercera vértebra lumbar. Expertos en artes marciales hace mucho tiempo han reconocido este centro como el asiento del poder físico.

Cuando usted está sentado, el cuerpo tiene un centro de gravedad diferente. Éste está ubicado justo detrás de la parte superior del corazón y adelante de la columna entre los omoplatos. Un infante se estira para alcanzar hacia adelante y hacia arriba desde este centro, en su trayecto desde estar sentado a pararse. La evolución de los humanos desde moverse de cuatro patas a dos, se puede ver también como un trayecto iniciado por el centro superior de la gravedad.

La gente que se orienta por sus alrededores espaciales tiende a iniciar el caminar con el centro superior de gravedad. Los que se orientan con la base terrestre inician el movimiento con el centro inferior. La siguiente exploración le ayudará a identificar su centro de orientación preferido al observar como usted inicia sus pasos.

EXPLORACIÓN: PARAR E IR

Párese donde usted puede caminar por lo menos veinte pies en una dirección. Camine cinco o seis pasos hacia adelante, pare y empiece a caminar otra vez. Repita este proceso algunas veces. Es más fácil sentir su acción inicial si usted no tiene que invertir su dirección entre intentos.

Camine adelante rápidamente, como si alguien hubiera llamado su nombre. Trátelo algunas veces. Asegúrese de parar abruptamente después de cada breve caminata. Párese y relájese como si quisiera quedarse allí para siempre. Entonces comience otra vez.

Trate de sentir el cuerpo durante el instante justo antes de moverse. Observe si el cuerpo se establece hacia abajo en la pelvis y las piernas antes de tomar un paso, o si usted primeramente se levanta y va hacia adelante con el pecho. Estas acciones internas sutiles expresan su percepción primaria de orientarse. Indican si usted deriva más seguridad del suelo o de sus alrededores. Su preferencia de orientarse da forma a los patrones de tensiones en el cuerpo. La orientación habitual a la tierra o el cielo cierra la postura en cierto grado.

Algunos de ustedes sentirán inmediatamente el centro superior o el inferior llevando la acción. Otros sentirán solamente una alza ligera del cuerpo mientras comienzan el movimiento o un leve hundimiento antes de empujar hacia adelante.

Si usted no está seguro, pídale a un amigo que le observe. Recuerde, a menos que usted pare totalmente y se relaje antes de cada intento, tal vez no sentirá su ascensión ni su descenso preparatorio.

La forma de la postura no es lo mismo que la orientación. Alguna gente de orientación al suelo tiene el pecho ancho y abierto. Aunque esto es una parte común de la postura orientada al espacio, uno puede iniciar el movimiento desde el centro superior, inclusive si su pecho está cerrado. Igualmente, alguna gente con pecho ancho puede iniciar el movimiento desde el centro inferior. No se puede evaluar su preferencia de orientarse desde su postura parada. Lo que determina su preferencia no es la postura, sino la actividad sutil que ocurre dentro del cuerpo justo antes de moverse.

Ambas maneras de iniciar el movimiento son útiles, dependiente del contexto de una actividad. Muchas situaciones son mejor tratadas con alejarse de ellas —utilizando el espacio. Otras situaciones son mejor resueltas si mantenemos firmemente nuestra posición. Todos tenemos ambos tipos de destrezas, pero especialmente bajo estrés confiamos en nuestra preferencia natural de orientación. Pero la meta es ser adaptable. Una vez que usted haya reconocido sus hábitos de orientarse, puede descomprimir su postura cultivando las sensaciones de la preferencia contraria. De esta manera, usted involucra el cerebro subcortical para hacer cambios que no se puede lograr con la mente consciente.

Si la orientación espacial es su tendencia, promover sensaciones de peso corporal le ayudará a estar más conectado al suelo. Prácticas que promueven esto incluyen: Rendirse al exhalar (vea la página 93), Arenas movedizas (vea la página 160), Empujando el suelo (vea la página 162), y Suelo sagrado (vea la página 163).

Si usted tiende a estar orientado a la tierra, puede levantar su postura al expandir su percepción del espacio alrededor del cuerpo. Ejercicios que alientan la orientación espacial incluyen las prácticas: Inhalar la belleza (vea la página 92), y Toque de doble-vía (vea la página 141) y las exploraciones: Alcanzando (vea la página 132), Toque sagrado, toque vivo (vea la página 140), y Ojos receptivos (vea la página 176).

Nick aprende a bailar salsa

Nick, el paramédico, es una de esas personas que están orientadas al suelo. Durante el primer año que le dolía la espalda, todo lo que podía hacer era cuidarse y esperar. El dolor hacía que su mundo se achicara. Caminar en las montañas fue su salvación. Con llevar sus percepciones hacia afuera y arriba, los árboles y las cumbres de las montañas le ayudó a descomprimir la columna.

Ya hace más de un año que Nick ha estado libre de dolor. Ya era tiempo de hacer algo diferente, pero, ¿quién hubiera soñado que esto sería lecciones de baile? Tuvo que admitir que Carmen lo tenía completamente infatuado.

Le tomó algunas lecciones para que pudiera confiar que los nuevos movimientos no lastimarían sus caderas y columna. Pero Carmen —que baila como un pájaro libre y exótico— insistió, rogándole que siga con ellas y por eso él continuó. El secreto fue dejarse ir. No había manera de controlar la música salsa, y cuando él dejo de tratar demasiado, se sintió bien. Fue cómo la sensación gozosa que sentía de niño cuando se estaba deslizando en su trineo por la nieve.

LA ANATOMÍA DE ORIENTACIÓN

Cualquier músculo trabaja más eficientemente cuando los dos extremos que lo sujetan al esqueleto están en su extensión más larga, justo antes de que éste se contraiga. Por ejemplo, el bíceps flexiona el codo más poderosamente cuando el brazo está extendido en vez de flexionado antes de empezar.

Esto también es verdad para el cuerpo entero. El movimiento es más dinámico, eficiente y elegante cuando hay una distancia óptima entre los pies y la corona antes de que usted se mueva. El uso correcto de las zonas de la postura permite que este alargamiento ocurra. Lo que es crucial para la postura abierta requerida para el caminar saludable es la longitud en un músculo específico, el psoas mayor. El psoas es parte de la zona de postura del núcleo, pero ya que corre longitudinalmente, su mayor función es el movimiento en vez de la estabilización.

Los músculos psoas están situados muy profundamente en el abdomen. Alinean la parte delantera de la espina dorsal lumbar, empezando desde el diafragma y pasando por detrás de los riñones y los intestinos. Entonces cruzan sobre el borde delantero de la pelvis y se ligan al interior de la parte superior de los muslos. Los músculos psoas de la derecha y la izquierda son como un par de suspensores dentro del cuerpo, conectando las piernas a la columna.

La acción normal del psoas es doblar la cadera y columpiar el muslo hacia adelante en el curso de tomar un paso. Los músculos psoas de la derecha y la izquierda trabajan alternativamente. Mientras un lado se contrae

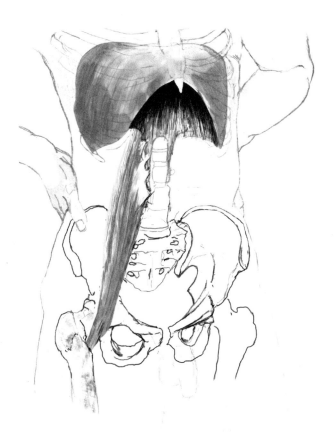

Fig. 9.1. La fascia de la crura del diafragma se junta con las fibras superiores del psoas. Este "músculo como suspensores" es el único músculo que conecta directamente las piernas a su espina.

La acción de los psoas y preferencias de orientación

▼

Un músculo puede contraerse retrayendo los dos extremos hacia su centro, o jalando un extremo hacia el otro. Si un extremo está siendo jalado, la acción resultante será diferente que cuando el otro extremo está jalado. Sus músculos *psoas* que están en la ingle pueden jalar desde cualquier extremo, produciendo dos estilos diferentes de caminar. Gente orientada al suelo asegura el extremo inferior de los psoas y esto causa que sus pasos lleven el torso hacia adelante para encontrar la pierna. La gente con orientación espacial que inicia el movimiento desde el centro de gravedad superior, columpian sus piernas hacia adelante para encontrar el tronco. Es una diferencia sutil pero obvia, una vez reconocida. Phoebe y Joey del programa de televisión, *Amigos,* encarnen estos dos estilos de caminar. Si usted es aficionado de los musicales antiguos, también reconocerá la diferencia mientras mira a Gene Kelly y a Fred Astaire. En el caminar saludable, los músculos psoas trabajan dinámicamente, sin estar asegurados en ningún extremo.

para llevar la rodilla hacia adelante, el otro se relaja y se estira en preparación para el siguiente columpio de la pierna.

Al levantar la caja torácica, la respiración saludable alarga los adjuntos de los músculos psoas superiores. Soltar las tensiones alrededor del suelo pélvico y las caderas alarga el borde inferior del psoas. Cuando el suelo pélvico, el diafragma y el corsé interno funcionan como deben, los músculos psoas se contraen para producir el movimiento de las caderas. No obstante, tensión en el suelo pélvico, un corsé exterior corto, respiración restringida, o cualquier cierre postural puede hacer que la contracción del músculo cree una tensión estacionaria en vez de una acción dinámica. Si el comprimir del tronco previene que la pelvis y la columna roten, los músculos psoas se ponen crónicamente cortos y tensos. En vez de ser como unos suspensores elásticos, los músculos psoas se convierten como dos rígidos pilares de estabilización. Esto limita la participación de los músculos psoas en el caminar.

Recuerde la práctica: Mecer sacro ilíaco (vea la página 48). Cuando haga este ejercicio prestando atención en liberar lentamente el sacro desde la cumbre hasta el fondo, usted alarga sus músculos psoas. Esto restaura su potencial para la actividad dinámica. La siguiente práctica le dará una manera diferente de alargar sus psoas.

PRÁCTICA: TRACCIÓN REALZADA DE PARED

Usted empezó esta práctica en el capítulo seis, donde fue presentada como una manera de liberar su tórax y los hombros (vea la página 134). Párese con los dedos de los pies cerca de tres pulgadas de la pared, alineando las piernas para que las rodillas miren hacia ella. Descanse su esternón inferior y su frente en la pared. Deslice las palmas abiertas hacia arriba y llévelas por encima de la cabeza tan lejos como pueda cómodamente. Pegue la piel de las palmas y los dedos a la superficie de la pared. Enderece los codos y ruede las axilas hacia la pared. Descanse en este estiramiento mientras usted se recuerda a sí mismo de respirar por la parte inferior y trasera del tórax. Esté consciente de la piel en las plantas de los pies. Relájese, alárguese y conecte todos los dedos de los pies al suelo. Encuentre equilibrio usando el seno del tarso —el hoyuelo del pie. Relaje cualquier tensión alrededor del suelo pélvico.

Ahora, sin permitir que las manos se muevan ni un poco, lentamente mueva las cumbres de los huesos de las canillas hacia adelante. Esta acción flexionará sus caderas, sus rodillas y los tobillos *Sus* rodillas se moverán hacia adelante dos o tres pulgadas máximo. Manténgase en esta tracción adicional por algunos ciclos de respiración.

Lo que usted debe sentir es una elongación sutil de la espina dorsal lumbar, mientras las rodillas se doblan y esta tracción alarga sus psoas. Si los brazos y el tronco están libres del restringir fascial, usted sentirá como si el sacro está suspendido por sus manos.

Después de algunos respiros, empuje lentamente las manos aun más arriba en la pared, enderezando las piernas al alcanzar hacia arriba. Esto le da una nueva posición para comenzar. Lentamente repita el proceso entero, siempre chequeando para estar seguro que el esfuerzo no está causando cierre en cualquier zona de la postura.

Usted tal vez encontrará que el restringir en sus hombros y la columna superior le previene de acceder los músculos psoas. En tal caso, siga practicando el estiramiento sin que las rodillas se doblen hasta que usted logre más flexibilidad en la parte superior del cuerpo. La tracción es beneficiosa, inclusive si usted todavía no es capaz de lograr el estiramiento completo de los músculos psoas.

Después de que usted haya repetido el ejercicio de la tracción dos o tres veces, deslice gentilmente los brazos hacia abajo y tome un paso lejos de la pared. Tome un momento para dejar que el cuerpo procese la información que usted le ha dado. Cuando usted se sienta descansado, pase algunos minutos explorando los efectos de la práctica en su caminar. Entre más su cuerpo pueda adaptarse al estiramiento, más acción giratoria se permitirá en la columna, porque hay descompresión. Usted tal vez notará una nueva movilidad no acostumbrada de la columna mientras camina.

Mientras usted camina, tome ventaja de la conciencia que ha ganado de los capítulos anteriores. Involucrando su TA soportará las acciones giratorias de la columna inferior. Involucrar los serratos para apoyar la oscilación de los brazos también apoyará la movilidad de la parte superior de la columna. Acceder la visión periférica y la conciencia espacial contribuirá a levantar el cuello y a aliviar el peso del pecho. Caminar usando el talón entero, en vez de solamente su límite trasero, llevará el cuerpo hacia adelante sobre los pies y activará su potencial como resorte.

EMPUJANDO Y ALCANZANDO

Nuestras dos percepciones de orientación se correlacionan con dos acciones físicas específicas cuando nos levantamos de sentados a parados. Si usted está orientado al suelo, con un sentido claro del peso corporal, empujar viene a ser una acción natural. Para moverse desde una posición sentada al pararse usted tiende a inclinar el peso hacia adelante y empujar hacia el suelo con los pies.

Si usted se orienta espacialmente, las acciones de alcanzar se sienten naturales. Usted se levanta de la silla al mirar hacia donde está yendo y alcanzando hacia adelante con el pecho. Es posible que usted hasta tome un paso adelante antes de que esté totalmente erguido. No se le ocurre a usted propulsarse desde el suelo para levantarse, porque esta acción no se siente familiar.

Si usted es consciente que su postura es orientada a la tierra, puede desarrollar su orientación espacial practicando acciones que involucran alcanzando. Si su cuerpo se orienta espacialmente, usted puede cultivar un sentido de peso desarrollando acciones de empujar. Cultivando gestos menos familiares hace que su coordinación sea más adaptable y libra todas sus articulaciones, inclusive las fasciales, para poder caminar saludablemente. La siguiente práctica estimula el empujar y el alcanzar en igual medida.

PRÁCTICA: MESA VOLADORA AVANZADA

Esta práctica, cuando hecha cuidadosamente, une la mayoría de lo que usted ha aprendido en una sola meditación. Mediante esto, usted practicará las acciones de orientación empujando y alcanzando, Chequee sus zonas de postura e involucre los músculos necesarios para el caminar saludable. La coreografía de esta práctica es igual a la práctica: Mesa voladora del capítulo cinco (vea la página 112), pero los detalles añadidos la hacen más comprensiva y poderosa. Repase la práctica anterior antes de tratar la nueva.

Póngase de manos y rodillas sobre una alfombra o tapete. Tenga las muñecas directamente debajo de sus axilas y las rodillas directamente debajo de las articulaciones de las caderas. Ponga una frazada doblada debajo de los tobillos si están demasiado duros para contactar el suelo. Establezca la respiración lenta y moderada por la nariz hacia la caja torácica inferior. Libere el triángulo de atrás del suelo pélvico. Mire al suelo como doce pulgadas delante de las manos. Al mismo tiempo, deje que la visión periférica registre lo que está alrededor.

Esté consciente de hacer un contacto uniforme con la piel de los dedos, las palmas y los talones de las manos. Retraiga los límites de sus axilas adelante hacia el suelo para activar los serratos. Sienta el contacto del suelo o la frazada contra la piel de las canillas, los tobillos y las cumbres de los pies. Balancee las sensaciones entre las manos y las canillas. Busque un contacto igualado de la piel en las cuatro "patas" de la mesa.

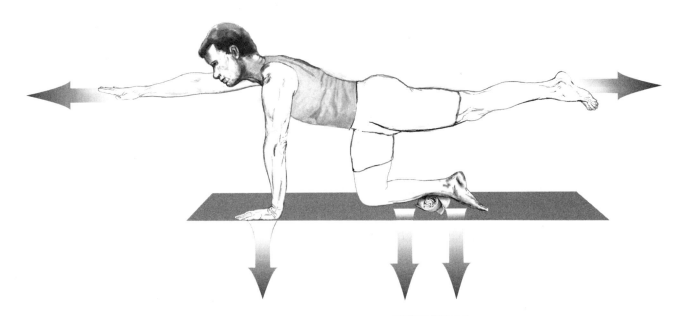

Ahora, empujando hacia abajo con las manos y los pies, añada algunas onzas más de presión en los cuatro apoyos. Si todas las zonas de la postura están abiertas, este empuje ligero resultará en la sensación característica de actividad del corsé interno.

Mantenga la sensación de empujar al suelo mientras usted transfiere cuidadosamente su peso en tres apoyos. Entonces enderece la pierna derecha hacia atrás y hacia arriba. Mueva la pierna como si quisiera alcanzar algo con la parte más sensible de los dedos de los pies. Avive los dedos de los pies. En este punto usted está empujando con tres extremidades y alcanzando con una. Module sus esfuerzos para que sienta que está alcanzando al mismo grado en el cual usted está empujando.

Asegúrese que esté respirando en un ritmo parejo por toda esta práctica. Tal vez usted se dará cuenta que su enfoque visual se angosta mientras intenta de estabilizar el equilibrio. Suavice los sub occipitales al sostener la vista receptiva y relajando la mandíbula.

Suavemente transfiera su peso a dos suportes mientras alcanza hacia adelante con su mano izquierda. Imagínese que la piel en las yemas de los dedos está buscando contacto con el deseo de su corazón. *Ahora usted* tiene dos extremidades alcanzando y dos empujando. Balancee sus esfuerzos para que las acciones de empujar y alcanzar se sientan uniformemente energéticas. Deje que la mano y la canilla que están tocando el suelo sientan las sensaciones de empujar

Fig. 9.2. Añadiendo las sensaciones de alcanzar y empujar a su práctica de mesa voladora le ayuda a rediseñar sus percepciones habituales de orientación.

hacia el suelo. Deje que la otra mano y el pie sientan completamente la acción de alcanzar. Mire más allá de la mano que está alcanzando. Sostenga sus acciones por uno o dos respiros y entonces lentamente y con control vuelva a la posición del comienzo. Repita usando el brazo y la pierna contrarios.

Note la diferencia entre solamente levantando las extremidades como usted aprendió en esta práctica en el capítulo cinco, y dando significado a sus acciones como está haciendo ahora. Cuando empuja y alcanza como si quisiera tocar algo, usted siente sus músculos trabajando en conjunto en vez de como entidades separadas. Además, la oposición de alcanzar y empujar automáticamente evoca la estabilización del núcleo sin que usted piense en ella. Recuerde que la contracción TA es una acción natural de orientarse, una de las primeras cosas que pasa cuando usted hace un gesto con una extremidad. Así, hacer esta práctica como un gesto significativo en vez de una acción abstracta, automáticamente involucra su corsé interno. También, con involucrar su piel-inteligencia táctil, usted integra su movimiento en los niveles más profundos del sistema nervioso. Practique dos o tres repeticiones de esta práctica cada mañana para ayudar a cambiar el patrón de su orientación habitual. Siempre tome un momento después de su práctica para observar el efecto sobre su andar.

Carmen sale

"Estás segura que te sientes bastante bien para salir?" Teresa se preocupa que Carmen está sobre extendiéndose entre su trabajo y la universidad, y ahora éste nuevo joven.

"Estoy bien, Mamá", Carmen responde desde el baño. No hay manera de dejar que Nick salga a bailar sin ella. Él estaba tan nervioso al comienzo, pero ella pudo ver que le gustaba la música. Continuó por tres lecciones mientras ella observaba que su reserva estudiada empezaba a derretirse. Y ahora todas las otras mujeres desean bailar con él.

Carmen sacude el pelo para probar el efecto de sus aretes. Ella luce bien. Pero, un minuto . . . la blusa nueva no cabe como cabía en la tienda. Ella chequea el tamaño. La blusa está bien pero su cuerpo parece todo agachado. Entonces, ¿qué es lo que pasó? Ella repasa mentalmente los puntos importantes: el suelo pélvico liberado, el apretón de bikini, la respiración. . . pero, claro. Había tosido por una semana entera — y ¿quién hubiera dicho que esto tendría tanta influencia en su postura?

Carmen hace un estiramiento contra la pared para restaurar la sensación de apertura en el pecho. Le toma unos minutos para que sus músculos tensos se suelten, pero cuando se aleja de la pared, las arrugas en su blusa han desaparecido.

¿Cómo caminan los humanos?

La investigación sugiere que los humanos han estado caminando en dos piernas por 3,5 millones de años; esto parecería bastante tiempo para aprender a hacerlo bien. Pero usted solamente necesita observar un niño pequeño para saber que el caminar no es una proposición simple. Tomar pasos requiere balancear sucesivamente el armazón del esqueleto segmentado sobre una pierna y luego la otra. Un niño de dos años se oscila precariamente con los brazos abiertos, y va a toda velocidad sin saber cómo detenerse. Párese ahora y trátelo. Imite a su sobrina o sobrino. La falta de coordinación del niño muestra su inmadurez. Sus pies son como unos pequeños embutidos, las piernas se tambalean y los brazos y la columna están tensos, pero eso sí es un comienzo.

En el capítulo uno, se le introdujo a la idea de que el caminar debe consistir en un movimiento de tres planos: hacia delante y atrás, hacia los dos lados y alrededor de la línea plomada corporal. Para dar un paso moviéndose de dos piernas a una, nosotros, como cualquier infante, debemos transferir nuestro balance hacia los lados. Un estilo de caminar que da demasiado énfasis en esta moción de lado a lado es el caminar estereotípico de un atleta.

Si usted mira una banda marchando, puede ver una exageración de la moción desde adelante hacia atrás. Porque sus instrumentos deben permanecer fijos para ser tocados, los músicos endurecen sus caderas y tronco. Se inclinan hacia atrás y caminan con una moción de pateo de las rodillas. También los soldados marchan de esta manera, el "paso de ganso" siendo un ejemplo extremo. Los ojos están fijos hacia adelante y los cuellos y las columnas mantenidos rígidamente. Las piernas y los brazos se columpian robóticamente. Tal movimiento tiene un efecto hipnótico que puede levantar el

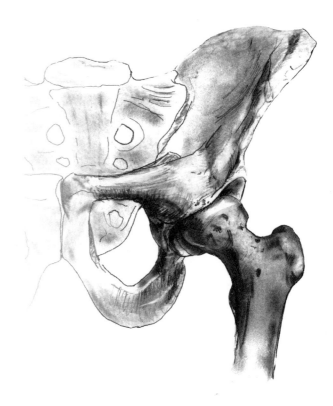

Fig. 9.3. La articulación esférica deja que su pelvis rote mientras usted camina.

espíritu de un colegio o el patriotismo, pero evitaríamos a alguien caminando así en el supermercado local. Instintivamente reconocemos el movimiento como no humano.

Cuando la moción desde adelante hacia atrás domina el caminar, los talones escarban para conseguir apalancamiento para jalar el cuerpo hacia adelante. Esto es cansador porque el contacto esforzado del talón realmente bloquea el impulso. Entonces el cuerpo tiene que trabajar más duramente para alcanzar los pies.

La moción rotaria y horizontal está demostrada por las mujeres que caminan oscilando las caderas. En este estilo de caminar, la pelvis pivotea alrededor de la cintura, pero el movimiento no está reflejado por la parte superior de la columna. Porque la moción rotaria está restringida a la parte inferior del cuerpo, lo notamos. Lo vemos como algo torpe o seductivo, pero no realmente elegante.

El uso más natural y eficiente de nuestras articulaciones y tejidos suaves envuelve los tres planos de moción en una coordinación perfecta. Cuando las tres mociones ocurren simultáneamente, se combinan como corrientes espirales en una masa de agua. Cuando vemos movimiento humano que tiene esta cualidad de fluidez, respondemos porque nuestros propios cuerpos están basados en agua. En nuestras mentes lo llamamos hermoso. Veamos brevemente el rasgo anatómico que permite que esta fluida moción de planos múltiples ocurra.

La clave para el caminar saludable se encuentra en un rasgo muy poco entendido de la articulación de la cadera. La ingeniería de la articulación esférica de la cadera permite que el muslo se mueva en casi toda dirección. La única articulación en el cuerpo con un rango de moción más amplio es el hombro. Esto parece raro porque el caminar convencional requiere solamente que las piernas se columpien hacia adelante y hacia atrás. La capacidad de rotación de la cadera tal vez parece ser diseñada exclusivamente para bailarinas o "kick boxing".

El diseño de esta articulación esférica tiene un propósito más allá que el de mover la pierna en todas las direcciones. La articulación de la cadera permite que la pelvis, y así el cuerpo entero, se mueva con relación a las piernas. Usted usa esta capacidad "hacia adelante y atrás" de esta articulación cuando se agacha desde las caderas. Pero las articulaciones de la cadera también dejan que la pelvis ruede alrededor del axis central del cuerpo. Porque la mayoría de la gente da pasos manteniendo la pelvis sin moción y flexionando el muslo, no se nos ocurre que la rotación de la pelvis puede contribuir a la acción de la pierna hacia adelante. De hecho, el muslo y la pelvis se rotan en contra a cada paso.* La moción pélvica es una función natural de la articulación de la cadera cuando usted se mueve desde una postura parada en dos piernas a la de una pierna al caminar. Las siguientes dos exploraciones le ayudarán a entender esto.

*David Clark y Gael Ohlgren, "Natural Walking [El caminar natural]," *Rolf Lines* 23 (1995): 21–29.

EXPLORACIÓN: ROTACIÓN DE LA CADERA

Párese con el peso distribuido uniformemente sobre ambos pies. Gradualmente cambie el peso a la derecha hasta que usted esté descansando sobre su pie derecho. Deje que el pie izquierdo toque el suelo pero sin que el peso esté sobre él. Relaje y deje que la pelvis ceda sobre la articulación de la cadera derecha. Usted observará que mientras la pelvis se recuesta, el muslo derecho rota muy ligeramente hacia adentro a la izquierda. La pierna no hace esto mediante ninguna acción muscular, pero como resultado de la relajación en la cadera. Cuando usted está parado, la rotación interna es la acción natural del muslo mientras la cadera cede a la gravedad. Pero hay algo más. Observe que la pelvis se ha rotado muy levemente hacia la pierna derecha.

Trate este experimento en el otro lado. Gentilmente ceda su peso desde la postura de dos pies hacia la pierna izquierda. La rodilla izquierda llega a estar debajo del cuerpo al rotar hacia el centro, mientras el ombligo gira algunos

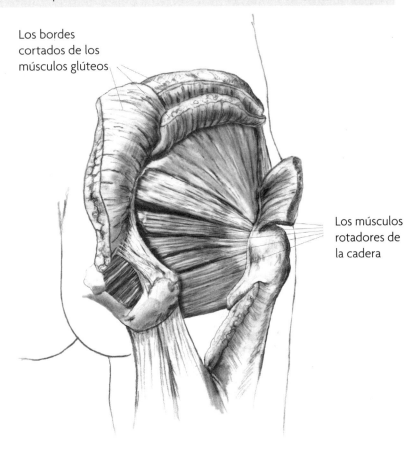

Los bordes cortados de los músculos glúteos

Los músculos rotadores de la cadera

Fig. 9.4. Los músculos profundos rotadores de la cadera actúan en contra de la rotación hacia adentro, del muslo, causado por la gravedad.

Estiramiento para la apertura de las caderas

▼

Si sus caderas están demasiado apretadas para sentir algo de moción en la pelvis, usted necesitará hacer algo para abrir sus articulaciones. El físico culturismo puede ayudar en este caso, y en yoga abundan estiramientos para esta región. Él que está sugerido aquí es una manera simple de empezar.

Échese de espaldas con las rodillas dobladas, las piernas paralelas una a la otra, y los pies en el suelo. Cruce el tobillo derecho sobre la rodilla izquierda. Coja la parte trasera de su muslo izquierdo con las manos y traiga su rodilla izquierda hacia el pecho. Usted debe sentir el estiramiento en la articulación de la cadera derecha. Descanse mientras estira por hasta ocho respiros lentos y moderados. Asegúrese que no esté tensando el suelo pélvico, los hombros, la garganta o la mandíbula. Repita a cada lado dos o tres veces. Entonces camine un poco para sentir la libertad aumentada en las caderas.

grados a la izquierda. Como resultado, el ombligo y la rodilla quedan alineados.

Con el muslo y la pelvis curvando uno hacia el otro, usted ha movido el axis central sobre la pierna soportando el peso. La contra rotación prepara la articulación de la cadera como un resorte tenso, torciendo sus músculos y ligamentos. Cuando la articulación se desenrosca, levantará la pelvis y contribuirá a la moción hacia adelante en la pierna contraria. Usted sentirá esto en la siguiente exploración.

EXPLORACIÓN: CONTRA-ROTACIÓN

Suelte la pelvis hacia la cadera derecha como en la exploración anterior. El pie izquierdo debe tocar el suelo pasivamente. Descanse la mano derecha levemente a través del glúteo, justo detrás de la articulación de la cadera derecha. Ahora, sin usar la pierna izquierda para ayudar, levante la pelvis hacia arriba hasta la posición de dos piernas. Al hacer esto, el muslo derecho empieza a invertir su rotación, una acción que empuja la cadera izquierda hacia adelante. Los músculos que usted ha usado se encuentran profundamente en el glúteo derecho. Tal vez usted sintió su actividad debajo de la mano.

Repita este experimento. Esta vez, mientras la pelvis se levanta de la cadera derecha, deje que la pierna izquierda responda. Deje que el impulso de la acción de la cadera derecha empuje el pie izquierdo hacia adelante con el siguiente paso.

ANATOMÍA: LOS ROTADORES MISTERIOSOS DE LA CADERA

El sutil enrollarse y desenrollarse de las articulaciones de las caderas que usted experimentó en las exploraciones: Rotación de la cadera y Contra-rotación es el secreto del caminar saludable. Además de algunos músculos grandes que operan la articulación de la cadera, hay seis músculos pequeños con la función primaria de girar los muslos hacia afuera. Éstos están ubicados debajo de los músculos glúteos. Este es un rasgo anatómico curioso, porque ordinariamente la gente no se mueve hacia los lados como los cangrejos. No obstante, la razón para estos músculos es obvia cuando usted entiende que el efecto natural de la gravedad es la rotación del muslo hacia adentro. Con cada paso, el muslo rota levemente de afuera hacia adentro en respuesta a la gravedad, y entonces sutilmente hacia afuera otra vez, mientras los rotadores de las caderas le ayudan a éste a resistir la gravedad y empujar desde el suelo.

El leve rodar del muslo hacia adentro está coordinado con una acción leve del pie desde afuera hacia adentro (supinación a pronación), mientras se mueve de llegar al suelo hasta empujarse de él. La relajación de las caderas deja que el peso corporal contribuya al poder del empuje. Si las caderas no pueden relajar y aceptar el peso del cuerpo mientras está cambiando de una pierna a la otra, la conclusión del empuje será interrumpida por la acción de la pierna yendo hacia adelante. Esto explica el porqué del patrón común de caminar jalando el tronco hacia adelante con la pierna delantera. En el caminar saludable, el torso está impulsado hacia adelante por el empuje de la pierna de atrás.

Porque el caminar es tan habitual, revisar la manera en que usted camina puede solamente ser un proceso gradual. Aunque *Las nuevas reglas de la postura* ha sido una preparación para este intento, todavía usted necesita proceder poco a poco, recordando que los centros del cerebro inferior tienen que asimilar muchas sensaciones nuevas para coordinar su caminar de una manera que se sienta natural. Las dos prácticas siguientes le ayudarán a cultivar las sensaciones saludables del movimiento en la pelvis, las caderas y la columna.

PRÁCTICA: GIRÓSCOPO PÉLVICO

Use esta práctica para traer conciencia a las articulaciones de las caderas y la pelvis. Para empezar, párese cómodamente con el peso uniformemente distribuido sobre los pies. Relaje las rodillas y los tobillos. Imagínese que su coronilla está suspendida del cielo, y que el sacro está suspendido de la coronilla.

Ahora finja que la inclinación del cóccix es un crayón mágico que usted puede usar para dibujar diseños en el espacio alrededor suyo. Empiece con un simple círculo. Mueva lentamente su crayón en un círculo suave como las agujas de un reloj. Relaje los tobillos, las rodillas y las caderas. La pequeña moción circular del cóccix resulta en un movimiento amplio de la pelvis entera. Sienta cómo la pelvis está suspendida sobre las articulaciones esféricas de las caderas.

Ahora haga su círculo en la dirección opuesta (en contra de las agujas de un reloj). Pase más tiempo haciendo círculos en la dirección que se siente menos fácil o familiar. Para evitar controlar el movimiento con sus nalgas, suelte el triángulo de atrás del suelo pélvico. Usted no necesita empuñar el crayón para que éste se mueva. Relaje también las manos, la mandíbula y los ojos.

Haga su círculo tan despacio, suave y redondo como es placentero. Lo más lentamente que esté echo, lo más que usted interrumpe su coordinación habitual. En la otra mano, tratar de hacer un círculo perfecto le pone en el estado de mente equivocado para que su cerebro reptiliano integre los nuevos movimientos. Deje que el movimiento se sienta bien. Deje que corra hacia abajo hasta los pies y hacia arriba a lo largo de la columna hasta su sonrisa.

Después de uno o dos minutos de hacer círculos en el plano horizontal, experimente haciendo círculos de adelante a atrás y de arriba a abajo. Haga floreos y ochos en el aire; usted está solamente limitado por su imaginación. Siéntase libre de escuchar música porque realmente usted está bailando. Una vez que las caderas se sientan calientes y fluidas al hacer esta práctica, trate de sostener estas sensaciones mientras usted camina. Para mucha gente, solamente darse cuenta que las caderas son articulaciones esféricas y saber que una cierta cantidad de rotación pélvica es anatómicamente correcta, les deja relajar esta área lo bastante para permitir la moción sutil de rodar que es el caminar saludable.

PRÁCTICA: ESPIRALES DE LA COLUMNA MIENTRAS ESTÁ SENTADO

En el caminar saludable, la pelvis entera no solamente rota, pero también se tuerce internamente. El ilium de la derecha se mece hacia atrás mientras la pierna derecha se columpia hacia adelante, y mientras la pierna izquierda se columpia hacia atrás, el ilium de la izquierda se mece hacia adelante. Los dos ilias se mecen muy sutilmente una y otra vez alternándose a los dos lados del sacro. Por suerte, usted no necesita entender totalmente esta mecánica para que el movimiento pélvico saludable pueda ocurrir. Practicar el mecer del sacro le ayudará a movilizar las articulaciones sacro ilíacas para que las ilias puedan rotarse como deben. Empiece con revisar la práctica: Mecer sacro Ilíaco del capítulo dos (vea la página 48).

Ahora mientras usted está sentado en una silla firme pero acolchada, recuerde las instrucciones del sentarse saludablemente y la respiración. Ponga los pies en el suelo para que los muslos estén paralelos y los tobillos estén justo adelante de las rodillas. Lentamente mueva la rótula derecha hacia adelante cerca de una pulgada mientras usted permita que el hueso de sentarse de la izquierda ruede hacia atrás. El movimiento es tan sutil que alguien observándole no lo notaría. Entonces lenta y suavemente invierta el movimiento. Mientras la rodilla izquierda alcanza hacia adelante, el hueso de sentarse derecho rueda hacia atrás. Si usted pone los dedos ligeramente a través de su ilia, será capaz de sentirlas meciendo en direcciones contrarias.

Mientras usted continúa la moción alternativa por las articulaciones SI, sienta la respuesta de las vértebras lumbares. Pase algunos minutos observando la moción ondulante sutil corriendo hacia arriba a lo largo de la columna. Sea consciente de la manera en que el rombo del suelo pélvico cambia de forma mientras las dos ilias se mecen. La adaptabilidad en el suelo pélvico es crucial para la articulación de las articulaciones sacro ilíacas, las caderas y la espina dorsal lumbar.

Si usted tiene dificultad sintiendo esta moción, revise su posición de sentarse. Las vértebras lumbares requieren una curva neutral para ser capaces de rotarse cómo deben. El triángulo de atrás del suelo pélvico debe estar espacioso y la pelvis entera debe estar inclinada levemente hacia adelante. La espina dorsal lumbar debe estar gentilmente curvada, no plana. Si usted tiene el hábito de inclinar la pelvis hacia atrás, esto puede ayudarle a dejar que el hueso púbico se hunda hacia el suelo. Su curva lumbar también tiene que estar bien estabilizada. Sienta esta contracción tan valiosa del corsé interior de un 10 a un 25 por ciento.

Si la columna está bastante libre, usted sentirá su pecho rotando al contrario de la pelvis. Pero no fuerce el cuerpo superior a rotar. Hacer esto solamente confundirá su coordinación y se sentirá artificial. La columna solamente va a lograr el rendimiento correcto al relajarse. Si estos movimientos sutiles le eluden, olvídelos por ahora.

Usted logrará la movilidad en la columna al descomprimirla. Descomprima la postura al orientarse uniformemente a la tierra y el cielo. La orientación abierta, en su turno, promueve la estabilización abierta por las zonas de la postura.

La epifanía de Mika

"¿Quién hubiera pensado que estaríamos aprendiendo a caminar otra vez?" dice Mika. Ella está tratando de hacer círculos con su cóccix, pero su pelvis se siente como un bloque de madera.

"Trata de sentarte en la pelota de ejercicios", sugiere Alfredo.

Después de que Mika deja que el suelo pélvico se recueste en la superficie suave de la pelota, encuentra más fácil hacer círculos con su pelvis. Ella puede sentir las sensaciones del movimiento en las caderas como si fuera la primera vez. Cuando se levanta, tiene una sensación única de estar cerca del suelo. Aun más raro es cómo se siente al caminar. La soltura en las caderas se siente bien —hasta sexy. ¿Podría ella caminar así en público?

De repente, la imagen de una mujer vestida en un kimono elaborado de boda está en su mente. Súbitamente, ella está sacando cajas de un closet. Y después de unos minutos, tiene en la mano una vieja fotografía.

"Mira, Alfredo! No es sorprendente que mis caderas no se mueven. Camino como mi abuela".

LOS INCREMENTOS DE CAMINAR

Coordinar las acciones de las articulaciones sacro ilíacas, las de las caderas, la columna, las piernas y los pies es una tarea demasiada compleja para ser dominada por la mente consciente. Para cultivar el caminar saludable, usted necesita practicar los elementos de caminar como asuntos sensoriales individuales. Cuando usted empieza a tomar pasos secuenciales, tiene que olvidar lo que ha practicado y dejar que los centros de movimiento sub corticales coordinen las secuencias.

Las siguientes tres prácticas le ofrecerán a usted un repertorio de sensaciones, de las cuales cada una contribuye al caminar saludable Practique cada una separadamente, permitiendo el tiempo para que su cerebro subcortical integre el movimiento. No trate de coordinar los elementos analizando cómo caben juntos. El cerebro analítico va solamente a confundir todo y le dejará frustrado.

PRÁCTICA: INICIANDO UN PASO

En esta práctica, usted ensayará la acción interna de la orientación que debe tomar lugar un instante antes de que usted tome un paso. Párese con el peso uniformemente distribuido en los pies. Tome tiempo para que la piel-inteligencia de los pies registre el suelo. Es más fácil hacerlo descalzo, pero usted debe también aprender a sentir el suelo por las plantas de sus zapatos. Tenga abiertos el suelo pélvico, la caja torácica, los hombros y la mandíbula.

Empuje gentilmente hacia el suelo con las partes delanteras de los pies, mientras simultáneamente levanta el corazón. Usted debe experimentar esta acción como una elongación sutil del axis central, un gesto interno que se mueve simultáneamente hacia abajo en la tierra y afuera hacia el mundo. Descomprimiendo su estructura, la acción hace campo para la moción rotaria de caminar.

Usted puede asistir el levantamiento del centro superior de gravedad inhalando mientras empuja hacia abajo por los pies. Expanda su respiración uniformemente por la parte delantera y trasera de la caja torácica. Esto le ayudará a levantar el tórax entero, no solamente la parte delantera del pecho. Retraiga los bordes traseros de las axilas hacia adelante para involucrar los músculos serratos anteriores y ensanchar la espalda superior.

En vez de tensar los pies y los dedos de los pies empujando hacia abajo, simplemente profundice el contacto de las plantas con el suelo. Los impulsos hacia atrás y arriba deben sentirse igualados. Flote hacia arriba con las costillas al mismo grado que usted empuja hacia abajo con los pies. Ninguna de las dos acciones debe ser forzada. Use solamente bastante energía para sentir una extensión sutil de doble-vía en su núcleo.

Esté consciente de su dirección favorita de orientarse. Si usted es orientado al espacio, empujar hacia abajo en el suelo debe ser su énfasis. Si usted es orientado a la tierra, entonces levantar la caja torácica es lo que necesita promover.

PRÁCTICA: UN PASO

En esta práctica, usted tomará solamente un paso, combinando la acción de la cadera que usted sintió en la práctica: Rotación de la cadera (vea la página 197) con el descomprimir del cuerpo entero que usted acabó de explorar en la práctica de iniciar un paso. Empezando con su peso en ambos pies, traslade su peso gentilmente hacia su cadera derecha, permitiendo que el muslo derecho rote levemente hacia adentro. Deje que la pierna izquierda esté pasiva. Ahora, empuje hacia el suelo con el pie derecho mientras usted levanta el centro superior de la gravedad. Deje que esta acción de doble-vía simultáneamente levante el tronco de la cadera derecha y columpie la pierna izquierda hacia adelante.

En esta práctica, el empuje hacia abajo del pie derecho tiene un pequeño vector hacia atrás. Podría ayudarle imaginando que está en una acera mecánica que se mueve cuando usted empuja hacia abajo y atrás. El impulso de esta acción empuja su centro superior hacia adelante.

Cuando el pie izquierdo llega al suelo, el tronco ya está centrado directamente sobre él. Observe que el talón izquierdo también contacte el suelo enteramente, no solamente el borde de atrás. El pie derecho, el del empuje, continúa la acción. Cuando el pie izquierdo llega al suelo, la parte de abajo de los dedos del pie derecho están acabando el empuje.

Vuelva a la posición del comienzo y repita este ejercicio en el mismo lado cuatro o cinco veces. Enfóquese en cómo esta acción se siente, en lugar de cómo aparenta. Justo cuando usted empieza a asentarse en la cadera derecha, empuje hacia abajo y atrás con el pie, mientras levanta el torso hacia arriba. Llegue con el corazón sobre su pie izquierdo. Deje que cada intento sea un comienzo nuevo sin ningún residuo del intento anterior.

Para que el empuje del pie sea exitoso en propulsar la pelvis hacia adelante, usted tiene que liberar el área del corazón para que ésta también pueda moverse hacia adelante. Si el pecho está retraído hacia abajo o hacia atrás, empujar con el pie se sentirá torpe. Para moverse de una manera libre, las piernas necesitan el espacio que un corazón abierto provee.

Si el talón derecho rebota cuando usted empuja, esto indica una falta de equilibrio entre el empujar y el alcanzar. Es probable que su preferencia de orientación sea a la tierra. El rebote del talón es un intento para levantarse del suelo. En vez de esto, enfóquese en el levantamiento del pecho, en el extender de su percepción espacial y en el vector hacia atrás del pie mientras da el empuje.

Repita la práctica algunas veces, empezando también con el peso en la pierna izquierda.

BALANCEANDO DERECHA E IZQUIERDA

Muchos de ustedes encontrarán la práctica anterior más fácil de hacer en un lado que el otro. Si este es su caso, necesitará pasar más tiempo con el lado menos coordinado. Recuerde la exploración: Un inventario de su caminar (vea la página 25), en la cual usted se acercó a la ventanilla de boletos y se dio cuenta que su "mejor pie" realmente fue él que se quedó atrás, estabilizando el cuerpo para el paso. Tal vez usted también haya observado que su pierna más fuerte le da un ritmo levemente desigualado. Ahora, al hacer la práctica: Un paso (vea la página 203), usted ha tenido la oportunidad de equilibrar ambos lados. Esta simple práctica desafía todas las articulaciones involucradas en caminar a articularse de una manera diferente. Redistribuye los estreses por las articulaciones sacro ilíacas, las caderas, la columna y los hombros.

Usted puede alentar el equilibrio entre las piernas revisando la práctica: Alineando sus piernas (vea la página 158). Cuando usted lo hace, imagínese que está parado sobre dos balanzas de baño. Mientras usted dobla y endereza las rodillas, las balanzas continuamente deben registrar pesos iguales. Gentilmente corrija la tendencia de inclinarse hacia la pierna más fuerte, mientras usted empieza a doblar las rodillas.

El uso igualado de las piernas le dará mejor apoyo a su tronco y un ritmo suave a su andar, y reducirá el desgaste causado por el sobreuso de las articulaciones y los músculos. El uso balanceado de todas las articulaciones previene que usted desarrolle dolor crónico.

PRÁCTICA: UN PASO CON ROTACIÓN

Este ejercicio añadirá conciencia del movimiento de su cuerpo superior cuando está haciendo la práctica: Un paso (vea la página 203). Para empezar, chequee para asegurase que las zonas de la postura están abiertas y que la columna tiene la sensación alargada que usted logró en la práctica: Tracción de pared (vea la página 134). Luego empuje y alcance por un solo paso, permitiendo que el pecho se rote algunos grados hacia la pierna que contacta el suelo. El movimiento ocurre al soltar la columna en vez de hacerla moverse. Cuando esto se siente cómodo, usted puede omitir la práctica anterior.

Tal vez estará tentado a conectar pasos sucesivamente en su caminar, usando las prácticas anteriores de solamente un paso. Si lo hace, usted involucrará el cerebro analítico e impedirá su progreso. Continúe meditando en solamente un paso a la vez. Practique con atención completa por algunos minutos y luego olvídelo. Solamente camine con una actitud de curiosidad sobre los posibles efectos de su práctica.

PRÁCTICA: OLVÍDELO

Con practicar los elementos de caminar en pequeños incrementos, usted ha estado desarrollando los impulsos sutiles espirales y contra espirales que deben correr por el cuerpo entero mientras camina. La rotación sutil hacia adentro y afuera de las articulaciones de la cadera está en el centro de esta actividad de espiral. No obstante, usted no puede dominar esta moción fluida tratando de controlarla.

En vez de esto, solamente camine. Deje que el cerebro sub cortical integre lo más que pueda de su nueva coordinación. Olvídese de la acción de contra rotar en la pelvis y el pecho. Olvídese de soltar las caderas. La acción de espiral se revelará al punto que pueda. La rotación de las caderas y la columna es la moción natural del cuerpo, pero usted no puede desarrollarla torciendo la columna a propósito. No obstante, usted puede descomprimir la postura para dar un espacio que permita que las rotaciones ocurran. Abra las zonas antes de comenzar. Entonces empuje hacia abajo y atrás en el suelo y levante el corazón.

Encuentre tiempo y lugares específicos durante su rutina diaria para afinar su caminar. Esto puede ser mientras usted toma los primeros pasos en la mañana, su caminata a través del parqueadero en el trabajo, el caminar en el corredor hacia el baño o cuando está en el parque después de que usted haya soltado a Fido de su correa.

RASGOS DEL CAMINAR SALUDABLE

Mientras usted practica pacientemente los incrementos de caminar desarrollados en este capítulo, puede ayudarle observar cuales son los rasgos que distinguen el caminar saludable de lo habitual.

Primero, haga que la pierna de atrás sea la activa, y no la de adelante. La presión hacia abajo del pie que empuja activa músculos de una cadena fascial que corre hacia arriba desde la planta del pie, por la parte trasera de la pierna, por la nalga y a través de la columna hasta el hombro opuesto. Por esta conexión, el empuje del pie da impulso a una acción de espiral en el tronco. Esta leve rotación es la suficiente para estirar su músculo psoas, aumentando su eficiencia en llevar la pierna hacia adelante. El empuje dinámico de los pies también da tono a los músculos glúteos con cada paso, dándoles mejor ejercicio que cualquier gimnasio puede ofrecer. El caminar saludable es una ruta segura a un "derriere" de buen tono.

Segundo, si la pelvis puede rotar hacia adelante para estar directamente sobre el pie que da el paso, usted estará siempre en balance. Caminar de esta manera es un uso más eficiente de energía que caminar con la pierna delantera yendo delante de usted. En este último caso, usted gasta energía muscular innecesariamente jalando su cuerpo adelante y repetidamente teniendo que establecer su equilibrio sobre los pies.

Tercero, llegando al suelo con el talón entero en vez del borde de atrás, usted involucra el sistema de rebote inherente en el pie. Con la ancha distribución del estrés del contacto, usted previene el desgaste en los pies y la columna. Así es cómo los pies son diseñados a funcionar.

Finalmente, la coordinación de empujar y alcanzar descomprime las articulaciones que están comprometidas por la gravedad cada vez que usted hace contacto con el suelo. La moción giratoria que enrolla y desenrolla los tejidos suaves absorbe el golpe y lo libera a través del sistema fascial como un impulso hacia adelante. La sensación general de tal caminar es lisa y continua, relajada y sin esfuerzo. La cabeza, el corazón y el vientre siempre están centrados sobre el pie que lleva el peso. Al estar equilibrado así, usted siempre está "aquí y ahora". El uso correcto de las articulaciones de las caderas da nuevo significado al valor de estar alerta.

Mika y Alfredo aprenden a caminar

Mika ha estado mostrando a Alfredo cómo su abuela tenía que caminar para prevenir tropezarse con el largo kimono. Con las rodillas apretadas, ella se desliza sobre el suelo de la sala. "Mi cultura me enseñó cómo caminar", ella dice "y todavía nunca he poseído un kimono".

Caminar cargando

▼

El caminar saludable como está descrito en este capítulo asume que usted está caminando en superficies planas y sin tener nada en los brazos. Cuando lleva una mochila, empuja un cochecito, está jalando maletas con ruedas o está cogiendo la mano de alguien, la moción del cuerpo superior necesariamente está restringida. Esto hace que la pelvis y las caderas también se muevan menos. Aunque la rotación está restringida, usted puede mantener algunos rasgos del caminar saludable con quedarse abierto en las zonas de la postura.

Ella para, estira un poco las caderas, y luego se mueve hacia la cocina. "Esta nueva manera de moverme se siente como si cada paso diera un masaje a mis glúteos. Se siente poderoso . . . y da un poquito de miedo. Pero hay algo descansado también".

"Yo sé lo que quieres decir", dice Alfredo. "Es como si hubiera un momento de descanso entre los pasos". Lo experimenta caminando por el corredor. "¿Tú sabes esta pausa en el respirar? Es como una pequeña vacación".

"Y hay algo más", dice después de un momento. Me hace sentir mi cuerpo más lleno, no tan delgado".

Mika le mira. "Piensas que la manera en que caminas es porque eres . . . tú sabes, eres. . . ."

"Porque soy gay?" dice él asintiendo. "Yo recuerdo el día que decidí parar de mover mis caderas. Inclusive recuerdo donde estaba. Tenía trece años y estaba cansado de estar intimidado por los chicos del barrio. Donde yo crecí en Chile, el machismo es muy grande. Entonces después, observé cómo mis tíos y mis primos caminaban. Aprendí a andar arrogantemente . . . como los hombres".

Los dos están quietos por un tiempo.

"Es seguro que se siente mejor cuando uno para de disfrazar el cuerpo", dice Alfredo.

RESTAURANDO LA ORIENTACIÓN

Ambos Alfredo y Mika necesitan mejor orientación al suelo. Necesitan desarrollar un sentido de su peso corporal y a practicar el sentido de acciones de empujar. El patrón cultural de Mika le previene descansar sobre la tierra. En el caso de Alfredo, es el trauma de su niñez y el estrés de ser marginado socialmente. Mientras desarrollan orientaciones nuevas y no familiares, ambos encontrarán recursos para enfocar sus vidas de maneras más resilientes.

Nick, de una manera diferente, está demasiado basado en el suelo y tiende a perder su orientación espacial cuando está bajo estrés. Sobrevivió los meses de rehabilitación después de sus cirugías y de estar trancado en un trabajo que no le gustaba, manteniéndose fuertemente enfocado en empujar a través de los obstáculos. Lo que le mantuvo fue el amor de estar afuera. Los espacios abiertos le ayudaron a mantener su sanidad durante aquellos tiempos difíciles. Pero ahora, la vida es buena. Hay una chica bonita que le gusta su compañía. Este es un estrés bueno, pero sigue siendo estrés y el estrés usualmente retrae el cuerpo de Nick hacia adentro y hacia abajo. En el siguiente capítulo, él va a aprender cómo manejar su estrés actual de una manera diferente.

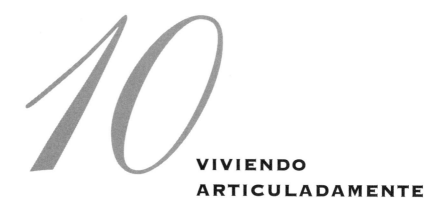

VIVIENDO
ARTICULADAMENTE

*No somos la materia que
permanece, pero patrones
que se perpetúan.*

NORBERT WIENER,
MATEMÁTICO Y
FUNDADOR DE CIBERNÉTICA

Con Alison, Nick y Carmen, usted ha estado experimentando su postura como la encarnación de sus necesidades contradictorias de moverse y estar estable. En la primera parte de este libro, usted se hizo consciente de cómo los hábitos de la postura son generados y aprendió sobre el sistema de tejido conectivo que conecta todo dentro del cuerpo. En la segunda parte, usted investigó las regiones del cuerpo responsables de estabilizar su núcleo. Usted descubrió que la estabilidad puede cerrar y comprimir la postura o abrir y emanciparla. La tercera parte le mostró que la manera de cómo usa sus sentidos afecta cómo se para y cómo usted percibe el mundo alrededor.

Y finalmente, la cuarta parte, en la cual nos encontramos ahora, explora el movimiento corporal. En el capítulo nueve usted empezó a transferir la postura saludable al caminar saludable. En la primera parte de este capítulo, usted expandirá su vocabulario del movimiento y luego revisará lo esencial de las prácticas de la postura saludable. Examinará la relación entre ejercicio y buena postura, y también verá cómo las nuevas reglas de la postura pueden ayudarle a seleccionar un programa de vigor físico y mejorar sus sesiones de ejercicio. Finalmente, usted repasará algunas de las conexiones entre el cuerpo y la mente que pueden convertir su búsqueda para la postura saludable en un proceso de auto-descubrimiento.

Nick oye su tensión

A pesar de su éxito sorprendente en la pista de baile, Nick ha encontrado que el caminar saludable es más desafiante de lo que había pensado originalmente. Después de casi una década de soportar un dolor u otro, es difícil liberarse y permitir que la rotación natural de la columna simplemente ocurra. Cuando él está cansado o irritable, su pelvis parece meterse adentro por sí sola.

Una noche, cuando se quedó tarde en el laboratorio de la universidad, oyó el eco de sus pasos reverberando en un corredor vacío. Realmente él pudo oír su tensión —pudo oírla antes de sentirla en su cuerpo. Desde entonces, él escucha. Su manera vieja de andar bamboleando de lado a lado con la cola metida, produce un golpe a cada paso, un sordo martilleo. Pero cuando su columna y pelvis están rotando, el sonido tiene un ritmo más suave y continuo. Cuando éste es el caso, caminando se siente fácil, como si él fuera una máquina de moción continua.

El haberse vuelto consciente de su caminar ha hecho que sea imposible no observar lo que hace la otra gente. Nick ve las columnas elásticas de los niños pequeños y la moción fluida de algunos de tipo atlético, pero para mucha gente parece que las únicas articulaciones trabajando son las rodillas y los codos. Esta gente parece sentirse como él se sintió anteriormente.

Ahora, esperando a su chica en el casino de su hotel en Las Vegas, no puede ver mucha moción humana, pero en vez de esto, un caos de luces intermitentes que acentúan el silencio antinatural de los jugadores agachados alrededor de las mesas de juego. Fue la idea de Carmen ver algunos espectáculos y jugar algo de póker. Hace seis meses que están saliendo juntos y ésta es su primera fin de semana de vacación. Espera que todo vaya bien.

LA ARTICULACIÓN

La coordinación fluida del movimiento humano depende de que las articulaciones y los músculos no estén restringidos por la fascia acortada. Una postura habitualmente cerrada hace que las capas fasciales se adhieran una a la otra, y esto reduce la coordinación de las articulaciones y los tejidos suaves. Hace que el movimiento parezca y se sienta torpe, como un dibujo animado mal hecho.

Para lograr una postura más saludable, usted necesita liberarse de cualquier hábito que cierra su cuerpo. Pero para hacer esto, también necesita restaurar la moción fluida a las partes del cuerpo que no se están articulando libremente. Usted lo hace al moverse de una manera fuera de lo usual. Nick hizo esto cuando empezó con sus lecciones de salsa, un proceso que tomó al ciclista de montañas fuera de su zona de comodidad y le ayudó a relajar las caderas.

Cuando usted mueve su cuerpo por una serie de actividades, está usando articulaciones diferentes. Con añadir una variedad a sus movimientos, usted hace que su coordinación neuromuscular sea más adaptable. Tales movimientos también mandan impulsos bio-eléctricos por los tejidos conectivos, ayudando la restauración del deslizamiento adaptivo de los planos fasciales. La variedad de movimiento hace el cuerpo más plástico.

Algunas investigaciones sugieren que ejecutar movimientos inusuales contribuye a la inteligencia y la creatividad[*] y tal vez se encuentran en la base de la conciencia que nos distingue de las otras criaturas. Cuando algunos científicos compararon los movimientos de varios primates, vieron que los chimpancés se columpian de árbol a árbol con movimientos mucho más complejos y no estereo-típicos que los movimientos de monos más pequeños. Los primates más pesados, nuestros primos ancestrales, han tenido que tener bastante conciencia corporal para evitar el caer cuando estaban moviéndose estratégicamente. Primates más pequeños podían continuar repitiendo las mismas acciones una y otra vez.[†]

No importa si uno está columpiándose por los árboles o sentado todo el día en una oficina en el siglo veintiuno, repetir las mismas acciones una y otra vez limita su vocabulario de movimiento. Tal vez usted ha observado que también limita sus horizontes perceptuales.

La siguiente práctica le ayudará a disfrutar el uso casi juguetón y sin propósito de su cuerpo. La estructura improvisadora del ejercicio le hará no involucrar su manera habitual de moverse y le ayudará con la restauración de la articulación de los tejidos.

[*]Carla Hannaford, *Smart Moves* [Movimientos inteligentes] (Alexander, N.C.: Great Ocean Publishers, 1995), 96–107.

[†]Daniel J. Povinelli y J. G. Cant, "Arboreal Clambering and the Evolution of Self-Conception" [Trepando los árboles y la evolución de la auto-concepción], *Quarterly Review of Biology* 70 (1995): 393–421.

PRÁCTICA: ARTE DE PARTES DEL CUERPO

Aclare un espacio en su cuarto para que usted pueda moverse seis a ocho pies en cualquier dirección sin chocar con cosas. Usted va a tener los ojos cerrados, por esto mueva cualquier mueble que pueda lastimarle sus canillas. Vístase con ropa cómoda y tenga los pies descalzos para que usted pueda sentir claramente el suelo. (Medias resbalosas en un suelo de madera le prevendrán de tener una sensación arraigada.) Para profundizar su experiencia, véndese los ojos. Esto intensificará sus sensaciones más que simplemente cerrando los ojos.

En la práctica: Giróscopo pélvico (vea la página 199), usted fue invitado a realizar la moción de las caderas al dibujar con un crayón imaginario fijado al cóccix. Para esta práctica usted puede poner el crayón en cualquier parte de su cuerpo: el codo, la nariz, la barriga, el ombligo, el talón, el hueso de sentar, el corazón o el omoplato. Imagínese una esfera extendiéndose cerca de seis pies alrededor de usted en todas las direcciones. Todo el espacio dentro de la esfera es su "papel de dibujar". Empiece moviendo su crayón con brochazos largos y anchos. Más tarde usted puede añadir zigzags, puntos y garabatos. Puede dibujar desde cualquier posición: parado, arrodillado, acuclillado o hasta acostado. Usted puede moverse libremente por su esfera o quedarse en un solo sitio.

Mantenga su crayón en cualquier parte corporal que usted seleccionó inicialmente a los menos por tres minutos. Esto tal vez le parecerá un tiempo largo para quedarse involucrado con lo que el codo pueda hacer y dónde pueda ir y cómo se sienta. A pesar del aburrimiento o la frustración que usted sienta, si continúa explorando, logrará movimiento o sensación no familiar. Deje que el resto de su cuerpo siga y responda a la creatividad libre de su crayón. Varíe el ritmo de su movimiento, algunas veces haciéndolo muy lento. Cuando usted desacelera el movimiento, interrumpe los patrones habituales y deja que las nuevas maneras de expresión emerjan.

No se olvide de respirar. Divida su atención entre su respirar y la vía y ritmo de su crayón. *No se* juzgue acerca de cómo aparecen sus movimientos. Si usted trata de parecer atractivo mientras hace el ejercicio, reprimirá el proceso exploratorio. Si usted tiene experiencia con el baile o en la gimnástica, evitar ser crítico de sí mismo puede ser la parte más difícil de esta práctica. Permítase el gozo de mover su cuerpo de maneras inusuales.

Si usted ubica su crayón a lo largo de la línea central del cuerpo, la práctica se convierte en un baile sensual. Explore hacer círculos, espirales y figuras de ocho desde el ombligo, desde un punto adentro del pecho o desde el hueco entre las clavículas. Hasta puede ubicar el crayón dentro del cuerpo —en el perineo o dentro del corazón. Dondequiera que usted lo ponga, deje que el movimiento sea placentero.

Si usted decide escuchar música para inspiración, evite de poner canciones favoritas y ritmos que le invitan a moverse en maneras demasiado familiares. Usted está tratando de evocar mociones que nunca ha hecho antes, por este motivo ponga música que no le es familiar. Estilos de música del mundo y de fusión étnica sirven bien.

Use este arte de partes del cuerpo como una meditación en la mañana, preparando el cuerpo para la postura saludable durante el día. En la noche puede ayudarle a relajar antes de dormir. No importa cuantas veces usted ha repetido el ejercicio, siempre será capaz de encontrar movimientos nuevos. Una vez que se ha acostumbrado a hacerlo, usted puede trabajar con dos o tres crayones al mismo tiempo y coordinar diseños de movimiento en estratos intricadamente sobrepuestos.

Con el tiempo, se le debe ocurrir a usted añadir su conciencia de las zonas saludables de la postura a lo que está haciendo. Mientras usted se mueve en maneras inusuales, practique sostener la apertura del suelo pélvico, la seguridad del corsé interior, el respiro continuo y la piel-inteligencia de las manos y los pies.

MOVIMIENTO Y SENTIDO

Nuestro movimiento siempre está acompañado por sensación, sin importar si estamos conscientes de él o no, porque moverse y sentir están conectados con nuestro sistema nervioso. Esto significa que restaurar la articulación también restaura la sensación corporal. El retornar de la sensación en un área suprimida puede ser algo desconcertante.

Sensaciones que son agradables pueden ser tan difíciles de integrar como las que son dolorosas. Si su única conciencia del placer físico ha sido asociado con sustancias estupefacientes o el sexo, el placer simple de la fiscalidad es algo que tal vez tomará tiempo para que usted se acostumbre. Esto es más verdadero para la cultura occidental que ha suprimido la expresión pública del placer físico por muchos siglos.

Las imágenes en los medios de difusión de gente rica y famosa pueden influir nuestra percepción de lo que es la belleza física. Cuando nuestro físico no está de acuerdo con los de la moda, a veces negamos el placer de nuestros propios cuerpos. Las partes rechazadas incluyen pies grandes, caderas anchas, pechos pequeños y narices largas y considerando que cualquiera de estos casos tal vez estaban de moda en otro tiempo y lugar. Los cuerpos de mujeres son especialmente vulnerables a la moda, aunque los hombres también pueden sentirse inadecuados con relación a sus cuerpos.

También la sensación restaurada puede tener estrés porque el sentir puede remover la ilusión de ser invisible. Si anteriormente usted ha sentido vergüenza o miedo sobre cualquier parte de su cuerpo, es probable que ha controlado sus sentimientos con sacar la conciencia de esta parte. En efecto, usted hizo que esta parte de su cuerpo desaparezca al inmovilizarla.

A veces, el redescubrimiento de las sensaciones del movimiento en el pecho, la garganta o la pelvis pueden causar que alguien reviva memorias desagradables de una insinuación sexual o abuso. Si esto le ocurre a usted, tal vez necesita un periodo de trabajo con un terapeuta para sentirse seguro liberando la tensión que tal vez ha sido su única protección durante el trauma. Nuestros cuerpos frecuentemente mantienen sus tensiones defensivas mucho después de lo que son necesarias, y no es anormal que liberar estas tensiones libere también lágrimas redentoras. Enfoques holísticos para sanar el trauma están incluidos en el apéndice.

ORIENTARSE CON LAS NUEVAS REGLAS

La premisa básica de *Las nuevas reglas de la postura* es que la postura pobre no es algo inherente, ni una condena para toda la vida. La postura, buena o mala, es el resultado de la compilación de hábitos que han evolucionado a lo largo de sus experiencias de la vida. Y esta es la segunda regla nueva de la postura: su postura es el producto de las actividades perceptivas por las cuales usted se orienta al mundo.

Cuando su cuerpo está orientado al suelo y a su campo espacial —cuando cielo y tierra tienen un sentido igualado para usted— los músculos de la postura dan una longitud óptima al cuerpo. Esta longitud prepara los músculos de movimiento para contraerse dinámicamente. La coordinación armonizada de la estabilidad y el movimiento da a sus acciones poder y elegancia.

El alargarse preparatorio debe recurrir, una y otra vez, entre acciones sucesivas. Cuando usted se orienta más a una dirección que a otra, disminuye la seguridad que proviene de orientarse en ambas direcciones. La orientación dual es el árbitro del movimiento elegante y eficiente. Es la postura saludable en acción.

Su orientación y sus zonas de postura son interdependientes. La adaptabilidad en estas zonas facilitará la orientación dual. Ésta previene que las zonas se sobre estabilicen. Recuerde que las zonas son regiones de músculo y fascia que están más o menos perpendiculares a su posición vertical. Son como válvulas o puertas que controlan su alineamiento vertical. Porque la fascia corre sin interrupción por todas ellas, el cierre en una afecta a las otras.

Cuando cualquier zona está involucrada innecesariamente para estabilizar el cuerpo, usted disminuye su percepción del suelo, sus alrededores o ambos. Cuando los pies están tensos o el suelo pélvico está cerrado, usted no experimenta el suelo completamente. Sin una sensación de estar soportado por la tierra, usted no puede percibir con exactitud el peso del cuerpo. Si usted no tiene un sentido del peso empujando hacia el suelo a través de los pies cuando usted camina, las piernas y la columna pierden su poder y elegancia.

Apretar los dientes o la lengua, enfocar intensamente los ojos o empuñar duramente con las manos, todo esto reduce la conciencia del espacio alrededor de su cuerpo. Disminuye la percepción espacial, y al limitar el sentido de lo que es

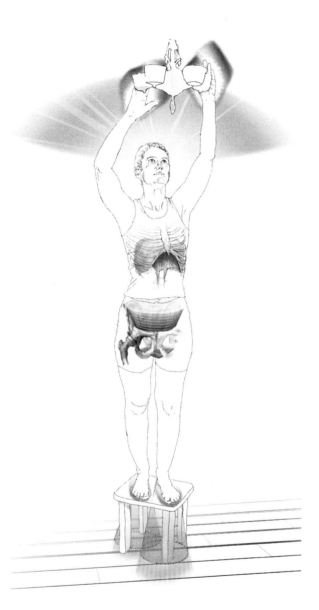

Fig. 10.1. Alison encontró que fue fácil
brillar la lámpara colgante después de
entender cómo todas las seis zonas de la
postura contribuyen a la manera
en que ella usa su cuerpo.

posible alcanzar, inhibe su libertad de moverse en el mundo. Su conciencia de tensión crónica o recurrente en cualquier zona de la postura señala que usted debe hacer un intercambio de esta tensión por una estabilidad abierta. Usted logra esto al desarrollar un buen tono en el corsé interior y renovando sus percepciones de tierra y espacio.

Tal conciencia de sí mismo es la esencia de la primera regla nueva de la postura. Gradualmente y con paciencia, remplace cualquier tensión estabilizante que cierra su cuerpo con memorias creadas recientemente del sentido abierto de estabilización y orientación.

PRÁCTICAS DE LA POSTURA SALUDABLE

Cuando usted se da cuenta que su postura es un fenómeno perceptual, se vuelve claro que no puede ser mejorada sin dirigirse a sus percepciones. Las prácticas en este libro han sido diseñadas para ayudarle a hacer precisamente esto. Por esta razón, no son útiles si son hechas mecánicamente. Su eficacia depende de que usted experimente en su totalidad las sensaciones que están siendo evocadas.

La siguiente reseña puede servir como un programa para la renovación diaria de su postura.

- Práctica: Arte de partes del cuerpo (vea la página 210). Esta improvisación al estilo de un baile profundiza su conciencia física y le ayuda a movilizar las partes del cuerpo que usted no mueve ordinariamente.
- Práctica: Mecer sacro ilíaco (vea la página 48) moviliza las articulaciones del sacro ilíaco para permitir la articulación completa de la pelvis y la espina dorsal lumbar cuando camina.
- Práctica: Curvar y arquear (vea la página 52) evoca la moción entre las vértebras individuales.
- Práctica: Respirar gravedad terrestre (vea la página 94) le recuerda los rasgos de la respiración saludable y el sentarse saludablemente. Integra la conciencia de la respiración a todas las demás prácticas.

- Prácticas: Mesa voladora (vea la página 112) y Mesa voladora avanzada (vea la página 192) combinan la conciencia de la respiración, el suelo pélvico y el corsé interior; los gestos de orientación de empujar y alcanzar y fortalecen los músculos involucrados en caminar.

- Prácticas: Tracción de pared (vea la página 134) y Tracción realzada de pared (vea la página 190) estiran los hombros y la caja torácica, alargan los músculos psoas y descomprimen la columna.

- Práctica: Huellas de pie en la pared (vea la página 152) realza la coordinación en las articulaciones de los pies.

- Práctica: Alineando sus piernas (vea la página 158) le ayuda a alinear las articulaciones de los pies, los tobillos, las rodillas y las caderas. Una vez entendida, esta práctica puede ser integrada en la práctica: Tracción de pared (vea la página 134).

- Prácticas: Pulsos de omoplato (vea la página 126) y Huellas de mano en la pared (vea la página 129) alinean los hombros y la caja torácica y activan el músculo de los serratos anteriores. Cuando son entendidas, las dos pueden ser integradas en la práctica: Mesa voladora (vea la página 112).

- Las exploraciones fasciales en el capítulo ocho (vea la página 169) le ayudan a liberar las tensiones en la mandíbula, los ojos y el cuello, haciendo posible el equilibrio dinámico de la cabeza. Incorpora la conciencia ganado por estas exploraciones dentro de todas las demás prácticas.

- Las prácticas: Un paso (vea la página 203) y Un paso con rotación (vea la página 205) promueven el desarrollo del caminar saludable.

- Camine mientras medita sobre las entradas de la postura saludable que han sido las más significativas para usted. Su recurso más importante para sostener la postura saludable es caminar saludablemente. Cada uno de sus diez a veinte mil pasos al día puede sabotea o reforzar sus nuevos hábitos de la postura.

CAMINANDO LAS ZONAS

Como gente occidental que está siendo más y más urbanizada, la mayoría de nuestro caminar está confinado a centros comerciales, corredores y parqueaderos. Nuestros ritmos de andar están limitados por paredes, objetos y gente. Tales obstrucciones conspiran para reducir la oscilación de los brazos y limitan el empuje, reduciendo el poder que debemos usar caminando en el mundo. Pero todavía, a veces durante cada día hay momentos cuando cada uno de nosotros puede caminar sin tener que cargar bolsas, portafolios, teléfonos y listas de las cosas que tenemos que hacer. Convierta estos momentos en una postura saludable, practicando sesiones enfocándose en una zona a la vez, a través del día.

Mientras usted camina, evite pensar en la coordinación precisa de los brazos, las piernas y la columna. El caminar saludable no se desarrolla con pensar en lo que usted está haciendo, pero en el gozar de las percepciones que promueven el movimiento fluido. Haga un ciclo de conciencia por las zonas de la postura. Sienta cómo llegar al suelo usando el talón entero hace más suave el impacto de sus pasos. Esté consciente del sentido del espacio en el suelo pélvico. Sienta el nanosegundo de descanso mientras su peso se establece sobre la articulación de la cadera. Sienta cómo la activación ligera del corsé interior contiene el núcleo, sostiene la rotación de la columna lumbar y deja que usted respire de una manera que levanta la caja torácica.

Para dar énfasis a su orientación espacial, deje que su visión periférica perciba las formas y colores de su ambiente mientras usted se mueve por él. Note cómo liberar la tensión en los ojos libera la tensión en el cuello y permite que la cabeza flote.

Experimente que su peso corporal esté siendo recibido por la tierra con cada paso. Imagínese el suelo levantándose hacia usted, invitando a sus pies. Sienta las piernas empujando el suelo detrás de usted como si estuviera en una acera mecánica. Sienta cómo esta acción activa los glúteos.

Entre más practique sentir las sensaciones del caminar saludable, más suave y sin esfuerzo el caminar se convertirá —como navegar sobre una ola y ser la ola al mismo tiempo.

EXPLORACIÓN: ACELERACIÓN

Estar apurado exagera su preferencia de orientación. Si usted tiende a ser orientado hacia la tierra, se va a agachar hacia abajo, avanzado con mucha fuerza por las cosas que le están bloqueando, como un jugador de fútbol americano pasando por la línea del equipo contrario. Si usted es del tipo orientado al espacio, entonces es más probable que solamente roce el suelo como alistándose para despegar. En ambos casos, la postura sufre. Esta exploración le ayudará a prevenir que el apuro de los asuntos diarios sabotee su postura.

Establezca su versión corriente del caminar saludable. Entonces, muy gradualmente, aumente su velocidad hasta el punto en el cual usted empieza a perder su orientación dual. El momento en que usted sienta el cuerpo cerrándose, aminore la velocidad y luego empiece otra vez. Con el tiempo, usted puede entrenarse a moverse rápidamente sin el cierre que frecuentemente acompaña al apuro.

La maratón de Alison

El primer intento de Alison de correr una maratón acabó abruptamente después de dieciocho millas. Ella ya tenía experiencia corriendo y había entrenado duramente, y aun así, allá estaba, agachada y jadeando en la calle.

Pero este año, las cosas tal vez van a ser diferentes —ella puede sentirlo. Había encontrado un libro sobre un programa que incluye meditación, dieta y un método de entrenamiento del cual se burlaban sus machos compañeros de correr. Ellos lo llamaron "correr por la nariz". Ésto solamente envolvía entrenarse tan duramente como se pueda mientras respira exclusivamente por la nariz. Al comienzo casi vergonzosamente, su correr desaceleró tanto que parecía estar caminando. Pero había leído que la respiración nasal aumentaría la eficiencia respiratoria y ahora, después de cinco meses, su persistencia está siendo recompensada. ¿Quién hubiera creído que el ritmo de su respiración disminuiría mientras ella corría más duramente? No más jadeo, ni más hiperventilación. En lugar, ella corre fácilmente y con mucha energía para dedicar al sostenimiento de la postura. Ella sentía el empuje de los pies contra el camino y disfrutaba del paisaje que miraba periféricamente. Su cuerpo parecía estar operando por propia cuenta, sin esfuerzo. Ella logró llegar a esa zona de alto rendimiento de la cual hablan los atletas de élite. Y justo ahora, a las quince millas, ya ha dejado a sus compañeros en el polvo.*

BUEN ESTADO FÍSICO

La postura saludable no reemplaza el ejercicio. De hecho, la falta de flexibilidad puede prevenirle de experimentar las sensaciones de la buena postura, y causar la falta de fuerza y resistencia necesitada para sostenerla. Aunque no cabe duda que el ejercicio contribuye a la salud, el ejercicio mismo no es una garantía de la postura saludable. El tipo de ejercicios que usted escoja y su manera de hacerlos puede hacer una tremenda diferencia en su postura. Cuando usted hace ejercicio, debe hacer lo siguiente:

- Escoja actividades que acentúan la orientación perceptiva que usted necesita desarrollar.
- Incluya ejercicios para fortalecer y estirar.
- Varíe los movimientos lineales repetitivos con actividades que incluyen rotación.
- Esfuércese solamente al punto que usted pueda sostener la postura abierta.
- Esté consciente de su cuerpo mientras usted está haciendo ejercicio.
- Escoja actividades que le den el máximo gusto.

A continuación, veremos cada uno de estos puntos.

*El libro que leyó Alison fue *Body, Mind and Sport* [Cuerpo, mente y deporte] por John Douillard. Está en la lista de la bibliografía.

ORIENTACIÓN ADAPTABLE

Si usted tiende a encontrar su orientación desde el suelo, puede desarrollar la amplitud corporal aprendiendo estilos de baile como tango o "swing", en los cuales se mueve alrededor de la pista de baile en arcos anchos o jugando golf u otros deportes que exigen conciencia espacial. El ballet, con su énfasis en alcanzar con las extremidades, también desarrolla el levantarse.

Una persona que está orientada al espacio puede desarrollar el contacto con el suelo mediante movimientos terrenales como jazz o hip-hop, o por jugar deportes de equipo como el básquetbol que requieren la acción de empujar. Los movimientos de tai chi emplean un buen balance de ambas orientaciones, como lo hace la forma de arte marcial aikido. De contraste, la lucha o el boxeo retrae el cuerpo hacia su centro, lejos de la tierra y el cielo.

FUERZA Y FLEXIBILIDAD

Aunque la fuerza y la flexibilidad no son mutuamente exclusivas, nuestro patrimonio tiende a dotar a cada uno de nosotros más de una que la otra. La gente con estructura muy muscular tiende a tener más fuerza, mientras los de estructura ligera tienden a ser más flexibles. La naturaleza humana hace que estemos atraídos a actividades que toman ventaja de nuestros atributos corporales. La gente flexible disfruta del estirarse, mientras la gente con músculos densos tienden a evitarlo. No obstante, para la postura saludable usted necesita balancear fuerza y flexibilidad. Si usted es naturalmente fuerte, necesita involucrar ejercicios que acentúan la flexibilidad. Si usted es flexible, necesita fortalecerse.

MOCIÓN NO REPETITIVA

La disposición diagonal de nuestra musculatura afirma que el movimiento humano debe ocurrir en arqueos ligeros y espirales, como el movimiento del agua. Cualquier programa que entrena el cuerpo en planos singulares de moción, reduce la coordinación de las articulaciones y los tejidos suaves y socava el fluir natural de movimiento. Un ejemplo típico son las máquinas de ejercicio. Faltando al respeto del diseño curvilíneo de la musculatura, tal entrenamiento realmente puede producir restricción fascial y crear una masa de musculatura por encima de una postura pobre.

Cuando usted ejecuta el mismo movimiento una y otra vez, la conciencia corporal disminuye. Con menos conciencia y menos adaptabilidad de los tejidos, es fácil establecer un círculo vicioso de lastimarse, inmovilizarse y restringir los tejidos. El movimiento repetitivo es como el agua inundando los lechos de un río, y gradualmente erosionando la quebrada.

Si a usted le gusta la velocidad y el atletismo de correr o ir en bicicleta, no es necesario dejar de hacerlo. Lo que usted necesita es actuar en contra de los riesgos de estas actividades con otras que ofrecen a su cuerpo una variedad más grande de movimientos. Trate voleibol, básquetbol o artes marciales. Tome clases de bailar, nadar, escalar o hacer yoga. La coordinación adaptable es tan importante a su vigor físico como la fuerza y la flexibilidad. Entre más usted mueve su cuerpo en contextos diferentes, más ágil se convertirá.

EL ESFUERZO

Gente energética necesita usar el esfuerzo de hacer ejercicios duramente para actuar en contra del estrés de estar sentado todo el día en la universidad o el trabajo. Si su idea de divertirse es una carrera de diez millas o una clase de dos horas de yoga fluyente, usted necesitará modificar su programa de ejercicios al comienzo para incorporar los cambios en su postura. Hasta que sus nuevos hábitos sean establecidos, reduzca la velocidad e intensidad de su programa de ejercicios más o menos 20 por ciento, lo suficiente para dejar que usted quede consciente de su orientación y las zonas de la postura.

Una buena guía es la regularidad y ritmo de la respiración. Cuando su esfuerzo es tan fuerte que usted tiene que respirar por la boca, esto disminuye la eficiencia respiratoria y también comprime su núcleo y cierra los hombros y el pecho. La respiración nasal aminora su respiración y el ritmo del corazón y estimula el uso completo del diafragma. Con el tiempo, como Alison, usted se dará cuenta que la respiración nasal le ayuda a alcanzar un mejor rendimiento.

Modular su esfuerzo durante el ejercicio, le ayuda a desarrollar el hábito de notar lo que éste hace al cuerpo durante la vida diaria. El exceso del esfuerzo de cualquier tipo, mental o físico, usualmente provoca un cierre de una zona u otra. Apretar los labios, empuñar las palmas, empujar el vientre hacia afuera o cerrar cualquier otra zona indica que usted no se siente estable. Use ese momento como una oportunidad de intercambiar el cierre con una estabilidad abierta. Seguir así la primera regla nueva de la postura muchas veces durante muchos meses, puede formar nuevos hábitos de responder a situaciones desafiantes.

CONCIENCIA CORPORAL

Aunque hay individuos raros que parecen haber nacido con una postura bella, la mayoría de nosotros tenemos que trabajar para lograrla. Solamente haciendo ejercicio no es suficiente. De hecho, mucha gente que hace ejercicio diariamente tiene una postura pobre. La mujer que tiene tan linda forma en el estudio de yoga camina hacia su auto con pasos pesados y los hombros encorvados. Es así que el entendimiento de la postura saludable le da a usted una ventaja. Haciendo ejercicios conscientemente, usted aumenta la probabilidad que incorporará los efectos de sus ejercicios dentro de su vida diaria.

Para que un programa de ejercicios sea beneficioso a su postura, usted tiene que estar presente en el cuerpo mientras lo practica. Mucha gente trata de conservar tiempo con leer mientras hacen ejercicios en una bicicleta estacionaria o mirando televisión mientras caminan en máquinas eléctricas. Cuando usted hace esto, restringe el campo visual, lo cual tensa los ojos, los músculos sub occipitales, los hombros y la columna entera, comprimiendo así la postura. Aunque hacer ejercicios de esta manera mejora el ritmo cardiaco, quema calorías y crea buen tono muscular, desafortunadamente también fortalece sus hábitos usuales, disminuyendo así su adaptabilidad y conciencia corporal y aumentando el riesgo de hacerse daño. Usted no puede lograr la postura saludable con la mente y el cuerpo en piloto automático.

Su postura se deriva de cómo usted se mueve. Por esto, cambiar cómo usted usa su cuerpo mientras hace su rutina diaria cambiará su postura. Simplemente necesita observar que la manera de moverse hace una diferencia al igual que decidir que es una diferencia que vale la pena cultivar.

EL PLACER

Es una verdad simple que si usted escoge un ejercicio que le gusta, es más probable que usted lo mantenga cuando la vida se pone caótica. Disfrutar de su rutina de ejercicios tiene otro beneficio. Como usted recordará de la exploración: Una satisfacción simple (vea la página 23) el placer automáticamente hace que el cuerpo se sienta más abierto y fluido. Sensaciones agradables activan la coordinación refinada de las partes reptiliana y mamífera del cerebro.

CLASES E INSTRUCTORES

Una advertencia para tomar parte en cualquier clase de ejercicios es estar consciente de la manera en que ser parte de un grupo puede influir su conciencia de sí mismo. El entusiasmo del instructor, combinado con una inclinación natural de mantenerse al nivel de los otros en el grupo, puede causar que usted se sobre estabilice. Un enfoque visual angosto, el respiro restringido o el suelo pélvico tenso son respuestas a las situaciones en una clase, y cada uno le lleva a fortalecer un hábito pobre. Hacer ejercicios en un grupo también puede tener una cualidad hipnótica que disminuye su conciencia de sí mismo. Para actuar en contra de este efecto, practique algunos de los ejercicios en casa, tomando el tiempo de recordar las entradas para su postura saludable. Entonces, cuando usted va a la clase, su entrenador interno mantendrá su cuerpo abierto durante el ejercicio.

Pregúntele a su instructora sobre su experiencia en este tipo de entrenamiento. La certificación de instructor de vigor físico debe involucrar un mínimo de quinientas horas de entrenamiento. Observe la manera en la cual su instructora interactúa con los estudiantes. Un instructor responsable preguntará a los miembros de la clase acerca de cualquier herida o debilidades que tengan antes de que la clase empiece.

PILATES Y YOGA

La escena del vigor físico en la primera parte de siglo veintiuno está dominada por la popularidad creciente de dos disciplinas, una antigua y otra más recientemente desarrollada. Ambos yoga y Pilates reconocen que cada cuerpo es único en sus desequilibrios y buscan corregirlos con la conciencia corporal y el alineamiento. Ambos se dirigen a fortalecer el cuerpo en adición a mejorar la flexibilidad.

Yoga es un grupo de prácticas espirituales que se originaron en la India alrededor del comienzo del primer siglo A.D. El aspecto de yoga más conocido en el occidente es "hatha yoga" una serie de ejercicios o poses practicados primeramente para la salud mental y física.

Instructores de yoga que han sido entrenados en el estilo de yoga desarrollado por B. K. S. Iyengar son particularmente bien equipados para enseñar de una manera que promueve la postura saludable. El sistema de Iyengar se enfoca en los detalles del alineamiento de las articulaciones y el equilibrio muscular. Parte del método Iyengar es el entendimiento de cómo la orientación dual activa la fuerza del núcleo para estabilizar el cuerpo de una manera abierta. Debido a su énfasis en el alineamiento, este método es una buena base para los estilos más activos de yoga. Aunque los estilos del "yoga de fluir" fortalecen la resistencia y la capacidad aeróbica, pueden inundar la conciencia corporal precisa necesaria para cambiar la postura habitual. De otra manera, cuando la postura saludable está establecida, el estrés de una práctica de ejercicio con un ritmo rápido puede ser una forma efectiva de desafiar sus nuevos hábitos.

El método de Pilates fue desarrollado en la primera parte del siglo veintiuno por Joseph Pilates como una manera de rehabilitar heridas de guerra. El trabajo involucra el ejercicio libre hecho en un tapete y el uso de equipo con pesos con rebote. Con el tiempo, el método ganó popularidad con bailarinas y atletas. Pilates

Disciplinas de movimiento

Las disciplinas de movimiento dedicadas a la integración del cuerpo y mente incluyen Meditación de Baile, Centrando el Cuerpo y Mente, y El Movimiento de Continuo. Todas realzan la conciencia corporal, animan la moción curvilínea natural del cuerpo, y estimulan el placer de vivir en el cuerpo. Todas las tres están enumeradas en el apéndice.

da énfasis en desarrollar la musculatura del núcleo como el centro del poder corporal. Instructores que han incorporado la investigación reciente sobre la estabilización del núcleo enseñan la importancia de mantener una curva lumbar neutral durante los ejercicios. Cuando es enseñado de esta manera, el método Pilates fortalece la musculatura interior del núcleo. No obstante, algunos instructores de Pilates entrenan el aplanamiento de la espina dorsal lumbar. Esto tiende a activar solamente los músculos exteriores del núcleo y puede reforzar un patrón cerrado de la postura.

Ni Pilates ni yoga involucran su cuerpo en planos de movimiento combinados. Para alentar la moción corporal de espiral natural, usted debe variar cualquier programa con una actividad que involucra la moción curva-alineada. Trate baile de vientre o tai chi.

El cuerpo no es solamente diseñado para el movimiento, pero también lo necesita. El movimiento apropiado es tan crítico a su salud como la luz, el aire limpio y la comida alimenticia. Frecuentemente la gente le dice que si usted no hace por lo menos media hora de ejercicio, no vale la pena el hacerlo. Pero cinco minutos de actividad, hecho con atención y conciencia, seguramente es mejor que nada. Cinco minutos de yoga salutaciones al sol, cinco minutos de tai chi, o una caminata de cinco minutos —todos estos minutos pueden ser lo bastante para interrumpir los hábitos viejos y fortalecer una nueva conciencia. Cinco minutos de actividad puede hacerle recordar lo bueno que se siente estar presente en su propio cuerpo. También, cuando se convierte en una rutina establecida, un programa de ejercicio de cinco minutos puede crecer a diez, reemplazando esa segunda tasa de café y después de esto ¿quién sabe lo que usted hará?

La ciudad del pecado

Desde el momento que llegaron al Bulevar de Las Vegas, Carmen estaba perdida en un aluvión glamoroso. Ella se enamoró de cada anuncio de entretenimiento, le hubiera gustado comer en cada restaurante, jugar todas las máquinas tragamonedas y contemplar cada escaparate.

Para el domingo en la mañana, después de veinticuatro horas allá, los dos ya están cansados. Nick quiere un cambio de ritmo, tal vez una caminata para ver unos petroglifos afuera de la ciudad. "Va a ser un contraste a todo este brillo", le dice a ella.

Pero Carmen quiere comprar regalos para sus amigas y está loca para asistir a un brunch con música gospel. "Mira", dice ella apuntando a un anuncio, "es una familia y han cantando juntos toda su vida". Su voz tiene un tono de gemido que no le gusta, pero no puede parar.

Nick se siente retraído. Está detenido en la entrada de su cueva personal y siente que su corazón se calma en una manera que no es amable. Carmen mira fuera de la ventana a la falsa Torre Eiffel, tratando de regular su respiración.

"Volveré en cinco minutos", dice él, cuidando de no tirar la puerta.

Él camina al aparcamiento. El sol destella por algunas palmeras. El aire caliente del desierto presiona contra su piel, pero la luz natural le calma de una manera sorprendente. El cielo ancho abre su cuerpo, relajándose para que pueda ver la situación de manera diferente. Tratando de dar a Carmen un buen rato, él ha sido atrapado en esa locura, perdiendo el contacto con ella y con sí mismo. Tal vez Carmen no va a ser nunca un compinche de excursionismo. Pero, tal vez "compinche" es un concepto totalmente equivocado.

Él se da cuenta que es un simple caso de triangulación. Navegar su relación con Carmen es como encontrar una ruta por las montañas. Si encuentra tres puntos de referencia, va a saber dónde está. Reafirmando su sentido de suelo y espacio, él puede encontrar su centro, encontrar a Carmen, y con la ayuda de ella mantener el espacio entre ellos libre de estática.

Otra vez dentro del cuarto, encuentra a Carmen haciendo sus estiramientos de yoga.

"Oye", le dice a ella. "Es tonto tratar de hacer todo en solamente un fin de semana. Vámonos, todavía tenemos tiempo de ver ese espectáculo de música gospel. Tendremos la aventura del desierto alguna otra vez".

Usted ya se ha dado cuenta que la base del tema de este libro es tanto levantar la conciencia corporal como mejorar la postura. La conciencia corporal le ayuda a recordar que la vida se experimenta a través de su cuerpo. Un cuerpo abierto y adaptable le ayuda a tener un enfoque a la vida de esa misma manera. La postura saludable no es solamente para aparecer y sentirse mejor, también abre su actitud y sus respuestas a diferentes situaciones y a otra gente. Tal vez entonces, las nuevas reglas de la postura puede ser condensadas en un solo consejo: esté presente en su cuerpo, mientras usted interactúa con su mundo.

SU CAMINAR ES SU HISTORIA

De la manera en que usted reconoce otra gente por su estilo de caminar y así también otros le reconocen a usted, su caminar puede ayudarle en su auto-estudio. Caminar es la firma del cuerpo. Así como su escritura puede ser más o menos legible, su caminar puede ser más o menos elegante, dependiendo de su humor y circunstancias. La manera en la cual usted se estabiliza y se orienta a través del día cambia con sus ritmos, sus despliegues de energía y su uso del espacio.

Sintonizandose con la calidad de su caminar durante la vida diaria, usted experimenta su cuerpo de una manera práctica en términos del uso físico, y filosóficamente como la expresión de su propio ser. Las siguientes sugerencias le ayudarán a aumentar su conciencia de la conección entre sus varios patrones de caminar y sus estados de mente.

EXPLORACIÓN: SU MEJOR CAMINAR

Haga nota de los rasgos físicos de su caminar cuando usted está haciendo cosas que le gustan. Observe su orientación y lo que está pasando en las zonas de la postura; sienta el fluir de su movimiento. Entonces, describa cómo su mejor caminar corresponde al estado emocional: ¿usted está centrado, con una base firme, abierto, contenido, energético, asertivo o lleno de paz?

Note cómo su ropa afecta la manera en que usted camina. Si usted es hombre, compare su postura cuando está en traje y corbata con la de los pantalones informales o los jeans holgados de los sábados. Si usted es mujer, compare el efecto de una minifalda con el de una falda larga y fluida, tacones o zapatos planos, jeans ceñidos o los holgados. Observe los efectos de su maquillaje, su peinado y las alhajas. Observe qué ropa evoca su postura más saludable. Entonces practique experimentar esas sensaciones a pesar de lo que usted esté llevando.

EXPLORACIÓN: SU PEOR CAMINAR

Note cómo usted camina a primera hora en la mañana en un día en el cual hubiera preferido dormir hasta más tarde. Tal vez, con los ojos todavía casi cerrados y los pies arrastrando a través del suelo, se mueve hacia el día con la menor conciencia corporal posible. No querer estar totalmente presente puede hacer que usted resista la sensación del suelo o que evite el estar consciente del espacio alrededor. Esto puede ocurrir en cualquier momento del día.

Observe su caminar cuando usted está distraído, cansado, enojado o lleno de resentimiento, apenas manteniéndose intacto o haciendo algo que preferiría no hacer. Asuma uno de estos humores y luego camine alrededor de su casa. Describa su humor en términos de lo que pasa a su sentido del suelo y su percepción espacial, en adición a lo que pasa en el núcleo de su cuerpo. Observe cómo su estado de mente afecta su energía, el ritmo y el sonido de sus pasos. Identificando los rasgos físicos de su estado mental, usted va a aumentar la medida de escoger sobre su expresión física y su humor.

EXPLORACIÓN: CAMINANDO LEJOS DE UN MAL HUMOR

Cuando usted no es capaz de pensar positivamente o está agotado hasta los huesos, es común que se inviertan las polaridades de la postura saludable. En tales situaciones, usted puede usar su estado de mente como una señal para reparar su orientación postural o liberar el cierre alrededor de su línea central. Mientras continúa sus actividades, seleccione una zona, esté consciente de ella y solamente ponga allá un diez por ciento de su conciencia. Tal vez usted escoge el respirar con las costillas bajas, involucrar el corsé interior, expandir su visión o despertar la piel-inteligencia de las manos. Además de un cambio en su cuerpo, probablemente notará la sensación de una disminución leve en su estado de ánimo negativo o verá una opción que usted no tenía antes.

Cuando usted observa un cambio positivo de su humor, esto significa que está experimentando la resonancia emocional del cambio postural. Cuando hace esto, la clave está en el cerebro sub cortical mamífero que actúa para mediar sus respuestas emocionales al mundo. Registrando una diferencia en el tono emocional, usted recodifica su comportamiento físico dentro de esta región primitiva del cerebro. Con el fortalecer de esta conección entre el cuerpo y la mente repetidamente, usted crea la transformación de la postura.

CAMINANDO EN EL MUNDO REAL

Recuerde la exploración: Acciones para la estabilización en el capítulo uno (p. 30 English x-ref) cuando su caminar fue afectado por la presencia de una persona intimidante. Estar asociado con tal persona diariamente, como por ejemplo en el trabajo, puede hacer que usted pierda su base, comprima su espacio y limite su articulación. En vez de esto, deje que la presencia de esa persona le recuerde de restaurar su sentido del suelo o del espacio, y también de respirar en un ritmo constante, e involucrar el corsé interior para poder estabilizarse. Con la cultivación de la postura saludable, usted puede transformar la impresión que tiene de esta persona y también la impresión que ésta tiene de usted.

Tal vez, transformar la postura también involucrará hacer algunos ajustes en sus relaciones establecidas. Cuando estamos interconectados con otros, inconscientemente unimos nuestros ritmos y movimientos con los de ellos. Si su compañero camina con un golpe fuerte de talón como lo hace mucha gente, puede ser difícil cultivar nuevos patrones personales cuando están caminando juntos. Experimente dejando que su ritmo esté en un contra punto armonioso con el de su compañero en lugar de estar al unísono.

El corazón de la postura es nuestra relación con otros. La manera en que pensamos que otra gente nos percibe influye cómo estabilizamos nuestros cuerpos, cómo respiramos y nos paramos, y a su vez cómo consideramos a otros. Este aspecto de mejorar la postura puede ser un desafío para afrontar. No sería razonable esperar que usted sea capaz de asumir una actitud abierta inmediatamente en todas sus relaciones. Empiece con las que son neutrales —del tipo que usted tiene con la cajera en el supermercado. Un intercambio simple en el mostrador es una buena oportunidad de interactuar con alguien desde su nueva orientación abierta.

Brunch con música gospel

Nick había pensado que la escena de Las Vegas estaría totalmente equivocada para la música gospel, pero sorprendentemente, él ha pasado la mayoría de la mañana exultando a Dios en compañía de cientos de turistas. Evidentemente, no hay manera de sacar el espíritu del sonido gospel.

Cerca del término del espectáculo, el maestro de ceremonias invita a una docena de recién casados al escenario para celebrar. Carmen se para de un salto. "Ven", ella le cuchichea. "¿Quién va a saber? Pero él vacila. Es una cosa tomar algunas lecciones de bailar y otra estar expuesto.

Ahora Carmen está bailando cerca del cantante y delante de alguna gente que parece demasiado tímida para no dar más que saltos ligeros. Carmen deja que la música corra por su cuerpo y hace girar sus células al ritmo y la alabanza. Nick se siente orgulloso mientras la mira y siente un poco de envidia de la manera fácil en que ella ocupa su cuerpo. Con aplausos estruendosos, los espectadores exigen una canción más. "Por qué no", él dice y salta por las escaleras al escenario.

SANAR SU POSTURA

El buen cuidado del cuerpo puede ser una tarea intimidante, y aprender sobre él puede ser abrumador. Realmente no hay fin a lo que uno debe saber acerca del cuerpo, ya que los anatomistas, biofísicos, investigadores, psicólogos somáticos y especialistas en movimiento están constantemente descubriendo nueva información. Hay tanto que saber, que sentir y notar que tal vez preferimos ser ignorantes con relación al cuerpo.

Una enseñanza antigua de los sufis puede dar perspectiva a nuestras frustraciones. Es un cuento que describe la realidad como compuesta de dieciocho mil universos. Nosotros los humanos habitamos solamente una pizca minúscula en solamente uno de esos universos y lo que sabemos sobre nuestra pizca cabe en una cuchara. Pero en comparación a la complejidad de la totalidad, la enseñanza nos cuenta que el cuerpo humano es infinitamente más complejo. Esto apoya lo que los científicos están descubriendo diariamente: que es probable que tenemos un gran potencial sin usar en nuestros cuerpos, así como que solamente usamos un porcentaje pequeño de nuestra capacidad mental. Usando bien el cuerpo y respetando su diseño, puede solamente llevarnos más cerca a soltar nuestro potencial físico.

Mantener la postura saludable requiere comprometerse con su relación a la gravedad para toda la vida. La gravedad es una compañera poderosa cuando aprendemos a interactuar con ella y una adversaria formidable cuando no nos damos cuenta de su influencia. Debido a que tomó décadas para desarrollar nuestras maneras habituales de orientarnos, tiene sentido que la evolución de nuevas maneras de estar en nuestros cuerpos va a requerir algunos años de atención sincera. Mientras nos entrenamos hacia la postura saludable, vamos a necesitar cultivar las cualidades de cualquier buen instructor: paciencia, intención, enfoque y la habilidad de estimularnos gentilmente y saber cuando debemos parar y empezar otra vez. Usando estos atributos para desarrollar una relación saludable con la gravedad, nos ayuda a practicarlos en relación con la vida en general.

Sanar la postura es un proceso de auto-descubrimiento —mental, emocional y físico. El cultivo paciente y consistente del uso saludable del cuerpo le prepara para un sanar profundo que puede ocurrir cuando usted está bajo estrés mental o emocional. Cuando usted está trasladándose a una casa nueva, o cuando se le acerca una fecha indicada o se encuentra en medio de una relación, el reconocer si hay un cierre postural o pérdida de orientación, le da una oportunidad para responder a esos desafíos de una manera nueva. Cuando usted pasa por tales crisis con eficiencia y elegancia, sabrá que esta transformación está ocurriendo.

EXPLORANDO JUNTOS LAS NUEVAS REGLAS DE LA POSTURA

Una manera poderosa de experimentar el programa resumido en este libro es compartirlo con un amigo. Mejor todavía, trabaje a través del libro con un grupo pequeño de gente. Usted aumentará su conciencia enormemente reuniéndose regularmente para practicar los ejercicios y compartir sus experiencias. Hacemos un mejor progreso en cualquier intento con el apoyo, ánimo y protección de otros.

Trabajando juntos en un grupo, podemos gentilmente descubrir nuestros sentimientos negativos sobre nuestros cuerpos. Ser parte de un grupo también nos deja acceder a una fuente profunda de hábitos posturales —nuestras creencias sobre cómo otra gente nos ve. Para que el trabajo del grupo sea beneficioso, es necesario hacer una promesa de mantener un ambiente de confianza y seguridad. El grupo que usted creó debe tener un ambiente donde se puede explorar posibilidades sin miedo de ser juzgado.

Vivimos en una cultura que denigra el cuerpo considerándolo como un objeto sexual u objeto de poder. No hay mucha indicación que la cultura corriente respeta la inteligencia corporal o su capacidad para transformarse. Esos de nosotros que hemos experimentado la sabiduría de la curación de nuestros cuerpos, necesitamos unirnos para compartir, dar ánimo y apoyarnos.

Asegúrese de visitar mi sitio de Web www.newrulesofposture.com para información al día, nuevos artículos, videos y la oportunidad de unirse con un foro de gente que piensa como usted.

RECURSOS TERAPEÚTICOS PARA LA POSTURA SALUDABLE

Esta sección contiene información de contacto para institutos de fortalecimiento estructural, la terapia de movimiento y enfoques de conexión cuerpo-mente para trabajar a vencer los efectos del trauma. Estas organizaciones entrenan profesionales para facilitar la transformación personal mediante la exploración de orientación física. Usted puede contactar cualquiera de estas organizaciones para encontrar un profesor o profesional en el área donde vive.

Aston Patterning
www.astonenterprises.com
Gentil acondicionamiento físico, educación de movimiento y consideraciones ergonómicas son combinados para ayudar a los clientes a encontrar una integración de cuerpo, mente, espíritu y ambiente.

Body-Mind Centering
www.bodymindcentering.com
Experiencia transformativa mediante la educación de movimiento y prácticas de recrear patrones. Estudio experimental de los principios anatómicos, psicofísicos y desarrollo que lleva a entender cómo la mente está expresada por el cuerpo y el cuerpo por la mente.

Bodynamic Analysis
www.bodynamicusa.com
Esta psicoterapia orientada al cuerpo se enfoca en remover bloques mentales y físicos para las conexiones humanas saludables trabajando con las interacciones entre el tono en músculos específicos y sus funciones correspondientes psicológicas.

Continuum

www.continuummovement.com

Sesiones privadas y de grupo proveen un contexto en el cual los estudiantes desarrollan sensibilidad para los movimientos sutiles de la vida, desde respirar y el fluido movimiento del tejido, a patrones de interacción con otra gente.

Dance Meditatión

www.dancemeditation.org

Un sistema de movimiento integrado para la auto-regulación y auto-curación. Este proceso realza la integración de cuerpo y mente mediante exploraciones de sí mismo, uno con otros y uno con el Divino.

Guild for Structural Integration

www.rolfguild.org

Acondicionamiento estructural siguiendo el protocolo de diez sesiones de Ida P. Rolf para liberar la estructura corporal de patrones de tensión creados a lo largo de la vida.

Hakomi Therapy

www.hakomiinstitute.com

Psicoterapia somática centrada en el cuerpo dirigida a las creencias escondidas en el núcleo que dan forma a las relaciones, la auto-imagen y direcciones de la vida.

Hellerwork Structural Integration

www.hellerwork.com

Conciencia corporal realzada por el acondicionamiento estructural, educación de movimiento y diálogo sobre temas emocionales.

International Association for Structural Integrators

www.theiasi.org

Una asociación profesional abierta a profesionales entrenados en cualquiera de las catorce escuelas que promueven las enseñanzas y la filosofía de Ida Rolfe. El sitio de Web tiene una lista de profesionales SI certificado.

ISMETA

www.ismeta.org

La Asociación Internacional de Terapia y Educación de Movimiento Somático mantiene un registro de profesionales de varias disciplinas del movimiento somático.

Rolfing Structural Integration
www.rolf.org
El alineamiento estructural mediante el acondicionamiento y la educación de movimiento siguiendo los principios inherentes en las enseñanzas originales de Ida P. Rolf.

OTROS RECURSOS PARA LA POSTURA SALUDABLE

CHAPTER 3

The Balans Chair
www.sitbalans.com
Esta "silla de arrodillarse" asienta la pelvis en el ángulo correcto, pero pone presión en las rodillas. Aunque esta silla promueve una curva lumbar neutral, deja que los pies no estén afeanzados en el suelo y puede ser torpe sentarse y levantarse.

Bucky Natural Comfort
www.bucky2.com
Este almohadón de trigo negro, llamado el Baxter, es ideal para ajustar su posición sentada en los asientos de automóviles y otros asientos.

The Swopper Chair
www.swopper.com
El diseño de esta silla, que fue desarrollado en Alemania por un osteópata y un ingeniero, promueve un ángulo abierto en la cadera y una curva lumbar apropiada. Su sistema único de resortes permite que el cuerpo se mueva mientras está sentado.

The ZackBack chair
www.yogaback.com
Desarrollado por un físico terapeuta, es una silla con un espaldar ajustable que promueve la respiración diafragmática, estabiliza el sacro y permite que se alargue la espina lumbar.

CHAPTER 4

The Buteyko Method
www.buteyko-usa.com
Este método de educación respiratoria hace que controle los síntomas del asma normalizando la respiración.

Somatic Experiencing
www.traumahealing.com
Un enfoque natural para el sanar del trauma, SE trabaja con los mecanismos neurológicos que son anulados cuando el comportamiento de sobrevivencia no descarga adecuadamente los niveles altos de energía suscitados durante los hechos traumáticos.

CAPÍTULO 7

Posture Control Insoles
www.la posturedyn.com
Estas inserciones delgadas para zapatos son diseñadas para evocar una respuesta muscular que corrige la postura. Los pies y el cuerpo están fortalecidos al mejoramiento del mecanismo de los pies, en vez de estar debilitados por moción restringida, como puede ser el caso con los aparatos convencionales ortóticos y de soportes del arco.

Nike Free Running and Walking Shoes
www.nike.com
El diseño del lecho y las plantas flexibles en esta línea de zapatos Nike provoca la mecánica natural del pie y promueve el uso saludable de los músculos de las piernas y los pies.

CAPÍTULO 8

CranioSacral Therapy
www.craniosacraltherapy.org
Este gentil método para realzar el funcionamiento del sistema central nervioso es efectivo para un rango grande de problemas médicos asociados con el dolor y el mal funcionamiento.

Holístic Dentists
www.holísticdental.org
Esta es una asociación para el cuidado dental como es relacionada con la salud entera de la persona.

BIBLIOGRAFÍA

Agneessens, Carol. *The Fabric of Wholeness* [La materia de la totalidad]. Aptos, Calif.: Quantum Institute Press, 2001.

Anderson, Ron. *Stretching* [Estiramiento]. Bolinas, Calif.: Shelter Publications, Inc., 2000.

Bertherat, Therese. *The Body Has Its Reasons* [El cuerpo tiene sus razones]. Rochester, Vt.: Healing Arts Press, 1989.

Bond, Mary. *Balancing Your Body* [Equilibrando su cuerpo]. Rochester, Vt.: Healing Arts Press, 1993.

Bradley, Dinah. *Self-Help for Hyperventilation Syndrome* [Auto-ayuda para el síndrome de la hiperventilación]. Alameda, Calif.: Hunter House, 2001.

Brill, Peggy. *The Core Program* [El programa del núcleo]. New York: Bantam Books, 2001.

Brourman, Sherry. *Walk Yourself Well* [Caminando hacia su salud]. New York: Hyperion, 1998.

Calais-Germaine, Blandine. *Anatomy of Movement* [La anatomía del movimiento]. Seattle: Eastland Press, 1993.

Chaitow, Leon, et al. *Multidisciplinary Approaches to Breathing Pattern Disorders* [Enfoques multidisciplinarios para los desórdenes en patrones respiratorios]. Edinburgh: Churchill Livingstone, 2002.

Cohen, Bonnie Bainbridge. *Sensing, Feeling, and Action* [Sentido, sentimiento y acción]. Northampton, Mass.: Contact Editions, 1993.

Cranz, Galen. *The Chair* [La silla]. New York: W. W. Norton & Company, 1998.

Dart, Raymond. "Voluntary Musculature in the Human Body: The Double Spiral Arrangement." [La musculatura voluntaria en el cuerpo humano: el arreglo del doble espiral]. *The British Journal of Physical Medicine* 13 (1950): 265–68.

Deutch, Ronald M. *The Key to Feminine Response in Marriage* [La clave a la respuesta femenina en el matrimonio]. New York: Random House, 1968.

Donkin, Scott. *Sitting on the Job* [Estar sentado en el trabajo]. Boston: Houghton Mifflin Company, 1986.

Douillard, John. *Body, Mind, and Sport* [Cuerpo, mente y deporte]. New York: Three Rivers Press, 1994.

Egoscue, Pete. *Pain Free* [Libre de dolor]. New York: Bantam Books, 1998.

Farhi, Donna. *The Breathing Book* [El libro del respirar]. New York: Henry Holt and Company, 1996.

Feitis, Rosemary. *Ida Rolf Talks* [Ida Rolf habla]. Boulder, Colo.: Rolf Institute, 1978.

Ferrington, D., and Mark Rowe. "Cutaneous Mechanoreceptors and the Central Processing of Their Signals: Implications for Proprioceptive Coding." [Mecano-receptores cutáneos y el procesamiento central de sus señales: implicaciones para la codificación proprioceptiva]. In *Proprioception, Posture and Emoción,* edited by David Garlick, 56–69. Kensington, N.S.W., Australia: University of New South Wales, 1982.

Frank, Kevin. "Tonic Function: A Gravity Response Model for Rolfing Structural and Movement Integration." [Función tónica: un modelo de respuesta a la gravedad para la integración estructural y de movimiento de Rolfing]. *Rolf Lines* 23 (1995): 12–20.

Fried, Robert. *Breathe Well, Be Well* [Respire bien, esté bien]. New York: John Wiley & Sons, Inc., 1999.

Fried, Scott M. *The Carpal Tunnel Help Book*. [El libro de ayuda para el túnel carpiano]. Cambridge, Mass.: Perseus Publishing, 2001.

Godard, Hubert. "Intrinsic Movements: Interview with Aline Newton" [Movimientos intrínsecos: una entrevista con Aline Newton]. *Rolf Lines* 20 (1992): 42–49.

———. "Reading the Body in Dance, a Model" [Leyendo el cuerpo en baile, un modelo]. *Rolf Lines* 22:3 (1994): 36–41.

Godard, Hubert, et al. "Motion ed E-Motion in Oncologia." in *Psiconcologia,* edited by D. Amadori, M. L. Bellani, P. Bruzzi, P. G. Casali, L. Grassi, G. Morasso, W. Orru, 875–81. Milan, Italy: Masson, 2001.

Goldfarb, Lawrence W. "Why Robots Fall Down" [Porque los robots se caen]. in *The Feldenkrais Journal* 9 (1994): 5–14.

Gracovetsky, Serge. *The Spinal Engine* [La máquina espinal]. New York: Springer-Verlag, 1988.

Grossinger, Richard. *Embryogenesis* [Genesis-embrión]. Berkeley, Calif.: North Atlantic Books, 1986.

Hannaford, Carla. *Smart Moves* [Movimientos inteligentes]. Alexander, N.C.: Great Ocean Publishers, 1995.

Iyengar, B. K. S. *Light on Pranayama* [Luz en pranayama]. New York: The Crossroad Publishing Company, 1985.

Juhan, Dean. *Job's Body* [El cuerpo de Job]. New York: Station Hill Press, 1987.

Langevin, Helen M., and Jasan A. Yandow. "Relationship of Acupuncture Points and Meridians to Connective Tissue Planes" [La relación de puntos y meridianos de acupuntura a los planos de tejido conectivo]. *The New Anatomist* 269 (2002): 257–65.

Lee, Jennette. *This Magic Body* [Este cuerpo mágico].New York: Viking Press, 1946.

Levine, Peter. *Waking The Tiger* [Despertando el tigre]. Berkeley, Calif.: North Atlantic Books, 1997.

Maitland, Jeffrey. *Spacious Body* [Cuerpo espacioso]. Berkeley, Calif.: North Atlantic Books, 1995.

McHose, Caryn, and Kevin Frank. *How Life Moves* [Cómo la vida se mueve]. Berkeley, Calif.: North Atlantic Books, 2006.

Myers, Thomas. *Anatomy Trains* [Trenes de anatomía]. Edinburgh: Churchill Livingstone, 2001.

Newton, Aline. "Basic Concepts in the Theory of Hubert Godard" [Conceptos básicos en la teoria de Hubert Godard]. *Rolf Lines* 23 (1995): 32–43.

———. "Breathing in the Gravity Field" [La respiración en el campo gravitacional]. *Rolf Lines* 25 (1997): 27–33.

———. "New Conceptions of Breathing Anatomy and Biomechanics" [Concepciones nuevas de la anatomía de la respiración y la bio-mecánica." *Rolf Lines* 26 (1998): 29–37.

———. "Posture and Gravity" [Postura y la gravedad]. *Rolf Lines* 26 (1998): 35–38.

Ohlgren, Gael, and David Clark. "Natural Walking." [El caminar natural] *Rolf Lines* 23 (1995): 21–29.

Olsen, Andrea, and Caryn McHose. *BodyStories* [Cuentos-corporales]. New York: Station Hill Openings 1991.

Povinelli, Daniel J., and J. G. Cant. "Arboreal Clambering and the Evolution of Self-Conception" [Trepando los árboles y la evolución de la auto concepción]" in *The Quarterly Review of Biology* 70 (1995): 393–421.

Richardson, Carolyn, et al. *Therapeutic Exercise for Spinal Segmental Stabilization in Low Back Pain* [Ejercicio terapéutico para la estabilización de segmentos espinales en el dolor de la espalda baja]. Edinburgh: Churchill Livingstone, 1999.

Rolf, Ida P. *Rolfing* [Rolfeando]. Rochester, Vt.: Healing Arts Press, 1989.

Rothbart, Brian A. "Medial Column Foot Systems: An Innovative Tool for Improving Posture." [Sistemas de columna medial del pie: una herramienta innovadora para mejorar la postura]. *Journal of Bodywork and Movement Therapies* 6 (2002): 37–46.

Schleip, Robert. "Fascial Plasticity—A New Neurobiological Explanación" [La plasticidad fascial—una nueva explicación neurobiológica]. *Journal of Bodywork and Movement Therapies* 7 (2003): 104–16.

Schultz, R. Louis, and Rosemary Feitis. *The Endless Web.* [La red sin fin]. Berkeley, Calif.: North Atlantic Books, 1996.

Speads, Carola. *Ways to Better Breathing* [Medios para respirar mejor]. Rochester, Vt.: Healing Arts Press, 1978.

Swayzee, Nancy. *Breathworks for Your Back* [Trabajos-respiratorios para la espalda]. New York: Avon Books, 1998.

Upledger, John, and J. Vredevoogd. *Craniosacral Therapy* [La terapia cráneo-sacral]. Chicago: Eastland Press, 1983.

White, Arthur. The *Posture Prescription* [La receta postural]. New York: Three Rivers Press, 2003.

Wilson, Frank. *The Hand* [La mano]. New York: Vintage Books, 1998.

Wise, David, and Rodney Anderson. *A Headache in the Pelvis* [Un dolor de cabeza en la pelvis]. Occidental, Calif.: National Center for Pelvic Pain Research, 2003.

Zacharkow, Dennis. *Zackback Sitting* [Sentándose en un Zackback]. Rochester, Minn.: Zackback International, 1998.

ÍNDICE

OTROS LIBROS DE
INNER TRADITIONS EN ESPAÑOL

El corazón del Yoga
Desarrollando una práctica personal
por T. K. V. Desikachar

Puntos de activación: Manual de autoayuda
Movimiento sin dolor
por Donna Finando, L.Ac., L.M.T.

Abdominales con Balón
Aprovechando Pilates para construir Excelentes Abdominales
por Colleen Craig

Pilates con balón
El ejercicio más popular del mundo usando un balón
por Colleen Craig

Los Cinco Tibetanos
Cinco ejercicios dinámicos para lograr buena salud,
energía, y poder personal
por Christopher S. Kilham

Secretos Tántricos para hombres
Lo que toda mujer le gustaría que su hombre supiera acerca
de intensificar el éxtasis sexual
por Kerry Riley con Diane Riley

Secretos sexuales
La alquimia del éxtasis:
el arte amatorio de las civilizaciones más exquisitas
Por Nik Douglas y Penny Slinger

La dieta del sosiego
Comer por placer, para obtener energía y para adelgazar
por Marc David

INNER TRADITIONS • BEAR & COMPANY
P.O. Box 388
Rochester, VT 05767
1-800-246-8648
www.InnerTraditions.com

O contacte a su libería local